名医遗珍系列丛书·江苏专辑

奚凤霖医论医案集

——附丸散膏方验案实录

奚凤霖　著

U0346276

中国中医药出版社

·北京·

图书在版编目（CIP）数据

奚凤霖医论医案集/奚凤霖著．—北京：中国中医药出版社，
2013.1（2020.5 重印）

（名医遗珍系列丛书．江苏专辑）

ISBN 978 – 7 – 5132 – 1223 – 6

I.①奚… II.①奚… III.①医论 – 汇编 – 中国 – 现代 ②医案 – 汇
编 – 中国 – 现代 IV.①R249.7

中国版本图书馆 CIP 数据核字（2012）第 262869 号

中国中医药出版社出版

北京经济技术开发区科创十三街 31 号院二区 8 号楼

邮政编码　100176

传真　010 64405750

三河市同力彩印有限公司印刷

各地新华书店经销

*

开本 880 × 1230　1/32　印张 10.375　字数 231 千字

2013 年 1 月第 1 版　2020 年 5 月第 2 次印刷

书　号 ISBN 978 – 7 – 5132 – 1223 – 6

*

定价 39.00 元

网址　www.cptcm.com

出版者言

　　《名医遗珍系列丛书》旨在搜集、整理我国近现代已故著名中医生前遗留的著述、文稿、讲义、医案、医话，等等。这些文献资料，有的早年曾经出版、发表过，但如今已难觅其踪；有的仅存稿本、抄本，从未正式刊印、出版；有的则是家传私藏，未曾面世、公开过，可以说都非常稀有、珍贵。从内容看，有研习经典医籍的心悟、发微，有学术思想的总结、阐述，有临证经验的记录、提炼，有遣方用药的心得、体会，篇幅都不是很大，但内容丰富多彩，且都带有鲜明的名医个人特色，具有较高的学术和实用价值，足资今人借鉴。

　　寻找、搜集这些珍贵文献资料是一个艰难、漫长而又快乐的过程。每当我们经过种种曲折找到并落实好一种想要的文本时，都如获至宝，兴奋不已，尤其感动于这些文本拥有者的无私帮助和大力支持。他们大都是名医之后或门生弟子，不仅和盘献出这些珍贵文献，并主动提供相关素材、背景资料，而且很多都亲自参与整理、修订，确保了所出文本的高保真和高品质，也激励、鞭策我们不畏艰难，更加努力。

　　江苏自古人杰地灵，中医药历史底蕴深厚，历代名医大家辈出，学术流派纷呈，医书珍籍充栋。我们这次推出的《名医遗珍系列丛书·江苏专辑》，集中收集、整理了肾病宗师邹

1

云翔、肝病大家邹良材、丹阳贺派鼻祖贺季衡、张锡纯入门弟子黄星楼、红顶御医曹沧洲祖孙三代、脾胃病名家张泽生，以及吴中名医黄一峰、奚凤霖等江苏名医大家的著述医验，资料珍贵，内容精彩，从一个侧面展示了江苏中医药的风貌。

我们还将陆续推出类似的专辑。真诚希望同道和读者朋友继续给我们提供线索，提出好的意见和建议（qkk5806@sohu. com），共同把这套书做成无愧于时代的精品、珍品。

《名医遗珍系列丛书》编委会
2012 年 12 月

序 一

苏州著名中医奚凤霖老先生，行医凡六十年，以其高尚的医德和高明的医术，深得苏州人民的崇敬，曾连任省、市人代会代表。奚老是江苏省及苏州市中医学会副会长，因其对弘扬中医事业作出了突出贡献，1991年获得国务院颁发的证书和特殊津贴。更加难能可贵的是，奚老先生在行医不断的同时还笔耕不辍，早在80年代初期就遍访苏州60岁以上的著名中医上百名，总结他们的经验，于1983年主编出版了《苏州市老中医学术经验集》。近年来奚老先生将自己毕生行医的心得及著作汇编成《奚凤霖医论医案集》出版发行，为继承和发扬我国中医理论作出了自己的贡献。

中华医学博大精深，源远流长，是世界科学宝库中的瑰宝。奚老先生的医论医案集出版是苏州中医界的一大成就。特以此文，谨致敬意和祝贺。

杨晓堂
1995 年 11 月 8 日

序 二

奚凤霖同志系江苏省名老中医，学识渊博，医术精湛，素为人所称道。奚老热心社会工作，关心中医事业。早年，因中医遭受反动政府歧视排斥而处于风雨飘摇之际，他与中医界同道结成"同舟社"，以冀力挽狂澜。新中国建立后，他一心投入中医工作，任苏州市中医诊所副所长，领导诊所的工作卓有成效。

我与奚老相识于1956年，他加入农工民主党后，于1957年当选为农工党苏州市委委员，我经常因党务工作与之商谈。他平易近人，和蔼可亲，虽医务繁忙，但仍能积极参加组织活动，对农工市委的组织建设、思想建设作出了贡献。

奚老在长期的医疗实践中，勤求古训，博览群书，广采众长，融会贯通。他遵古而不泥古，带着实际问题，考证经典文献，又吸收现代医学知识，不断探索创新，治疗心血管疾病有独特疗效。奚老看病有术，治病有方，使万千危在旦夕的患者解除病危，起死回生，以其真才实学和丰硕成果，赢得了社会各界的普遍信任。

十年浩劫，中医事业也备受摧残，奚老也不能幸免，受尽凌辱。他虽身处逆境，失去自由，但治病救人工作仍一如既往。党的十一届三中全会以后，奚老已年逾花甲，但青春焕

1

发，干劲倍增，他不仅在医院里以救死扶伤精神济世利民，还履行他担任省人大代表、市人大常委、市农工副主委、市中医学会理事长的职能，为振兴中医事业积极向党和政府进言献策。他虽然已经功成名就，仍然激流勇进，毅然挑起"抢老"和"育新"的重担，为继承发扬中医药事业甘愿含辛茹苦。他不管酷暑严寒，登门拜访散居吴门的近百位老中医，邀约原苏州支援全国各地的名老中医，请求他们撰写学术经验论文，对已故的名老中医，则由其亲属或学生根据手泽遗稿或医话、医案进行整理成文。经过两年多的努力，编纂出版了《苏州市老中医学术经验集》。

奚老还积极支持农工民主党苏州市委开办苏州市中医业余进修学校，自任校长，亲自授课，为培养和造就中医人才呕心沥血，努力工作。

奚老不仅医术精湛，对中医学有高深的造诣，而且在治疗中注重实践和总结经验，多年来辛勤笔耕，撰写了大量理论与实践相结合的医学文稿，为中医学宝库充实了许多新的财富。

奚老自己患有多种疾病，且又年近耄耋，但继承发扬中医学之心始终不渝。他亲临门诊，尽心尽力为病人消除病痛；他刻苦攻读，寒暑不辍，写下了宝贵的医学著作。奚老集"精诚"于一身，从事中医医疗、教学、科研已六十载。医术高超，严谨求实，善于读书，勤于笔耕，热心公益，关心群众，是值得我们敬仰和尊重的。

五年前，奚老将治疗经验濡笔写成并出版了《中医论治心血管病经验集》，用以垂之后学而扬之国威。今日趁奚老医论医案集出版之际，写上几句，以志我对奚老的尊敬，相信在本书出版以后，又将引起更多中医药科技工作者，为推动中医

学的继承和发展作出更多贡献，使中医药事业后继有人，兴旺
发达。

夏宗保
1995 年 11 月 5 日

奚凤霖先生传略

奚凤霖先生（1917—1996 年），苏州市人，江苏省著名老中医，苏州市中医医院内科主任医师，苏州市中医研究所所长。

早年从师吴门著名温病专家侯子然、经绶章两位夫子，侯、经两师皆擅治温病。其中侯师长于辛凉清热、导滞攻下之法，取"透热转气"之意；经师则擅用轻扬宣化、透卫清热之药。奚老年少敏悟好学，尽得师传。在治疗伤寒、温病诸症时，兼取两者之长，辨病识脉屡治不爽，当汗则汗，当清则清，当下则下，纵使疑难顽症，随其不同证候分清主次，视其缓急轻重选方用药，或汗、清、下三法并进，也常得心应手，获效桴鼓。1937 年悬壶苏州，开业以来，求医者摩肩接踵，对贫病者舍诊施药，名闻一时。

1952 年，奚老受命于市卫生局，联合黄一峰、葛云彬、王寿康等名医创建苏州市中医诊所，任副所长。继而协同筹建苏州市中医医院，并于 1956 年开院应诊，负责内科医疗工作。50 年代末，奚老潜心研究心血管疾病的中医中药治疗。中医认为，心病病理多为阳微阴弦，心脉痹阻，宗气不足，肾元衰微，诱发病因多为寒凝、气滞、血瘀、痰浊等。根据冠心病常并发消化道症状的特点，奚老阐发了"心胃同病"的机理，

1

深化了"心胃同治"的观点，并撰写出"论宗气"、"冠心病中心胃同病的认识"、"冠心病的心胃同治"、"心胃同治十二法"、"建中复脉汤（自订方）主治心律失常"等颇具见解的论文，其中"冠心病的心胃同治"一文曾获苏州市科技成果奖。奚老善于总结临床经验，阐发中医基础理论，先后在《中医杂志》《江苏中医》等杂志上发表论文40余篇。1989年苏州市中医学会将奚老撰写的《中医论治心血管病经验集》印行，约25万字，以垂后学而扬国粹。

奚老行医六十春秋，孜孜汲汲，学而不倦，勤求古训，博采众方，师古而不泥古。他常说："书不熟则理不明，理不明则识不清。"因此撷精取长，化裁发展。于温病多采自叶、薛、吴、王，杂病则推崇三张（张仲景、张景岳、张锡纯），并且不墨守成规，结合临床，辨证施治，以致融会贯通。

奚老为振兴中医虽年迈体弱而身体力行。为继承、发扬传统医药，保护人民身体健康作出了较大的贡献。1981年冬，奚老已届65岁高龄，不顾劳累，以我市60岁以上的老中医为对象，利用业余时间，不分寒冬酷暑，刮风下雨，分别上门走访联系，要求他们将数十年积累的丰富而宝贵的学术思想和临床经验撰写成文，并用录音带翔实地记录下来。对原苏州支援全国各地的名老中医，如叶橘泉、曹鸣皋、沙星垣、曹仲文等同仁，借参加会议机会函请面邀；对已故的名老中医如钟平石、王满城等则请其亲属或学生，根据手泽遗稿、医话医案整理成文。1983年由苏州市中医学会编纂成集，定名为《苏州市老中医学术经验集》。全集选载62篇论文，分内、妇、儿、外、伤、针灸、五官等科。全书学术思想丰富，特色内容精彩，是新中国成立以来一代中医的学术总结，对苏州市的中医药发展起了推动作用。

奚老献身中医事业已 60 载，数十年来他多次被评为省、市人民政府、政协、卫生系统先进工作者。1985 年参加全国各民主党派、工商联为"四化"服务的先进集体、先进工作者召开的表彰大会。历任市第一届政协委员，江苏省第六、七届人大代表，苏州市第八、九、十届人大代表、常委，中国农工民主党苏州市委员会第四、五、六届委员、常委、副主任、顾问，中华全国中医学会江苏省分会第五、六、七届副会长、常务理事、名誉理事，省内科学会副主任，《江苏中医》编委。中医学会苏州市分会第三、四、五、六届副理事长、理事长、名誉理事长等。于 1991 年获国务院颁发证书，表彰其为中医事业作出的突出贡献，享受政府特殊津贴。

1993 年 11 月，应新加坡总理邀请，奚老和我，以及本院汪达成主任医师赴新访问，并为总理进行健康咨询及医疗服务，受到了热情接待，访问取得了圆满成功，并对促成中新合作开发建设苏州工业园区的项目起到了积极作用。

奚老已届耄耋寿龄，然老骥伏枥，志在千里，在有生之年，犹鼓其余勇，将毕生心得濡笔成文，汇编成《奚凤霖医论医案集》，刊行问世，以饷同道，泽被后学，则中医界幸甚哉矣。

任光荣
于苏州市中医医院
1995 年 10 月

目　录

1

3

上篇 心病论治发挥

一、宗气与心系疾病的探讨

（一）宗气与心系疾病的生理病理

宗气是由脾胃转化而来的水谷精微之气和由肺脏吸入的自然界清气相结合而成，积于胸中的精气。《素问·经脉别论》中说："食气入胃，浊气归心，淫精于脉，脉气流经，经气归于肺，肺朝百脉。"就是在饮食入胃后，经过消化、吸收，把营养的精气部分，送到脾脏，注入于心，流入经脉，再经过肺的调节回流，把营养物质输注于脏腑、经络，散布全身。其中所谓肺朝百脉的"朝"字，意即汇合，它通过血液循环，宣布卫气和津液于全身。还有"百脉朝于肺"，这是通过呼吸运动，散发浊气于体外，亦需赖宗气所起到的作用。《灵枢·邪客》中说："宗气积于胸中，出于喉咙，以贯心脉，而行呼吸焉。"可见宗气是后天诸气的纲领，包举肺外，司呼吸的枢机；又为全身血络的纲领，使血液运行于脉管之中。气与血是相互依赖，相互为用的。《医门法律》中还进一步阐明说："五脏六腑，大经小络，昼夜循环不息，心胸中大气斡旋其

1

间。"揭示了宗气对于人体生命活动的重要作用。也说明了周身气血运动、输布、循环，是以宗气为其出发点。

宗气把肺的呼吸与心脏连贯在一起。心主血脉，脉的搏动是生命活动的一个征象。平人一呼，脉再动，一吸脉亦再动，呼吸不已，脉动不止，其动力来自胃之大络，名曰虚里，贯膈络肺，出于左乳下，其动应脉（《内经》原文为应衣，《甲乙经》为应手，予改为应脉），宗气也，其动应衣，宗气泄矣。按：虚里之络，即胃输谷气于胸中，以养宗气的道路，其络所以命曰虚里，因其贯膈络肺，游行于胸中清旷之区。至于应脉，是正常的动，应衣，是病变的动。因为血液的动有节律，才可用呼吸的节奏来计算它，多于此者，或少于此者，多属病理征象。所以宗气搏动于左乳下，是和心脏搏动密切联系和配合的。说明宗气的动态，是通过肺脏进行呼吸运动而推动心脏搏动的。它出于胃，关乎肺，系于心，所表现的虚里跳动，正是宗气的活动功能。两者协调则可保证气血、营卫、津液的正常运行于周身，如环无端。

从病理上说，心脉之病，多与宗气不足有关。《医门法律》中说："上气之虚，由胸中宗气之虚，故其动应衣者，无常耳，乃持知无常之脉，指左乳下动脉而言，有常则宗气不虚，无常则宗气大虚，而上焦之气恹恹不足也。"这种无常，就是脉之宗气无常，出现虚里部位的某些异常搏动，也就是心脏节律与速率的异常，这些异常的节律和速率，最多见的是早搏，中医统称之谓结、代脉。《伤寒论集注》说："结代之脉……皆气血两虚，而经隧不通，阴阳不交之故。"它归纳结、代脉为经隧不通和阴阳不交两项，实际上其他心律失常，类皆如此。心神的调节，体现在阴阳的动静，心血的循环，端

2

赖气血的流畅。现代医学《心血管疾病的诊断与治疗》一书中认为："心律失常是由于心脏冲动形成不正常，或传导系统功能性改变，或传导阻滞，以致心脏活动规律发生异常。"这一论述，中西医学相似，据此认为心律失常的发病原理，不越两端，一是经隧不通，血行失度，相似于冲动传导失常所引起；另一是阴阳不交，调节失常，相似于冲动起源不正常所引起。然而这两者之间，既有区别，又可以互为作用。

宗气主行脉气于诸经。《素问·调经论》说："气血与并，阴阳相倾。"气和血脉之间发生相并与倾陷情况时，便失去了平衡，虚则气郁，气滞则瘀，均可导致心脉的凝滞。故《灵枢·刺节真邪》谓："宗气不下，则脉中之血凝而留止。"宗气不能贯通心脉，而形成脉不通病变，正是发生胸痹、心痛、心痹等证的病理基础。

（二）宗气不足导致的心系疾病证治

宗气不足其治则常应脾、肺结合调治，《读医随笔》说："宗气者，虚则短促少气，实则喘喝胀满。"说明宗气也有虚实变化的存在。但虚者为多，所谓实者，无非外感六淫，以及痰浊、水饮、气滞、血瘀等虚实夹杂之象。现就中医证候与心系疾病的有关证治，介绍如下。

1. 上气不足证

属气虚眩晕、晕厥等。相似于今之脑贫血、低血糖、缺血性中风、低血压，以及部分心系疾病如窦缓、病窦、房室传导阻滞、室速、室颤等。

主症：头重目眩，昏晕耳鸣，甚则猝然晕厥、抽搐，或并一时偏瘫，或肢体颓废，或精神昏愦，面黄唇白，短气懒言，舌质淡胖，脉细弱无力，或迟缓、或浮虚豁大。

病机：上气不足，不能助血上升以灌注于脑，运行于脉，则脑中气血俱虚，失养所致。

治法：益气升陷。

方药：升陷汤（《医学衷中参西录》方）主之。方中黄芪重用 30～120g，气虚甚者，再加人参；或更加山萸肉，以防气之涣散。

2. 心悸怔忡证

可包括今之心律失常中的节律与速率失常。

主症：心悸惊恐，怔忡不已，甚者心胸筑筑不安，澹澹大动，胸闷短气，面色少华，倦怠乏神，脉细弱而迟，或小数，或促，或结，代脉，或叁伍不调，散乱无序。

病机：心脾气血两亏，宗气虚衰，经隧不通，或阴阳不交。

治法：益气，建中，复脉。

方药：黄芪建中汤主之，重症合归脾汤化裁。若脉率迟缓，由气虚鼓动血液无力，可合温经扶阳，助其动力，加用参附汤，或麻黄附子细辛汤；心动过速，由气阴两耗，血不养心，可合益气养阴，加用生脉散，或再加甘麦大枣汤；由气虚血瘀，心气心脉失调，可用建中复脉汤（自订验方，即黄芪建中汤加人参、丹参、苦参、玉竹）；怔忡乱颤，由宗气大虚大泄，可合敛虚镇摄，加蜀漆、龙骨、牡蛎；更甚者，自汗厥逆，再加红参，或四逆加人参汤以益气固脱。

3. 胸痹心痛证

属宗气不行，或宗气虚陷者。其中包括部分心血管病，尤以心绞痛为著者。

主症：胸闷气憋，心痛，甚则痛彻背部，喘咳短气，或伴上腹疼痛，或胀或痞，或胁下逆抢心，嗳气呕恶，面黄神乏，食欲不振，便秘或便溏，苔白或瘀紫，脉濡弱，或沉紧，或细涩。

病机：脾胃不充，宗气不行，气虚则郁，气滞则瘀，胸阳痹阻，血脉凝涩。

治法：宜痹通阳，行瘀止痛。

方药：可选瓜蒌薤白白酒汤、瓜蒌薤白半夏汤、枳实薤白桂枝汤主之。实证中兼气滞者，以调气宽中，可合丁香烂饭丸（出自《苏沈良方》：丁香、木香、制香附、益智仁、砂仁、三棱、莪术、甘松、广皮、甘草）；兼寒凝者加哭来笑去散（出自《苏沈良方》：干姜、荜茇）；阴寒凝固，合乌头赤石脂丸；兼血瘀者，治以活血行瘀，合失笑散，或冠心二号方；并气滞者，加手拈散；兼痰浊者，治以宣痹化痰蠲饮，合苓桂术甘汤；偏痰热者，合小陷胸汤。虚证中气虚中寒者，以黄芪建中汤益气建中；虚寒痛剧，用大建中汤温中补虚，降逆止痛；脾阳虚寒者，用人参汤，或附子理中汤理中扶阳。

4. 心痹脉瘀证

相似今之左心衰竭。

主症：胸闷窒塞，阵发气急不得卧，多突发于夜间，嗌干善噫，神怯易怒，甚则厥逆烦躁，舌紫苔白，脉沉紧。急性发作时，常自汗肢冷，脉数疾，或沉伏。

病机：心合脉而痹，由宗气不行，致心脉不通；心气抑郁、窒痹，故暴鼓，暴鼓则气逆而喘，上气烦闷；心脉起心中，挟胃挟咽，故嗌干善噫；厥为阴气，心火衰而邪乘之，故神怯而恐。多日中慧、夜半甚。

治法：强心益气，助阳扶阴。

方药：强心益气汤（自订验方：万年青根、人参、附子、麦冬、五味子）主之。急性突然发作时，先服苏合香丸（研服）以醒神开痹；瘀阻明显，合血府逐瘀汤化裁，以行气化瘀；心下鼓，上气喘，焦躁胸闷，合瓜蒌薤白白酒汤或瓜蒌薤白半夏汤，以开痹通阳；自汗厥逆，合四逆汤加龙骨、牡蛎以回阳敛汗。

5. 支饮犯心证

属肺胀、支饮、水气。相当于今之肺气肿、肺源性心脏病。

主症：久咳气喘，短促少气，动则喘甚，懒言声低，劳则自汗，或并颈脉怒张、搏动，紫绀，水肿，肝大胀痛，舌淡胖紫，脉细弱或软数。

病机：宗气不足，肺肾气虚，久则累及心肝，水饮瘀阻。

治法：皱肺纳肾，益气化瘀。

方药：皱肺丸（出自《百一选方》：人参、五味子、桂枝、紫菀、杏仁、款冬花、紫石英、羯羊肺）主之。血瘀明显者，加紫苏子、紫沉香、紫丹参（以上所加三药，与皱肺丸合方，属自订验方，名皱肺五紫汤）以皱肺化瘀；气阴两虚，合生脉散，或麦味地黄汤，以养阴皱肺纳肾；内夹痰饮，合苓桂术甘汤，以温化蠲饮；肾虚不纳，用参蛤散，或合黑锡丹（吞服，不宜久服）以益气纳肾，降逆平喘；水肿尿少，合真武汤温阳利水；肝大胀痛，可再加三棱、莪术、黑白丑、生乳没、穿山甲片等，以祛瘀，消癥，利水。

二、心系疾病的心胃同治

胸痹中的心胃同病，关于它的病因、病机和诊法已作另文阐述，现在按心痛合消化系症状的性质、程度、兼症，以及脏气虚损等不同情况以辨证施治原则进行。本病的发作，多因寒凝、气滞、血瘀、痰浊和中虚等的病理存在，导致阻塞心脉支络，致使心脉不通，引发疼痛、胸闷，气逆冲上，胃脘痞隔，噫气呕恶等。不通者，使之通，则痛闷痞胀自可解除。因此，在病理上有标本虚实之不同，常以急则从标，缓则治本为法。治标应是"通法"，通有多法，调气以和血，调血以和气，下逆者使之上行，中结者使之旁达，虚者助之使通，寒者温之使通，热者清之使通。大凡通法，主要是针对标实而设。本虚就应按照阴阳、气血、脏腑的不同虚证表现，采用不同补法。所以"通"与"补"是治疗冠心病的两大法则，治疗中还有先通后补的，先补后通的，或者通补兼施的随证施治。

现在根据心胃同病中的证候分型，大致列为心胃同治十二法，但它们之间常不是孤立的，既可以单独发病，又有相互影响或相互转化，在治疗用药时，往往常相兼顾。

（一）胸痹轻症：理气化饮，可以并进

症见胸痛不甚或不痛，胸中气塞，短气。如饮邪偏盛，上乘及肺，而兼见咳逆，或吐涎沫，小便不利，苔白，脉滑等，治宜宣肺化饮，降气利水，可用茯苓杏仁甘草汤主之；如痰湿阻气，气滞失宣，多兼气逆痞满，甚则呕吐、苔白、脉濡等，

治以理气降逆，和胃开痹，用橘枳姜汤主之，然临床上因饮而滞，或由滞而饮停者，往往同时为患，故两方常可合并应用，共奏理气化饮、消痞助运之效。若胸闷气郁，噫气不舒，加郁金，越鞠丸；运化不健，苔腻食少，加砂仁，焦三仙；便秘不通，加枳壳，瓜蒌实。

（二）寒饮犯胃：通阳逐饮，痹结乃消

症见胃脘痞塞，气往上逆，牵引心窝部空悬作痛，甚则胸闷，呕恶，舌苔白滑腻，脉象沉紧等，治以通阳化饮，开结下气，用桂枝生姜枳实汤主之；若因胸痹、气结在胸，胁下逆抢心，宜通阳开结，泄满降逆，用枳实薤白桂枝汤主之。前者以心下痞和心悬痛为主，故以桂枝、生姜通阳散寒，温化水饮，以平冲逆，枳实开结下气，以消痞满；后者病情，不但由胸膺向下扩展到胃脘两胁之间，而且胁下之气，又逆而冲上，则须重用枳实，消痞除满，厚朴宽胸下气，桂枝、薤白通阳宣痹，瓜蒌开胸中痰结。由此可见，前证较轻，后者为重。若胃痛嘈杂，痞闷不舒，呃逆气冷，可合良附丸，或加吴萸、荜茇、半夏、陈皮等，以加强散寒化饮、温中消痞之功。

（三）气滞胸胃：顺气宽中，以开郁结

症见胸膈满闷，胸痞胃痛，嗳气太息，短气、酢心、松悸，情志不舒时发作加甚，舌苔白，脉濡郁不扬等。由心气郁滞，胸阳不展，宗气不行，气滞胸胃，郁而不达所致，治以薄气散郁，开痹宽中，用《绀珠经》之正气天香散主之。若气

滞郁久，郁气上冲心胸之间，则宜顺气开郁，温中化积，用《苏沈良方》之丁香烂饭丸主之。若兼寒郁，而气逆痞满，甚则作呕作恶，可加草蔻仁、厚朴、吴萸、生姜；若兼血瘀、胸脘刺痛，可加丹参饮，活血调气；舌质紫黯者，可加活络效灵丹，化瘀止痛；便秘胀痛，合木香槟榔丸，以行气导滞。

（四）血瘀气滞：祛瘀行气，必须兼施

症见心胃疼痛，或引臂内痛，痛甚则如绞如刺，痛处不移，寒温不解，胸闷，短气，或窒塞胀满，舌质淡紫，或瘀斑，苔少，舌下瘀筋粗紫，脉象细涩，由宗气不行，血脉瘀滞，胸中阳气痹阻，心胃失于通降。治以活血化瘀，理气止痛，用失笑散（方中祛瘀用生蒲黄）合香苏散主之。若胸中血瘀，阻碍气机，兼见肝郁者，而并心悸、失眠、急躁易怒、胸不任物等，可与活血祛瘀，疏肝行气，血府逐瘀汤主之。若遇寒痛甚，则予温中、祛瘀、止痛，用手拈散主之。若血瘀日久，可致气虚，气虚不已，久必血瘀，故久痛不愈，或反复频作，肢体软弱，苔白，脉缓，治当补气生阳，活血通络，用补阳还五汤主治。方中黄芪要生用重用，力专性走，补气生阳，使气旺血随行，祛瘀不伤正，配合祛瘀通络诸药，只需小量轻用，旨在气充血行，瘀去络通。

（五）沉寒痼冷：大辛大热，非此不效

症见心痛彻背，背痛彻心，疼痛剧烈，痛久不愈，伴有四肢厥逆，短气，胸闷，甚则大汗，脉伏，舌胖淡紫，苔白，脉

9

沉紧等。诸阳皆受气于胸中而转行于背，寒气独盛，攻冲前后，今阳微不运，阴乘阳位，是以沉寒独聚而不通。《丹台玉案》说："真心痛者，手足青至节，或冷未至厥，此病未深，犹有可救，必藉附子理中汤加桂心、良姜，挽回生机可也。"此证虽然疼痛剧烈而持久，但"冷未至厥"时可用附子、桂心、良姜温中祛寒，理中补益脾胃，此心胃同治之方也。若痛极而厥，额汗脉伏，必以祛寒温阳，峻逐阴邪之乌头赤石脂丸主治，或合苏合香丸，芳香温通，加强逐寒回阳而止疼痛；若大汗脉微，则须配合参附龙牡汤，益气固脱，回阳敛阴。

（六）心肝失调：实者疏肝，虚者甘缓

症见心烦而痛，胸脘胁肋攻窜撑痛，善感易怒，气短，多汗，干呕吞酸，舌红，苔薄黄，脉弦等，此肝气郁滞，气郁化火冲心，而发热厥心痛，治以疏肝泄热，行气止痛。用金铃子散加味。也可因肝疏不及，心阳不振，而表现胸痹气短，脘胁不舒，并有情志郁结史者，《内经》指出："肝苦急，急食甘以缓之"，"以酸补之"，原则用甘麦大枣汤主治。若胁下攻窜，加醋青皮、苏噜子；胸闷气短，加香附、郁金；吞酸干呕，加川连、吴萸；肝虚血亏，应加白芍、当归、杞子、麦冬；怔忡失寐，加枣仁、磁石、朱茯神等。

（七）胆结犯胸：利胆清热，首在解痛

症见心下疼痛，痛满胸间，痛引肩背，撑胀不适，甚则痛极至厥，伴胸闷，善叹息，呕恶口苦，性躁心烦，舌红、苔

黄，口干，脉弦数等。胆居肝下，受肝之余气，内藏精汁，促进脾胃之运化，苦情志失调，或饮食不常，可使湿滞蕴阻，或气滞湿热，充斥肝胆，疏泄失司，胆热瘀结，上犯冲心，横满胸胁之间。治以利胆清热，消瘀开结，用五金汤主之（作者自订验方：方中生鸡金末，食后吞服，每次 1～1.5g，利胆消石；郁金、金铃子，开郁止痛；海金沙、大叶金钱草，清湿排石）。若胸脘痞满疼痛，舌黄腻，脉滑数，为痰热结胸，合小陷胸汤，清热化痰，宽胸散结；若闷胀痛甚，加延胡索、八月扎，疏肝理气；兼呕恶者，加左金丸、生姜、竹茹，降逆和胃；若寒热往来，加柴胡，淡芩清热疏肝；若大便闭结，润肠用麻仁丸，清膈用凉膈散，轻导用小承气汤，火结便痛用大承气汤。

（八）阴虚津伤：柔肝益胃，生津润燥

症见心痛，头目眩晕胀痛，升火面赤，胸闷脘痞，干呕口燥，舌红津少，脉细弦数等。由阴虚不足，津液亏损，肝木失柔，心胃失养，虚火上炎，浮阳亢扰。治以养阴而柔肝体，生津而护胃阴，心营心脉得以顺遂，用一贯煎主治。若燥伤肺阴，而兼干咳少痰，加桑叶、玉竹，润燥理肺；浮阳亢扰，而兼头目昏痛，加石决明、牡蛎、青葙子、菊花，清肝潜阳；心胃隐痛，加芍药、甘草、香附，缓急理郁；大便艰难加生首乌、天花粉。

11

（九）心痹突发：温开固脱，标本兼施

症见心痛剧烈持久，胸中闷塞窒痹，脘痞呕恶，气逆短气，叹息，噫气，或并额汗，肢冷，脉细涩数、脉沉伏或脉微欲绝等。急以芳香温开，用《太平惠民和剂局方》苏合香丸研细化服。芳香开窍是解除心痛、抢救病员的首要措施。本药止痛效果好，速度快，能起到避免或减轻休克、心衰与心律失常等合并症的作用。由于疼痛剧烈而持久，势必大耗元气，损阴亡阳之象，随之而来，故在芳香开窍同时，必须扶正固脱并施。若元气虚极时，患者面色苍白，自汗，肢冷，脉微等，用独参汤（《医方考》方）以益气固脱。如阳气暴脱，大汗肢厥，面色浮红，脉来虚数，或豁大无根，用参附龙牡汤以回阳益气，敛汗固脱。如气阴两竭，多汗，口渴，气喘，短气，舌红少津，脉细虚软，用生脉散以养阴敛汗，益气生脉。

（十）中气困惫：和里缓急，培建中州

症见胸前闷塞而痛，痛连胃脘，喜得温按，饥则易发，进食稍缓，心中悸动，体倦，短气，面色萎黄，舌质淡紫，苔薄白腻，脉濡弱等。由中州困惫，升降失司，生化无能，胸中之宗气无以支撑，难以"贯心脉"、"行呼吸"。治以建中补虚，和里缓急，用小建中汤主治。兼气虚自汗，短气甚者，加黄芪，名黄芪建中汤，黄芪要大剂炙用，加强升补脾胃之气，以养胸中之宗气。若因脾胃宗气亏虚而病胸痹，心痛心悸或怔忡者常用之。心胸中大寒痛，连及脘腹，上下攻冲，呕不能食，

12

兼手足逆冷，或脉象沉伏，乃中阳衰溃、阴寒内盛之候，用大建中汤主治。

（十一）太阴虚寒：温阳祛寒，重在理中

症见胸满，短气，胸痛，心下痞痛，胁下逆抢心，或自利不渴，呕吐，腹痛，腹满不食，或兼有四肢不温，倦怠声低，舌胖淡紫，苔白滑，脉沉濡，或迟弱等。此证与建中汤证区别处在于建中主于胃，理中主于脾。多因阳气不足，或再着寒饮冷，郁遏中阳，或过用寒凉攻伐，中气戕伐，致脾运失健，胃寒凝聚，寒注于下则传导失司，逆于上则支饮填胸，留于中则心下疼痛。应以补中助阳，以培其本，使阳气振奋，阴霾自散。用理中汤（又名人参汤，《金匮要略》）主治。若虚寒较甚，而面色㿠白，肢冷末厥，或沉睡露睛，可加附子，名附子理中汤，以加强温阳祛寒之力。若腹痛甚者，加木香、小茴香；下利加煨木香、肉蔻、诃子；反胃呕恶，加生姜、半夏；尿少虚浮，加冬瓜皮、茯苓皮、赤小豆等。

（十二）脾胃气虚：补中益气，升阳举陷

症见心腹闷痛，发作无常，短气懒言，胸闷，心悸，疲乏，食少，苔白，脉沉迟等。继仲景创建中、理中之后，在调治脾胃中首推东垣"陷者举之"之法，立补中益气汤，治脾胃虚损、清气不升、湿浊流注、阴火上乘、中气下陷之证。

三、仲景方治疗心病的经验

仲景以重视整体的指导思想，病证结合的辨证方法，精练准确的药物配伍，千百年来给历代医家以极好的启迪。作者在数十年的临床实践过程中，潜心于仲景的学术研究，从中采撷了不少诊治方法，应用于心病的治疗，效果满意。

（一） 温经通脉

胸痹心痛属于胸膈间病，多因上焦阳虚，阴邪上逆，闭塞清旷之区，阳气不得宣通使然，故可用桂枝汤及其类方主治。桂枝汤具有宣畅之功，晋唐之时即用以治疗"卒心痛"。桂枝汤为原治太阳中风（表）虚证，单《本经》有"芍药……破坚结"之说，即用此方治心痛、胃痛、腹痛，果屡奏效。桂枝加葛根汤原治太阳病兼项强及柔痉者，转治心痛，可谓古方新用。葛根有纠痉止痛作用，能升津液、舒经脉，以散经俞之邪，现代药理研究证实，葛根含黄酮甙，能增加脑血流和冠脉血流。首都几家医院以葛根片治疗心绞痛，多获缓解。葛根还有降压降脂作用。瓜蒌桂枝汤原亦系治柔痉之方，用瓜蒌以滋养津液，津液充则营卫和，合桂枝汤使经脉得以舒缓，据清代王朴庄"瓜蒌能使人心气内洞"之论，用治胸痹兼有痰气郁结，胸阳不宣者，也颇有效。

14

（二）宣痹通阳

胸痹之病，由于胸阳不振，痰饮停留，痹阻气机所致。故宣痹通阳是胸痹心痛的主要治法，由于临床表现不同，治疗方法也有所异。瓜蒌薤白白酒汤具有通阳散结、豁痰下气之功，为治疗胸痹主方，临床运用最多。而瓜蒌薤白半夏汤则可治较重的胸痹之有心痛彻背者。若病情进一步发展，兼见心下痞塞、胸满等症状，说明病势由胸肩部向下扩展到胃脘两胁之间，宜通阳开结、泄满降逆，取枳实薤白桂枝汤，以荡涤停痰蓄饮，是为"实者泻之"之法。以上三方治疗冠心病心绞痛属于痰浊痹阻者，疗效肯定。对兼有瘀血症者，可配合活血化瘀药。

（三）宣通宽中

此法为轻型胸痹而设。常见有胸中气塞，短气，心下痞闷，呕恶，逆气，心悬痛等症。仅有胸中气塞、短气症者，采用橘枳姜汤，以宣通降逆，散水行气；或桂枝生姜枳实汤以通阳散寒，温化平逆。前方治以胸中气塞较甚，专于理气散结；后方乃治气逆心悬痛，并由寒饮所乘，目的在于加强通阳降逆之功。

（四）温阳化饮

由于心脾阳虚，水饮上乘阳位，使宗气不行，气血循环失

15

常，而致胸痹、短气、心悸、怔忡等症者，当以温阳化饮的苓桂术甘汤、茯苓甘草汤、茯苓杏仁甘草汤等主治。苓桂术甘汤本治心下逆满，气上冲胸，短气，心悸，眩晕诸症；茯苓甘草汤治厥而心下悸，其由水停心下，甚者则悸，微者短气之症。两方所治相似，前方温阳化水，还能平冲降逆；后方温胃化饮，又可止呕治厥。如仅有胸中气塞，短气，兼见咳逆，吐涎沫者，可用茯苓杏仁甘草汤。以上三方应用时，均重用茯苓30～60g，既可健脾利水，又能宁心止悸。阳复水运，悸痛自除。

（五）温肾化水

常见症有胸胁支满、目眩、短气、心下悸、身𤸷动，甚则浮肿、小便不利等，为阳虚不能制水、水气泛滥，重点在肾。①肾气丸本治短气有微饮，及畏寒足冷，小腹拘急不仁等下焦阳虚，不能化水之证。②真武汤原治太阳病过汗而致阳虚水泛，或少阴阳虚水停之证。今两方治心悸、目眩、短气、水肿等心功能不全表现者有效。

（六）温通助阳

上焦阳虚属阴寒极盛的胸痹心痛者，或阳气不足，血脉运行迟缓所致的心动过缓症者，可以用桂枝汤类方治之。用桂枝去芍药汤或桂枝去芍药加附子汤、桂枝去芍药加麻辛附子汤以及衍变的薏苡附子散、乌头赤石脂丸。前两方治疗胸中阳气不足，但尚无痰涎水饮或瘀血相搏的胸痹；桂枝去芍药加附子汤，又治阳气不足的脉迟无力者；桂枝去芍药加麻辛附子汤，更治阳虚阴凝的心动过缓而尤甚于前者，如再加黄芪，益气更良。再有从上方衍变的有"胸痹缓急者，薏苡附子散主之"，治寒湿胸痹，发作急剧者，二药合用，使寒湿去，阳气通，则痛痹自释。若治疗发作性胸痹心痛剧烈而反复不愈者，屡屡取效。乌头赤石脂丸主治"心痛彻背，背痛彻心"，属阴寒痼结的剧烈心痛，甚则额汗肢清者。若此方辨证明晰，应用得当，则效如桴鼓。尤其用于剧烈心痛夜间易发，有明显"日中慧，夜半甚，平旦静"规律的阳虚阴盛者，多获良效。对上述诸方中附子的用法是：温阳止痛多用炮附子，痛剧而伴冷汗者则用乌头。

（七）益气温阳

常见症有胸闷，短气，心悸，怔忡，面色乏华，畏寒肢冷，舌质淡胖或见瘀斑，脉沉细或微细，迟脉损脉或伴结代。一般用于窦性心律，心动过缓，或伴早搏、房室及束支传导阻滞等。采方：①桂枝附子汤，原治伤寒，身体疼烦，脉虚而涩的风湿相搏，留着肌肉之证，移用于阳气衰微之心动过缓有效。②人参汤，原治胸痹阳虚阴盛偏于虚证，是中焦之阳不足，大气不运，见四肢不温，倦怠少气，语言低弱，脉细而迟等。③桂枝人参汤，原治太阳误下所致太阴虚寒兼表证，移用于中阳虚寒，宗气不足，不能运血所致的窦缓或病窦，证治比人参汤更进一筹。《医宗金鉴》说："桂枝得人参，大气周流，气血足而百骸理；人参得桂枝，通行内外，补营阴而益卫阳。"人参本为大补元气，仲景何谓之补营阴，因人参得桂枝通阳补气，宣阳化阴，正是《内经》所谓阳生阴长之意。④当归四逆加人参附子汤（本方出自白云阁藏本《伤寒杂病论》），原治血虚寒厥脉细欲绝，今治阳气虚衰，气血两亏所致的心动过缓，症见手足厥寒，短气，心悸，倦卧，畏寒，苔白质淡。以上的桂枝、附子用量要大些，一般每剂 10～20g。

（八）通阳平冲

心肾阳气受损，水气上乘，逆气上冲，可致惊悸，甚则奔豚。常用桂枝汤、桂枝加桂汤、苓桂五味甘草汤、苓桂甘枣汤等主治。伤寒误治伤正，心阳受损，逆气上冲，与桂枝汤既解其表，又平其冲；"必发奔豚，气从小腹上冲心者"，治以桂枝加桂汤，更加桂二两，以平冲降逆，治奔豚气也。可见桂枝汤不但治卒心痛，还治心阳虚衰的冲逆证。加桂则治心肾阳虚的奔豚证。对冲逆证须重用桂枝至 20～30g，配合姜、草、枣之辛甘合化，以温通心阳而降冲逆。对心阳不足，肾水无阳以化，水停下焦，上逆犯心的惊悸冲逆证，用苓桂味甘汤颇效，而苓桂甘枣汤则治误汗后心阳虚的"脐下悸，欲作奔豚"之证，对心火不下藏于肾，肾水上逆犯心的惊悸并冲逆证，用此方温通心阳，化气行水，但须重用茯苓而获效，与桂枝加桂汤的区别，就在于此。

（九）通阳潜镇

心阳虚损，心神浮越，甚则亡心阳所致之心悸怔忡，自汗盗汗，烦躁惊狂等，以桂枝加龙牡汤、桂枝甘草龙牡汤、桂枝

18

去芍药加蜀漆龙骨牡蛎救逆汤。具体应用时，对因心阳虚损而致心悸怔忡，并有心律失常，心动过速或房颤者，常用桂枝甘草龙牡汤主治；若心动过速或房颤发作而伴有惊悸不安者，则用桂枝去芍药加蜀漆龙骨牡蛎救逆汤主治。桂枝加龙牡汤不但治心阳不振、心血不足的心悸怔忡，并且对自汗、盗汗、梦多等症状颇有效。应用以上三方时，其中炙甘草均重用，每剂可用到 15～30g，意在益气通血脉，而收调整脉律之效。桂枝去芍药加蜀漆龙骨牡蛎救逆汤中的蜀漆即常山苗，能涤痰逐邪而止惊扰，现代药理研究其功用能治心律失常。

（十）益气复脉

治疗心阳不足或心之阴阳俱虚所致的心悸怔忡，用桂枝甘草汤、炙甘草汤、新方炙甘草汤。桂枝甘草汤本治过汗所致心阳损伤的"其人叉手自冒心，心下悸，欲得按者。"此方用桂枝为君，独任甘草为佐以补心阳。心阳得复，悸动可平。用之治疗心悸、怔忡，以交叉双手按其心胸悸动为特征者效捷。炙甘草汤是治"脉结代，心动悸"的名方，用炙甘草为君，补心气，与桂枝通心阳，炙甘草之阴，非桂枝之阳不能化，合用养血滋阴，补气助阳，则阴阳得平，脉复而悸动自安。另将炙甘草汤化裁，由炙甘草、桂枝、党参、丹参、苦参、玉竹、生姜、大枣组成，自名为"新方炙甘草汤"，用治心悸怔忡，疗效甚佳。又于新方炙甘草汤中加黄芪、饴糖、芍药，名"建中复脉汤"，以加强补中益气之功，对脾胃虚弱，宗气不足所致的动悸结代，颇有效验。上述方中炙甘草均重用至15～30g。

（十一）助阳建中

心悸或心胃疼痛，常因脾胃虚弱，营卫之气不足，不能与吸入之清气相合，以致宗气化生乏能，无以贯注心脉，心胃同病所致。用小建中汤、黄芪建中汤、内补当归建中汤、大建中汤等治之。小建中汤以饴糖为主，取甘能补中，但必得桂枝温通心脾之阳，乃能中虚得复，可用治阵发性室上性心动过速。另外治心胃疼痛而并中虚表现者，多得良效。若虚劳属气血阴阳俱不足者，可用黄芪建中汤，补中气以缓急迫。黄芪益气，以助建中，每剂用量达 30～60g。对中虚而兼寒凝心痛者，常用大建中汤治之。对有血虚血瘀者，常用内补当归建中汤，即小建中汤加当归补血活血。

（十二）通阳滋阴

心阳不足，空虚无主，日渐阴少者，需要通阳滋阴治之。而仲景并无单纯按此义组成的方剂，故临床上常组合方剂应用。温通心阳最简捷的方子，非桂枝甘草汤莫属。在此基础之上，如体质阴虚火旺，合黄连阿胶汤，以育阴清热；若虚烦不眠、热扰胸膈者，合栀子豉汤，以清宣郁热；心肺阴虚内热者，合百合地黄汤，以润养心肺、凉营清热，使阴复热退，百脉调和；因情怀不舒，肝郁化火伤阴，发生脏躁者，合甘麦大枣汤，以养心定志，和中缓急。临床上以上述复方治疗心速、房扑、早搏等心律失常及心神经官能症，看似平淡，其效不凡。

（十三）温经化瘀

"心主血脉"，心病而有血瘀者，温经化瘀法则是治疗瘀血证中的一个重要方面。由上焦阳虚所致的胸痹、心痛，仲景虽未明言属瘀血，但《金匮要略·惊悸吐衄下血胸满瘀血病脉证治》中曰："病人胸满、唇痿、舌青、口燥、但欲漱水不欲咽……为有瘀血。"条文中胸满亦是胸痹的一种见证。胸痹之有瘀血者，是由阳气闭塞、经络痹阻所致，因此温煦阳气和活血化瘀至为重要。常用当归四逆汤、当归四逆加吴茱萸生姜汤、温经汤等治疗阳虚瘀滞的胸痹心痛。当归四逆汤本治血虚寒厥，若素体血虚而阳气不足，复因寒邪凝滞，气血不畅所致的胸痹、心痛、脉细微者，加吴茱萸、干姜（原方用生姜），用之有效。温经汤原治妇人冲任虚寒兼有瘀血崩漏者，借治胸痹、心痛，证属气血两虚、寒凝血瘀者，用以养血温经。对久痛不愈者，参《类证治裁》所提出的"痹久者，并通络"，加用虫类药物，以其邪结血中、络气久痹、血瘀凝阻，因于草木之药难以深入到络内深处，故用虫类攻逐络内瘀聚，搜刮血中之邪，其于诸法治疗之中，颇有辅佐之效。

四、心悸和心律失常的辨证和治则

心悸和心律失常，既有互相联系的临床表现，又可是单独出现的自觉或他觉的悸动症象。因此，心悸不一定都有心律失常，而心律失常也不等于就都有心悸，悸动之时，未必都是心系病症，而心系病变，也未必都反映出心悸的症状。脉律失常，特别是至数与节律的异常，病人不一定感到心悸，脉律平缓，未必心系无病。古代的舍脉从证，或舍证从脉，决非泛论，当亦来自实践的经验。现在对某些疾病，尤其是心脏病的诊查，单凭四诊已是不够的了，还须结合现代医学的检测手段，以明确它的病因病理和病变性质，从而可以不断提高诊疗水平。

（一）概论

心悸和心律失常，从属于中医学的"惊悸"、"怔忡"、"眩晕"、"晕厥"等范畴。其脉象常有至数和节律的异常，包括迟脉、涩脉、散脉、数脉、动脉、促、结、代脉和七绝怪脉等。以及自觉或他觉的心律失常。按心者，五脏六腑之大主，为维持人体生命活动的枢纽。心之用，贵在其为运血之器，昼夜不停地弛缩，使血液循行脉中，以营周身。并认为血液之所以能在全身周流循环，主要依靠经气运行的力量。经气包括营气、卫气、宗气和原气等，其中营气与宗气和血的生成及其运行，关系最为密切。宗气是经络运行气血的推动力量，而营气的运行道路又在脉中，说明宗气、营气在心主血脉之中，起到"经脉之相贯，如环无端"的生理作用。所谓心律失常，乃病者有自觉或他觉的心中阵发悸动，或筑筑然跳动，或澹澹大动，或心中躁动不宁等，而医者诊其脉息则有速率和节律的异常。但少数健康人在剧烈运动，或因一时惊恐，或因过度操心烦劳以后，也可发生短暂性的心悸心慌和心律失常，而找不到其他病因症象可证时，乃人体的自我调节，不应随便诊作为病态。故《濒湖脉学》中对动悸结代早有"平人亦有之"的论

22

述，所以须作具体分析，才能正确认识心律失常的临床意义。

心悸是心律失常中最多见的一个症状。张仲景对心悸的辨证，设有"惊悸怔忡"的专篇列名，并分别有"动悸"、"心中悸"、"心下悸"、"脐下悸"。后世有"心悸"、"怔悸"、"怔忡"等名称，各有所区别。但总的认为，心悸乃病者有心动不安的自觉症状，临床以此为主症的病证统称心悸。《红炉点雪》中说："悸者，心卒动而不宁也；惊者，心跳而惊也；怔忡者，心中躁动不安，惕惕然如人将捕之。"《医学心悟》也说："惊悸者，忽然若有所惊，惕惕然心中不宁，其动也有时。怔忡者，心中惕惕然动摇不静，其作也无时。怔悸者，头昏心跳不适之谓也。"前者病情较轻，心悸时作时止；后者，则病情较重，心中不但动摇不宁，且无休止时。心悸的发生，多由惊恐而来，因惊而悸，皆由外来；因恐而悸，常由内生。《素问·经脉别论》指出："有所惊恐，淫气于心。"皆因突然意外而来，诸如耳闻巨声，目见异物，身临危急，突然于一瞬之间，事后则可逐渐缓解。其发作之状，心悸大动不安，神态惊惶，甚至不眠不食。故《素问·至真要大论》又云："诸病惊骇，皆属于火。"因惊而悸者，当责之"淫气于心"，由心火暴盛，热扰宫阙，则神无所主；盖恐则伤肾，肾水耗夺，心火自焚，心志不宁而悸。惊恐之悸，在病因消除之后，仍然"心有余悸"者，乃余火未泄也。只需定悸宁心，清火安神，调之即愈。再以心主烦而肾主躁之说，故此悸之作，心烦意乱，在内则无形可见，但病者之坐卧不安，动作频更之躁象，在外则形态可察，或而面色乍青乍红，或而胸闷气怯，或而汗出神呆，或而举止失措等，乃心肾不交，水火失济，治之之法，当两顾少阴，水火既济，达到安神、宁心、定悸的目的。

总之，惊恐之悸，有诱因可寻，常以外界事物之惊异，内在神志之激惹所致。还有心虚胆怯者，亦可为悸，如《医宗必读》中论："按外有危险触之而惊，心胆强志，不能为害，心胆怯者，触而易惊。"可见惊悸之由，虽多实火，但其寓有心虚胆怯的内因，故又有在调养心神同时，结合温胆祛痰之法。惊悸之久而不愈，或反复频发者，可向虚证转化。

怔忡，乃无故而心动悸惕，既有阵发无时的短暂发作，也有频跳震荡的持续。怔忡之状心头如小鹿之乱撞，或虚里之动应衣，甚则如釜中之油沸，或如枪弹之频射，心中筑筑大动，惶惶不能自安，或膻中气紧欲脱，或呻吟而趾指蠕颤等等。此证常系气虚血少、阴损阳衰之候。治则按"损其心者，益其营卫"为旨，分别予以辨证，采用养心、益气、滋阴、复脉、通阳、潜镇等法。

（二）内因主以宗气之虚

《素问·平人气象论》中说："胃之大络，名曰虚里，贯膈络肺，出于左乳下，其动应脉，宗气也。"首先说明了宗气与心脉的生理关系，是出于胃，关乎肺，系于心。主要功能有二：其一是助肺气，上出喉咙，而行呼吸；其二是贯注心脉而运行气血。如果宗气不足，则要出现如虚里搏动的其动应衣，盛喘数绝，结而横的病理症象。则如《医门法律》所谓："上气之虚，由胸中宗气之虚，故其动应手者，无常耳，乃指无常之脉，指左乳之动脉而言，有常则宗气不虚，无常则宗气大虚，而上焦之气怯怯不足也。"因此，如果虚里部位有某些异常传动，就是心脏搏动的至数与节律不正常，就能发生功能或器质性的心脏病变。所以心律失常的发病原理，不越两端：其一是冲动传导失常所引起。相似《灵枢·刺节真邪》中所谓："宗气不行，则脉中之血凝而留止。"导致经隧不通，血行失度。其二是冲动起源不常所引起。如《素问·举痛论》所说："惊则心无所倚，神无所归，虑无所定，故气乱矣。""悲则精却"、"恐则气下"、"思则气结"等，使阴阳不交，调节失常。然则两者间关系，既有原发区别，又可互为影响，诚属"神经调节功能紊乱和心肌局部损害，同时起着作用"的。

宗气不足，在病理上是气的功能失去正常的推动、温煦作用。"心为运血之器"，如鼓动起搏无力，然职司所在，必然要振奋自强，促使心脏更好地搏血，心体勉力而强为负重，故发时胸间惕惕，动悸不宁，自觉胸闷、气短、自汗，稍作劳动或活动后诸症加重，倦怠怯力，脉迟，脉软，当以补益心气为主。心气久虚，导致心阳衰弱，心阳之衰，久必及肾，命火无以温养心脾，产生一系列宗气不足、阳气衰微之象，诸如心悸无力，心空如坠，气短，喘息，畏寒，肢冷，自汗，虚浮，唇绀甲黯，脉见迟，或损脉、败脉等，治法可按"心本于肾"，"上不安，由乎下"的理论指导，予以温肾阳、暖心阳、益心气、补心血，总以"益火之源，以消阴翳"为旨。

"气为血之帅，血为气之母"，宗气主行脉气于诸经与心气尤为密切，心血赖心气为养，以保障其心气之动。如果血虚不足，血的功能失去正常的营养濡润作用，心脏血液不能养心，也可发生心悸，容量不足时，则有空跳如悸，甚至澹澹大动，心神不安。随之气衰血虚，症见面色㿠白少华，头晕目眩，健忘寐少，舌胖嫩，质淡红，脉洪，或细虚数等。治则以补血养心，或养血益气，均配健脾和胃。心血久虚，导致心阴

25

不足，乃致心体失养，火旺伤阴，常阵作心悸，卒动而不宁，或躁动而不安，易惊，易恐，寐少，梦多，盗汗，自汗，可伴有颜红，唇燥，咽干，目涩，舌红，尖刺，脉细数疾等。心阴之虚，虚出有因，或邪侵入营而化燥，或肝阳夹痰以耗液，或劳烦而五志化火，或肾虚而阴津不充。治则以滋阴为主，结合养心、平肝、益肾，并予定悸、安神、清心、化痰等。

（三）病理产物为水、饮、痰、瘀

心悸之由，内因主以宗气之虚，皆由心脏受累而悸作，已在上面叙述。更有外界诱因可寻，如精神因素，长期的高度的精神紧张，或反复的精神刺激。《素问·举痛论》中说："思则心有所存，神有所归，正气留而不行，故气结矣。"然思本于心，脾必应之，所以思之不已，则劳伤于脾，心脾两伤而所病。《四家医要》也说："曲运神机则劳心，居心谋虑则劳肝，意外过思则劳脾。"正是精神过用，使脏腑功能低下、失调乃致损伤上焦阳气，故"思则心系急，心系急则气道约，气道约则不利。"而神气因以惮散，表现为胸闷，心悸不安。此时情况，主要以积精养神，消除劳思。更有遭到突然的、剧烈的精神创伤，《素问·举痛论》里说的："惊则心无所倚，神无所归，虑无所定，故气乱矣。"所以凡惊恐、恚怒、忧虑均能使气血逆乱，影响心神的改变而出现心悸，当病因消除之后，可以自愈。如果仍然"心有余悸"，为余火未熄，故常伴口干，寐则惊惕，舌红，苔黄，脉数等，当以定惊宁心，清火安神。

病邪入侵，如痰饮、瘀血诸邪之内舍入于心者，也有心体不足之潜在内因，此时治疗就应正确处理邪正关系。病邪入侵引起之心悸，临床多见，常由伤寒、温病、风温、病毒等，《伤寒论》中有："伤寒，脉结代，心动悸，炙甘草汤主之。"在外感热病过程中，心之阴阳俱虚，出现动悸结代之证。《济生方》中云："风寒暑湿，闭塞诸经，令人怔忡。"乃由痹痛日久，则内舍于心，为风温化热，逐渐深入，浸淫心体，心动悸而见发热、汗出，骨节酸楚，悸常阵作，动则尤甚，伴有胸闷，气喘，脉数疾等。前证以益气、养阴、复脉；后证则祛风除湿、蠲痹宁心。至于温病、病毒之后，常有空虚而悸，心神不安，有时心跳剧烈，脉细数疾、或伴促脉，乃阻遏心阳、消耗心阴所致，应予通阳复阴、清营宁心。

水饮痰浊扰心为悸，皆因气血津液化失其正，聚湿酿痰，积水为饮，除与肺、脾、肾关系至密外，正如《证治汇补》中说："心血一虚，神气失守，神去则舍空，舍空则郁而生痰，痰居心位，此惊悸之所以肇端也。"此由阳气衰弱，停痰聚湿，不能温养心脉，心阳不振，故心悸不安，症见胸闷窒塞、动悸并有沉重艰难之感，精神不振，呕恶痰涎，脉象弦滑等。治宜涤痰祛湿、通阳开痹。若痰浊郁热，痰火扰心，此时心动不安，烦热而悸，伴胸闷，呕苦，便秘，溺黄，脉象滑数等，应以清痰火，安心神。再如阳虚水停为饮，饮邪上凌，心中澹澹大动，《伤寒明理论》说："水停心下，心主火而恶水，水既内停，心不自安，则为悸也。"《证治汇补》也说："有停饮水气乘心者……故筑筑跳动，使人有怏怏之状，其脉偏弦。"心悸如悬水中，震撼却难耐受，胸闷上气，咳唾白沫，面足浮肿，尿少，舌胖齿痕，脉沉弦紧等，轻症温化痰饮，振奋心阳；重症温养肾阳，降逆行水。《金匮要略·水气病脉证并治》篇有云："经为血，血不利，而为水。"故水饮痰浊，可使心脉痹阻，心体失荣，心气失展，滞而为瘀，症见心悸怔忡，心胸阵痛，气闷太息，短气而喘，舌紫黯，脉涩迟，或脉散、脉结代等，治当活血化瘀，通络宁心，或兼化痰除饮。

以上病因病理，不是孤立的，可以互为因果，互相影响。

五、心动过缓的证治

过缓性心律失常，轻症一般可无症状，或症状轻微，重症或老年人患者心率过于缓慢时，可有心悸、眩晕、近似晕厥或昏厥、活动短气、胸闷不适等。

从脉象来看，有至数和节律的异常。至数异常的脉象有迟脉、损脉、败脉和夺精脉等；节律异常脉象，则有结脉、代脉、鱼翔脉、虾游脉和屋漏脉等。还有脉的体形（如濡、细、涩脉等），它们之间常互相错综交杂，与脏腑的功能有一定联系，和心脏的功能状态更为密切。

迟脉：如《脉经》所说"一息三至，去来极迟。"脉率每分钟约在55次以下，节律基本规则，或伴不齐，多主阳虚内寒之证，但也有邪实壅遏脉道，而见迟脉者。如张景岳说："脉迟而滑者，实也。"至于脉迟而涩，又当以有力、无力而分虚实。脉迟涩而有力者，亦为邪实，乃瘀血痹阻之证。《素问·平人气象论》曰："脉涩曰痹"系正气被遏于内，未能运血于脉，还有"涩则心痛"之发病。脉迟涩而无力，多为正虚。《景岳全书》中谓："涩为阴脉，凡虚细微迟之象，皆其类也，为血气俱衰之象。"大体上多为"阳不胜阴气血寒"引起。故脉迟而微弱者，为气虚阳衰；脉迟而细小者，为津亏血少。总之，迟脉不外邪壅、正虚两个方面。邪壅者，不出痰浊、血瘀、气滞，正虚者不外阳衰血少。

又有心率特别缓慢，一息三至以下称之谓损脉、无魂脉。《脉经》中云："一呼一至，一吸一至，曰损，人虽能行，犹未着床，所以然者，血气皆不足也；再呼一至，再吸一至，曰无魂，无魂者，当死也，人虽能行，曰行尸。"还有相类的夺精脉，在《四言举要》中又有："二损一败，病不可治；两息夺精，脉已无气。"患者时时昏晕，甚时一至晕厥，病机当为阴盛阳微，君火不明，但根源在肾，命火不能蒸运，心阳鼓动无能，此时单独温养心阳，犹恐不及，应以"益火之源，以消阴翳。"兼护阴血，或可挽其至危之证。

迟脉多病脉。缓脉属平脉，60 次/分以上，《脉经》曰："缓脉去来亦迟，小驶于迟。"《诊家枢要》曰："缓不紧也，往来舒缓。"以其脉来按之依依，往来舒坦，和缓均匀，此是迟缓脉象的分辨关键。

对照心律失常，迟脉可属窦性心动过缓，其次为房室连接区性心律，持续的Ⅱ度莫氏型 2∶1 房室传导阻滞、2∶1 窦房传导阻滞等，切脉时，虚细迟涩，如"轻刀刮竹"之象，似心肌收缩无力时的节律较慢的房颤病人。损脉，一息脉动两次，脉率 32～40 次/分，可见于室性心律和少数房室连接区性心律，或两者交替进行。败脉，一息脉动一次，脉率为 16～20 次/分，最多见于室性心律。损脉、败脉常在完全性房室传导阻滞或较严重的病窦综合征时出现，少数可在高度（如 5∶1、6∶1）房室传导阻滞时发生，节律可规则或不规则，常有昏厥的发生，亦称之谓阿斯综合征。至于无魂脉或称夺精脉，迟至两息时间才脉动一次，脉率仅 8～10 次/分，此种脉率，几乎仅见于心脏骤停时的极慢的心室自身节律，确实已临"脉已无气"的境地。

对过缓性心律失常，还常并有脉的节律异常，如结、代脉。前者为较慢而不规则间隙的早搏，后者为间隙比较有规则的联律。均主心气不足，或气血两虚，或气血瘀滞。再有七绝脉中的屋漏脉，如"残蕾之下，良久一滴，溅起无力"，相似完全性房室传导阻滞，或严重"病窦"时的室性心律；虾游脉和鱼翔脉，均为在一定时间内多变的心律失常，故犹如心动过缓—心动过速的病窦综合征。在病理上有气血阴阳之虚为其本质外，也有气滞、血瘀、寒凝、痰浊等虚中夹实之证。据临床经验，概立证治八法，分述于下：

（一）益气升清法

适应于上气不足、心肺气虚之证。症见胸间惕惕，摇摇不宁而悸，胸闷，倦怠懒言，声低，短气似喘，或眩晕耳鸣，掉摇欲仆，或猝然晕厥；舌淡，苔薄，脉迟或损脉等。治宜益气升陷，用升陷汤（《医学衷中参西录》）主之。或加人参，以增强益气之功；再加山茱萸，敛耗散之阴。

（二）益气温中法

适应于中气不足、脾胃虚寒之证。症见心胃腹痛，心跳而悸，眩晕，虚烦劳热，肢体倦怠，四肢不温，舌质淡胖，苔白，脉迟软，或损脉，或伴结、代脉等。治宜益气温中。在脾用人参汤。或加桂枝，以通阳祛寒。或加附子，名附子理中

汤，功能温阳益脾。在胃用小建中汤，中气虚甚加黄芪，名黄
芪建中汤，以益气建中。或去黄芪加当归，名当归建中汤，兼
以养血和血。

（三） 温阳化饮法

适应于脾肾两虚、水饮不运之证。症见心悸如悬，胸中
窒塞，眩晕、呕恶，或短气而咳，或腰膝酸软，水肿，尿
少，舌淡胖紫气，苔腻白滑，脉迟而滑等。在脾用苓桂术甘
汤，以温化痰饮。呕恶加小半夏汤，窒闷加菖蒲、郁金、远
志，均为涤痰通阳。在肾用肾气丸，以温肾化气。或加车
前、牛膝，名济生肾气丸，以温肾利水。喘肿在肾用真武
汤，以温阳利水；在肺用葶苈大枣泻肺汤，以泻其水饮，取
其急则治标之意。

（四） 温经散寒法

适应于阳虚不足、外受寒邪之证。症见心动悸而沉重感，
怕冷肢清，或微发热，头晕头痛，脉反沉迟等。治宜助阳祛
寒，麻黄附子细辛汤主之。作者常与黄芪建中汤合用，治心动
过缓，颇能奏效。

（五） 养血温经法

适应于阳虚不足、血亏受寒之证。症见心中空跳如悸，面
色乏华，头晕目眩，手足逆冷，舌质淡红，露底，苔少，脉涩

31

而迟等。治宜温经散寒，养血通脉，当归四逆汤主之。若兼呕恶、腹冷，再加吴茱萸、生姜或干姜。血虚并重者，可用归脾汤，以补养心血。

（六） 祛瘀宽胸法

适应于瘀血停滞、气机不舒之证。症见心慌气闷，或呻吟太息，胸胁刺痛，头晕头痛，舌质紫气，或有瘀斑，苔腻，脉迟涩，或损脉，或伴结、代脉。治宜活血化瘀，理气宽胸，用血府逐瘀汤主之。胸胁刺痛甚者，加用失笑散，以化瘀止痛。若气虚血滞，用补阳还五汤，以补气、活血、通络，其中黄芪重用，每剂 60～120g。以上两方，作者现已通用于治疗气滞血瘀或气虚血瘀所致之多种心血管疾病。

（七） 皱肺纳肾法

适应于肺气虚弱，肾气失纳之证。症见心悬不安，心慌短气，胸满上气，肢冷，多尿，或虚肿喘嗽，舌质淡，苔白，脉迟而涩，或沉而滑等。治宜皱肺化瘀，用皱肺五紫汤（作者自订验方）主之。若喘嗽虚肿，多尿，加人参蛤蚧散，以皱肺纳肾；若喘肿不得卧，加黑锡丹，以纳肾降逆。

（八） 回阳救逆法

适应于阳虚阴盛、少阴厥逆之证。症见心中澹澹大动，空虚而悸，四肢逆冷，胸闷短气，恶寒倦卧，或呕吐下利，或大汗亡阳，舌质淡紫，苔白，可见损脉、败脉，最后出现夺精脉或脉微欲绝等。治宜回阳救逆，四逆汤主之。如阳脱在顷刻之间，可用四逆加人参汤，重用红参至 20~30g，急煎服，以挽危于万一；或兼面赤烦躁，用白通汤，以通阳救逆；如阳气暴脱，上气喘促，大汗，肢厥，昏仆，面色苍白或浮红，舌质胖淡而紫，脉微欲绝，用参附龙牡汤，以回阳益气，敛汗固脱；如气阴两竭，亡阴亡阳，再合生脉散复方治之。

六、心动过速的证治

过速性心律失常轻症发作时可仅有心悸心慌而已，亦有无自觉症状者。发作时或频发较久，常有心悸、眩晕、胸闷、短气、气急、胸骨后压迫或窒塞感。重者更可发生心绞痛，或晕厥，发作过久，可导致心力衰竭等。

其脉象可有数脉、疾脉、极脉、脱脉、动脉等。更有《脉经》所谓的十死脉，即一呼一吸十至或十二至，其脉率约在 200 次/分以上，现在认为此等脉率，尚不致死，只要处理得当，是可以缓解或恢复的。过速脉率，在《素问·脉要精微论》有："数则烦心"之说。临床上凡扪及数脉者，心电图常见有心动过速的提示，乃心动脉至数相符（也有心率数而脉不数者，如室颤、房颤、传导阻滞等，就是心脉不符）。数脉大致可分两类：一是数而有力者，数为邪实；一是数而无力者，是为正虚，此在心悸症中尤为多见，又当分辨气血阴阳之虚，以及当须辨明其兼见之脉，如洪、滑、细、小等，庶几无讹。唯数疾之脉，在《四诊正法》中认为："愈数则愈虚，愈虚则愈数，此而一差，生死反掌。"告诫医者，诊查时对数疾

33

之脉必须详察，应注意脉率之愈数愈虚，愈虚而致危之变。

过速性心律失常的至数基本规律，还常并有节律异常的脉律，如促、结、代脉和七绝脉中解索脉、雀啄脉、釜沸脉等，亦常错杂互见。临床上最常见的有预激综合征，窦性或室上性心动过速，非阵发性房室连接区性（室性）心动过速，心房扑动伴规则的2∶1房室传导等。

数脉：《素问》有"脉流薄疾"，一息六至之谓，其脉率为108次/分，这是一种频率较快，节律基本规则，可伴有各种不同体形的脉象。数脉大致可分有力、无力两类，一是数而有力为邪实，多见的有惊悸之心火，痰火内扰，或风湿热病，邪犯心营。一是数而无力，属正虚，又当分辨其阴虚、阳虚，阴虚而数者，脉必数而细小，或兼弦滑，证见内热，宜育阴养心宁神；阳虚而数者，脉必数而无力，脉来沉微，或兼细软，证见虚寒，宜振奋心阳，鼓舞心气。另外，脉数而滑者，多见于风心代偿期；数而弦劲者，多见于高血压，动脉硬化；数而细者多虚损，如心阳衰微、心血不足的贫血性心脏病，心衰。阴虚甚者，数而反大；阳虚甚者，数而反洪。在《景岳全书》中谓："数脉之病，唯损最多，愈虚则愈数，愈数则愈危，岂数皆热病乎？若以虚数作热，则万无不败者矣。"这对临床医家来说，切切注意为是。所谓愈数愈虚，愈虚愈数之脉，《脉经》中又云："一呼五至，一吸五至，虽困可治，其有大小者为难治；一呼六至，一吸六至以上者，为十死脉也。"在《四言脉诀》中称："六至以上，脉有两称，或名曰疾，或名极，总是急速之形，数之极甚者也。"还有"九至为脱"，比之数、疾、极脉更快，节律大多规则，此等脉象，如果阵发性者，当属可疗，至于极数而不减者，确是危症。

对照心律失常的数疾脉可属窦性心动过速，阵发性房性或室上性、室性心动过速。临床上也有心室率速而脉不数者，如房颤、室颤、传导阻滞等心脉不符者，早搏型心动过速，心房扑动伴规则的2:1房室传导阻滞，连接区性或室性心动过速伴规则的2:1传导阻滞等。脱脉可见于阵发性心动过速和心房扑动伴规则的2:1房室传导和极少数窦性心动过速等。

动脉：《濒湖脉学》谓："动乃数脉，见于关上下，无头尾，如豆大，厥厥动摇。"为一种滑数有力、应指跳突如豆、关上尤著、节律微有不齐的脉象。又称"动脉专司痛与惊。"可在惊恐拘挛和疼痛自汗时出现。古人犹有"妇人手少阴心脉动甚者，妊子也"之说。

对照心律失常的为窦性心动过速伴有不齐之象，常由交感神经兴奋性增强，或β-肾上腺素受体功能亢进，使窦性心动过速，心肌收缩力增强，心输出量增多，脉搏波幅度较大，血流速度亦快，显得滑数有力，亦见于青壮年妇女或妊娠，β-受体功能亢进。

现据临床实践，试立证治七法如下。

（一）益气养阴法

适应于心肺气虚、阴津不足之证。症见悸常阵作，心悬不安，虚烦失眠，健忘，气怯，汗多，口渴，舌红，津少，脉虚细数等。治法：益气养阴，敛汗生脉，用生脉散主治。或合甘麦大枣汤，以缓急宁心；再加磁石，以安神定悸。或合百合地黄汤，以滋养肺阴。或合黄芪建中汤，以益气建中，俾使脾胃气旺，宗气生成有源，乃能上贯心脉，气血协和，心速自愈。

（二）滋阴养心法

适应于阴血不足、心神不安之证。症见虚烦，心悸，多疑，善惊，多梦，少寐，易汗，可伴有颧红，唇燥，或口舌生疮，舌红，舌尖更为艳红，苔黄，脉细数，或细滑数，或数疾如驶，或伴促脉等。治法：滋阴清热，养心安神，用天王补心丹主之。颧红升火，加玄参、玉竹，以养阴润心；口舌生疮，加升麻、黑山栀、黛蛤散，以清热解毒；寐少梦多，加枕中丹，以交通心肾。

（三）益养心脾法

适应于心脾两虚、气血不足之证。症见心慌力乏，摇摇不宁，面色㿠白，眩晕，烦心，睡眠恍惚，食欲减少，或脾不统血，失血诸症之后，舌质淡红，脉细软数等。治法：健脾益气，补血养心，用归脾汤主之。本方加熟地，名黑归脾丸，更加强了补血作用。如脾阴虚损，加沙参、麦冬、黄精、山药，以益养脾阴；胃气不振，加木香、砂仁、陈皮，以醒脾和胃；失血之后，心脾两亏，加阿胶、地黄、女贞、旱莲，以补血凉营。

（四）滋阴降火法

适应于阴虚火旺、津液耗损之证。症见心中烦热，躁动不安，不得眠，精神敏感，易惊易恐，头目不清，口干咽燥，舌质红，裂纹，苔少，脉细数或动数等。治法：滋阴降火，除烦安神，用黄连阿胶汤主之。如津液不足，加增液汤，以增液养阴；如心烦失眠严重者，可合酸枣仁汤，以安神养血；如心烦不安，不能入睡，下肢不温，乃心肾不交，心火旺盛，加肉桂，以引火归原，或用交泰丸，以交泰心肾。

（五）清心化痰法

适应于心虚胆怯、痰热扰心之证。症见心动悸而沉重闷塞之感，头晕，少寐，痰多，欲恶，口苦，舌腻，苔黄，脉滑或弦滑数等。治法：清心化痰，和胃安神，用温胆汤主之。若痰火内盛，加黄连，名黄连温胆汤，以苦燥清湿；若惊悸不寐，加磁朱丸，以安神定惊；若心神不宁，痰涎欲呕，加竹沥、生姜、天竺黄；若大便燥结，加指迷茯苓丸或礞石滚痰丸，以清痰火，润肠燥。

（六）补肾泻火法

适应于肾阴肾阳不足，而又虚火妄动之证。症见心烦意乱，神躁不安，头晕，头痛，易汗，失眠，行动气短，腰膝酸软，或妇女经绝前后，舌红苔薄，脉细弦数或洪动滑数等。治法：温肾护阴，清泻相火，用二仙汤主治。若又脏躁心烦，可合甘麦大枣汤同用，以缓肝养心；若易汗恐惧，加龙骨、牡蛎、磁石，以重镇敛汗；若多梦梦魇，加远志、枣仁、九节菖蒲，以定志化痰。

（七）活血宁心法

《血证论》中说："血虚则神不安而怔忡，有瘀血者亦怔忡。"适应于心血瘀郁、血脉凝滞之证。症见惊悸怔忡，心神不安，胸闷气短，胸部隐痛或刺痛，常有面唇紫暗，乍青乍红，舌色暗红，或有瘀点，脉细涩数，或伴结代等。治法：活血宁心。轻症用丹参饮主之，重症用血府逐瘀汤主治。若兼痰阻胸阳，可合瓜蒌薤白半夏汤，以开痹通阳，祛痰化饮；若气郁不舒，加郁金、枳实、厚朴，以宽中理气。

七、充血性心力衰竭的证治

充血性心力衰竭可分为左心衰竭、右心衰竭和全心衰竭，但往往先由一侧心衰发展为全心衰竭。在中医学中虽没有心力衰竭的名称，但根据其主要临床表现及其体征判断，古人已早有论述，并有相应的中医诊断，初步归纳有"心悸"、"肺胀"、"心痹"、"心咳"、"支饮"、"心水"和"肺绝心脱"等病证。现在按不同阶段病情，复习有关文献资料，结合临床实践，从病因、病理、症状、辨证、治疗、方药等，作如下比较系统的探索，并将病型分述，附案举例。

（一）心力衰竭的主要症状和体征

1. 症状方面

心衰初起，常见疲劳，乏力，这是心输出量不足导致骨骼肌供氧不足的表现。中医认为为心气虚损之象，进而可以出现最常见和较早表现的心悸、短气。《金匮要略·痰饮咳嗽病脉证并治》有："水停心下，甚则为悸，微则短气。"《金匮要略·胸痹心痛短气病脉证治》里载"夫短气有微饮"之谓。心悸又有惊悸和怔忡之分。惊悸者，多由外因引起，偶因惊恐、恼怒而发；怔忡多由内因而成，外无所惊，自觉心中惕惕，稍劳即发，惊恐加重，甚至乱颤不已。心衰时轻者劳累则发心悸，重者卧床亦发。《杂病源流犀烛·怔忡》在分析病因病机时指出："怔忡……或由阳气内虚，或由阴血内耗，或由水饮停于心下……或事故烦冗，用心太劳，怔忡所致之由也。"心衰之心悸，怔忡，多由心气虚，心失所养，故心悸不宁；进而心阳不足，阴寒之邪上乘，如素质阳虚，水饮不化，上乘于心即水气凌心而动悸。再进一步发展，阳损及阴，心火上亢，水火不相既济，则心悸。短气之状，常与心悸伴发，虽云水饮所作，实则心气虚也。还有心律失常，常与心悸并称，二者既可以同时表现，亦可只有心悸而无心律失常，或虽有心律失常，心悸常不自觉。在《素问·平人气象论》载："虚里……出于左乳下，其动应脉，宗气也。其动应衣，宗气泄矣。动喘数绝者，其病在中。结而横，有积矣。"《素问·脉要精微论》谓："代则气衰。"《伤寒论》"脉结代"以及过缓、过速等脉象，均属心律失常的表现。后世又有七绝脉、十死脉等所谓不治之脉。其实，尚不尽然，治疗或抢救及时，多数可挽危的。心动过速又是心衰时常见的体征，它的心率增加乃交感能力增加所致。此由感染等诱因，心气更加虚衰，因而心脉搏动增速。《景岳全书》所谓："愈数则愈虚，愈虚则愈数也。"即是。

呼吸困难起初只在用力时或剧烈活动时出现，以后逐渐或

39

突然加重，以致轻度活动即能招致呼吸困难，休息时呼吸则如平人，当心衰恶化时，则休息时亦可出现呼吸困难。如《东医宝鉴》中说："老人素有喘，或吐唾血痰，平居则不喘，稍行动则气促喘急。"《景岳全书》亦说："虚喘者，慌张气怯，声低息短，惶惶然若气欲断，提之若不能升，吞之若不相及，劳动则甚，而唯急促似喘，但得引长一息为快也。"又"关格之证为喘者……其病必虚里跳动，而气喘不已，此之喘状，多无咳嗽，但觉胸膈舂舂，似胀非胀，似短非短，微劳则喘甚，多言亦喘甚，甚至通身胴胴，慌张不宁。"上述的老人喘、虚喘、关格喘等，多属虚喘之范畴。心衰之喘，轻则短气，动则尤甚，重则短促难续，深吸为快。心悸、气促，这是左心衰的主要症状。在心衰急性发作时，咳嗽常伴随呼吸困难，喘息，咳唾白色痰沫，或血随气逆，则可见泡沫样血痰。如肺胀病，在《金匮要略·肺痿肺痈咳嗽上气病脉证并治》中："上气喘而躁者，属肺胀，欲作风水"，又"咳而上气，此为肺胀，其人喘，目如脱状"，似为肺病累心，急性感染所致之状。若取卧位几分钟内出现呼吸困难，就可引起左室充盈压升高和肺充血加剧，则必气逆而上，发生端坐呼吸。如《金匮要略·痰饮咳嗽病脉证并治》里的支饮，就是表现为"咳逆倚息，短气，不得卧，其形如肿。"由水饮不化，上泛于肺所致。阵发性夜间呼吸困难，为心衰病人的典型症状。有周围水肿者，当下肢抬高时，随着外周水液的逐渐移动，肺部充血加剧，导致该症状的出现。在《素问·痹论》中说的"心痹者，脉不通，烦则心下鼓，暴上气而喘，嗌干善噫，厥气上则恐"的临床表现，发作时患者突然感觉胸闷，喘急，呼吸困难和窒息感而被惊醒，出现精神不安，哮鸣性呼吸，如立即坐起，轻则数分钟，重则几个小时可以缓解，或用药后纠正。它的主要病理变化是心脉瘀阻的"脉不通"。由于阳气不足，阴气偏盛，故多发生于夜间。《素问·脏气法时论》中明确指出："心病者，日中慧，夜半甚，平旦静"的认识，也可与充血性心衰病人的"阵发性夜间呼吸困难"相吻合的。

急性肺水肿患者呼吸极度困难，呈端坐呼吸，焦虑不安，咳嗽及紫绀。肺部充血较严重病例，痰中可带血，多为粉红色泡沫样血痰，重度者可从口腔及鼻孔涌出。并发肺梗死者，可见大口咯血。《素问·咳论》说："心咳之状，咳则心痛，喉中介介如梗状。"《外台秘要》说："心咳，咳而吐血。"《金匮要略·惊悸吐衄下血胸满瘀血病脉证治》中说："心气不足，吐血衄血。""夫吐血，咳逆上气，其脉数而有热，不得卧者，死。"《丹溪心法·咯血篇》亦认为："心气虚耗，不能藏血，以致……咳嗽唾血。"以上五条，虽有称谓咳血、吐血、唾血、衄血之分，均有明确指出属于心脏疾患所引起，其产生的原因是长期的心脉瘀阻，影响到肺的呼吸，气不行则瘀浊内生，血不循常道而外溢，乃致咯血。如心脉肺络瘀阻不运，又可加重紫绀，可见这种咯血是由心衰影响到肺而发生的。在大口咯血不止，并发肺梗死时更可出现，不得平卧，使病情恶化，就有可能发生，如《血证论》所说的："瘀血攻心，心痛头晕，神志昏迷，不省人事"的肺绝心脱危象。这时面色灰白或青黑，口唇指甲紫绀，皮肤湿润而冷，大量出汗，四肢厥逆，脉搏初时数促，后期变为微细，或伏而不见，血压下降，如不及时抢救，可迅速昏迷、休克，而致死亡。

在出现右心衰竭时，多数病人有左心衰竭存在，故都有呼吸困难。但较单纯左心衰竭时稍轻。同时，呼吸困难与水肿是右心衰竭的主要症状。不过，呼吸困难、水肿等并非心衰所特有，其他病症亦可出现，必须鉴别。中医学认为水肿与气喘是可以相互促成而发展的，初期水肿多局限于身体下垂部位，如《素问·水热穴论》说："水病下为跗肿腹大，上为喘呼。"《古今医鉴》亦说："水喘停饮，胸膈满闷，脚先肿也。"从足跗而渐肿及于上，进一步喘肿加重，在《金匮要略·水气病脉证并治》有："正水，其脉自沉，外证自喘。"心水者"肿而少气，不得卧，烦而悸，其人阴肿。"《医学入门》更说："水喘者，辘辘有声，怔忡浮喘。"这时喘肿已发展到水邪射肺而喘不得卧，水气凌心则心悸怔忡。若继续加重，如《金匮要略·痰饮咳嗽病脉证并治》说："膈间支饮，其人喘满，心下痞坚，面色黧黑。"《金匮要略·水气病脉证并治》里谓："水在心，心下坚筑，短气，恶水不欲饮。"喘肿同时，又有心下痞坚疼痛，相似心源性肝硬化的表现。此由心肺气虚，脾肾阳虚，水液不化，泛溢肌肤，而为水肿，此之水肿，当属阴水。心衰的水肿，起病多缓，反复出现，迁延时久，致使水饮不行，瘀积不化，发生肝脏肿大，右上腹痛。至于中医所称的"水病"、"水喘"、"支饮"、"心水"、"正水"等病名，均属水饮所致，实与右心衰竭时的喘与肿联系，随着病情轻重程度而所命名的不同病名之称。另外，心衰的早期水肿病人，并不发喘，而肿势多在晚间明显，晨间常可消退，如脚踝及胫骨前部等，仰卧病人则多以背部最为显著，兼有疲倦，乏力，心悸，气短，纳运失常。由于脾气失运，宗气不足，心阳亏损，水湿不行所致。

2. 体征方面

充血性心衰的体征取决于心衰的原发病因和严重程度，以及是单一左心衰竭还是合并右心衰竭。紫绀为心衰病人的常见体征，血液的流通，需要阳气的推动，肾阳外脱，血液运行无力，常出现血瘀之征，如面色、指甲、唇舌紫绀，颈部静脉外露，胁下癥块疼痛等。《灵枢·经脉》里说："血不流则髦色不泽，故其面黑如漆柴者。""面青唇紫为肝伤"，以及膈间支饮见"面色黧黑"等。由于水饮停聚或瘀血不化，以致离经之血，滞于肌表，所以外证出现血瘀之象。至于颈脉搏动，虽左室衰竭时亦见，但常多见于右室衰竭时，颈脉搏动度增大，搏动水平升高。在《素问·平人气象论》中有极为精辟而简单的描述："颈脉动，喘，痰（注：原文为'疾'，作者认为可能是'痰'字之误，故予以改作为'痰'字），咳，曰水"，这说明在喘、痰、咳同时，有加重右心衰竭的颈静脉怒张表现，如在右上腹肝区加压时，这"颈脉动"的搏动度更加增大，搏动水平升高，"肝颈返流征"阳性。也正是水邪凌心或气水上鼓，则颈脉膨胀，中医称谓"水病"所致。若右心衰竭得不到有效控制时，不但上述症状和体征加重，还可发生肝脏瘀血而肿大，如支饮的"心下痞坚"和《素问·脉要精微论》中说："肝脉搏坚而长……因血在胁下，令人喘逆。"这种肝脏肿大，为慢性肝脏瘀血而发展为"心源性肝硬化"症。因而，同时表现为喘急，水肿，腹水，面黑，唇绀，以及肝大等一系列症状。如果累及胃肠道静脉亦有瘀血时，可引起消化不良，右上腹痛，食欲不振，呕吐恶心等。在《巢氏病源》里也有相似论述："水病者，由径路否塞，水气停聚，在于腹内，大小肠不利所为也。"这里虽无症状言及，其"大小肠不利"的胃肠症象，是不言可喻的了。中医所属的"水病"，它的机制，概由气、血、水三者相互为患，但有先病气滞而后血结，有先病血结而后气滞，有先病水而后血随败者，有先病血而后水随蓄者，先后程度不同。

3. 心衰危症与死症

心衰病人的预后与其原发病因有关。绝大部分病人经及时治疗，症状均可得到改善或心衰得到纠正。但是也有治不及时或抢救不及，导致死亡者。《丹溪心法》中说："若虚喘，脉微，色青黑，肢厥。"《血证论》中："瘀血攻心，心痛头晕，神志昏迷，不省人事。"《医学入门》云："发汗如油，汗出如珠不流，抬肩撷肚，喘而不休，及胸前高起，脉络散张，手足厥冷，脉散及数者，皆死。"《诸证提纲》中亦云："凡喘而汗出发润，则为肺绝。若邪气内盛，正气欲绝，气壅上而喘，兼之直视谵语，脉促或伏，手足厥逆，乃阴阳相背，皆死证。"这时喘而不休，面色灰白或青黑，口唇紫绀，皮肤湿润而冷，大量出汗，四肢厥逆，神识昏糊，谵妄，躁扰，脉象初时促数，或散而乱搏，后期则变为微细，或伏而不见，血压迅速下降，即肺绝心脱危症。如不及时抢救，可迅速发生昏迷，休克，而致死亡。

（二）病因病理的论述

从病因来看，心衰的发生常由多种心脏疾病或心肌病演变发展而来。其基本原因如《素问·痹论》中说："病久而不去者，内舍于其合也。"由于心主身之血脉，当血脉受到病邪的侵袭，就要影响心脏的功能，同时又影响血液的运行，发生"心痹者，脉不通"的血脉瘀滞。亦有气滞而致血瘀者，则如《圣济总录》所谓："若三焦气塞，脉道壅闭"，使心气被抑，血瘀不畅，均可使心脏负荷加重，或使心肌的收缩功能发生障碍。当心脏失去代偿机能以后，心肌收缩无力，不能将心脏回流的血液充分排出，心输出量减少，动脉系统内血液供应不足，静脉系统内瘀血，可以形成心痹、肺痹、脉痹之类疾病。更有慢性心脏疾患迁延不愈而发生的，如《金匮要略·水气病脉证并治》所说："始时尚微，年盛不觉，阳衰之后，营卫相干，阳损阴盛，结寒未动，肾气不冲……其水扬溢，则浮咳喘逆。"认为水气病的初发尚轻，体质尚好，或年龄青壮，其时威胁不大，及至迁延病久，本体衰弱，或年衰以后，脏气、营卫、阴阳均已损伤，乃致体静脉瘀血而发生喘咳浮肿，则与左心衰竭相仿。

心衰的发生与加重，其主要诱因有：

1. 复感外邪，肺先受之

《素问·痹论》说："脉痹不已，复感于邪，内舍于心，病舍入于肺，发咳上气。"《金匮要略·痰饮咳嗽病脉证并治》谓："膈上病，痰满喘咳唾，发则寒热，背痛腰疼，目泣自出，其人振振身瞤剧，必有伏饮。"由反复感受外邪，或新邪引动伏饮，肺先受之。邪搏于血脉，内舍于心，急性发作为心痹、脉痹、肺胀、痰饮等病。或如《巢氏病源》中谓："肺感于寒……虚则邪乘于肺，气逆奔上也，肺气虚极，邪则停心，时动时作，故发则气奔逆乘心，烦闷欲绝，少时乃定，定后复发，连滞经久也。"此邪乘心肺，又可时动时作，甚至反复连滞经久，形成慢性心衰而不得纠正的难治之症。

2. 用心烦冗，情志伤心

操心思虑过度，甚至惊恐，均可使心气亏损，血脉鼓动无权，则心悸，或动数失常。《杂病源流犀烛·怔忡》指出：

"事故烦冗，用心太劳……怔忡所致之由也。""惊则气乱，故脉动而不宁。"心衰之心悸、怔忡，多由心气亏耗，心失所养；或停水聚饮，阳气衰弱，水邪上乘；进而血虚、阴虚，心火独亢，心悸不宁，或合并虚里、脉搏动数不常。

3. 劳倦过度，脾虚不运

劳倦过思伤脾，或饮食起居失调，脾运失健，引起精微、津液输化不常，而水湿内停，酿痰聚饮，轻则"短气有微饮"，"甚则为悸"，其甚者，可上涌犯肺，再见喘咳咯痰，是脾为生痰之源。又水湿溢聚，不化不运，亦见水肿。脾虚又使营卫清气化合所成之宗气不足，宗气不能贯心脉而行呼吸，心气不足，心血耗伤，宗气外泄而动悸，肺气虚弱而气短似喘。而宗气又包含阳气和心气。若心悸怔忡而兼乏力、盗汗及心烦、失眠者，则为气阴两虚；若心悸怔忡，气喘，烦躁，大汗淋漓而四肢厥冷者，则属肺绝心脱危疾。

4. 纳气行水，肾虚无权

肺主呼吸，肾主摄纳，肺气虚耗，则肃降失司，上逆而喘，肾不纳气，更加喘息不已，慌张气怯，声低息短，稍劳则喘甚，多言亦喘甚等，一派虚喘症象。肾又主水液代谢，并与肺、脾功能有关。肾气内伐，不能化气行水，则水湿停聚，形成水肿。膀胱气化失常，开合不利，水液内停，不但溲溺短少，并加重水肿。同时，水邪上泛于肺，更加喘咳；水气上凌于心，则心悸怔忡，动数失常。

5. 气虚血滞，肝伤瘀积

心主血，气为血之帅，血随气而行。心气虚亏，导致血脉的瘀阻，瘀郁肌表，而为紫绀。血不养心，气不摄血，血逆妄行，则为咳血，甚至大口咯血。久则血瘀不化，或水气停积，肝脏瘀血而肝大疼痛。因血在胁下，又可令人喘逆。并常伴颈脉膨胀搏动，加重唇甲紫绀，四末不温等。

从心衰总的病因病理和所表现的症状与体征看，引起心脏负荷加重，或心肌发生病变的，中医称谓心悸、支饮、心痹、心咳、心水、肺胀、肺绝心脱等。也有外邪的反复侵袭，劳倦过度，用心烦冗，思虑惊恐等诱发因素，以致气、水、血三者代谢障碍。在《灵枢·刺节真邪》中说的："宗气不下，脉中之血，凝而留止。"《圣济总录》说："若三焦气塞，脉道壅闭，则水饮停痰，不得宣行，聚为痰饮。"《金匮要略·水气病脉证并治》中又有："经为血，血不利，则为水。"以及气不化水，气虚而瘀等互为因果的机理，导致心肺气血，循环不畅，脾肾气虚，或阳虚之象。心主营血，肺主卫气，辅心而行血脉。血脉瘀阻，累及于肝，形成气结、水裹、血凝的病理现象。心衰的基本病机应是气虚，在此基础上可以进一步发展为阳虚，以及气（阳）阴两虚，不断恶化可致阴竭阳脱之证。归纳心衰的主要病位，在于心、肺二脏，病久则损及脾、肾，及更伤肝脏。病于心肺的多见咳喘、心悸、唾血及紫绀等，病情加深，进一步伤及脾、肾和肝时，常有水肿、喘急、紫绀加重和癥积等症。

（三）辨病辨证分型与治法方药

根据本人有限的临床实践经验认为本病可有心悸气虚、肺胀喘咳、心痹脉闭、心咳瘀阻、支饮虚喘、心水喘肿和肺绝心脱等七个分型。当引起心衰的原发病变不易去除时，在治疗上去除诱因，有利于心衰的治疗。

47

1. 心悸气虚证

主症：倦怠，乏力，心悸，怔忡，短气，活动如喘，四末不温，或畏寒，傍晚足踝凹陷水肿，或头晕，易汗，或寐少梦多，舌质偏淡，苔白，或偏红，苔少，脉细弱，或细数，或促、结、代脉。

病机：心气不足，心脉失调；宗气虚弱，心下空虚；或阴血亏损，心火妄动；或停痰聚饮，心自不安。

治法：益气养心。

方药：归脾汤加减。

加减法：①若脉结代，心动悸，合炙甘草汤或新方炙甘草汤加减，以益气复脉。②若脉散无序，动数无常，合桂枝去芍药加蜀漆龙骨牡蛎救逆汤，以通阳、固阴、复脉。③若气阴两虚，脉细数，舌偏红，口干，合生脉散以益气养阴。④若善饥嘈杂，心中动悸，合建中复脉汤，以益气建中复脉。⑤若善惊易恐，寐少梦多，加磁朱丸，以安神定志。⑥若兼咳痰，合温胆汤，以祛痰宁神。⑦若水饮乘心，心悸，短气，温脾用苓桂术甘汤；温肾合肾气丸。

2. 肺胀喘咳证

主症：喘咳不已，咯痰白沫，或黄浓，咳唾不利，甚至不得卧，胸膈满闷，心悸，烦躁，或恶寒发热，头痛体痛，或但发热，舌苔白腻，或苔淡黄，脉浮紧数，或滑数。

病机：心气素虚，上焦停饮。复感外邪病毒，内外合病，上迫于肺，肺失清肃，肺贯心脉，气血运行不利，饮停气阻，射肺凌心。

治法：宣肺化饮，强心利尿。

方药：偏寒型，小青龙汤合葶苈大枣泻肺汤加减。偏热

48

型，麻杏石甘汤合葶苈大枣泻肺汤化裁。

加减法：①若上气如肿，加万年青根，以强心利尿。②若恶寒而发热不扬，心悸，气促，去小青龙汤或麻杏石甘汤，加参附汤，以益气扶阴。③若自汗，津干，短气，合生脉散，以益气养阴，敛汗生津。④若喉间哮鸣，加炙射干、牛蒡子，以利咽宣肺。⑤若口唇紫绀，加泽兰、防己、车前子，以活血利水。⑥咳嗽痰多，加桔梗、紫菀、款冬花，以止咳化痰。

3. 支饮虚喘证

主症：咳逆倚息，气喘不休，短气，甚至不得卧，慌张气怯，声低息短，呼气吸气均感不足，较少咳嗽咯痰，背部下肢浮肿，口唇紫绀，舌紫，苔白腻，脉虚大，或细滑。

病机：肺贯心脉而行呼吸，百脉又朝会于肺，气虚不能运行血脉，心肺两虚。又不能下交于肾，肾气摄纳无权，肾水气化无能，气不化水，气虚而瘀。

治法：强心利尿，益气纳肾。

方药：强心益气汤主之。

加减法：①若肺胀虚喘，合敛肺丸，以益气敛肺。②若喘急，肾不纳气，加人参胡桃汤，以敛肺纳肾；或参蛤散，纳气温肾。③面焦唇紫，喘急不得卧，加黑锡丹，以温肾降逆。④若面如漆柴，唇甲紫绀，合六紫汤，以化瘀平喘。⑤若面色黧黑，心下痞坚，合木防己去石膏加茯苓芒硝汤，以苦辛散结，导水下行。

4. 心痹脉闭证

主症：发作时，突然胸闷气急，呼吸困难，不得平卧，并窒息感，常在夜间发病。还有焦躁不安，哮鸣呼吸，并见紫绀，若立即坐起，随着病情轻重，可以渐渐缓解，或用药后得纠正。平时心悸，短气，或伴胸闷胸痛，或头晕目眩，舌质紫气，苔薄白，脉细涩数，或伴结代。

病机：心痹者，脉不通，由于阳气不足，阴寒内盛，心脉痹阻，肺气壅塞。夜间阳衰阴盛，心气更加衰弱，血运迟缓不利，甚至脉痹不通。

治法：强心益气，通脉利水。

方药：强心益气汤主之。

加减法：①若突发心痹时，合苏合香丸，以宣痹开窍；或麝香保心丸、救心丹、护心丹等，以醒神开窍。②若心下鼓，上气喘，焦躁胸闷，合瓜蒌薤白白酒汤，以宣痹通阳。③若闷塞紫绀，并发心痛，合冠心二号方，以化瘀止痛。④若眩晕心悸，合半夏天麻白术汤，以化痰治晕。⑤若心律失常，合炙甘草汤，或新方炙甘草汤，以益气、养阴、复脉，若动悸乱搏，再加蜀漆、龙骨、牡蛎，以除颤宁心。

5. 心咳瘀阻证

主症：咳嗽喘急，心悸胸闷，或兼心痛，面晦颧红，唇甲青灰，或咳吐泡沫样血痰，甚则大口吐血，神情焦躁不安，舌紫，咯血、咳血或有瘀斑，舌下静脉瘀筋青紫，脉细涩，或促、结、代脉。

病机：心脏久病虚损，心气衰弱，心脉血瘀，肺气壅塞，肃降无权；肺络损伤，血从外溢，心络瘀郁，阻遏胸阳。

治法：强心利肺，益气化瘀。

方药：强心益气汤加味。

加减法：①若久咳气喘，合敛肺丸，以益气敛肺。②若瘀阻胸膈，合敛肺五紫汤，以益气、敛肺、化瘀。③若咳血咯血，加参三七或云南白药，以化瘀止血。④若咯血大口不止者，合犀角地黄汤，以凉血止血。⑤若心痛胸闷，合丹参饮，以理气活血。⑥水肿尿少，加三棱、莪术、黑白丑、泽兰，以化瘀行水。

6. 心水喘肿证

主症：全身水肿，腰以下为甚，气喘，短气，心悸，胸闷，甚者胸水，腹水，畏寒，肢冷，腰疼，尿少，颈脉搏动膨胀，或上腹痞胀，面色苍白，或青紫，食少消化不良，舌质淡胖，脉沉细，或沉微而数。

病机：肾脉出肺络心，脾肾阳衰，水液不化，泛滥肌肤，为浮为肿。进一步肾气更衰，化气行水无权，开合不利，加重水肿，反复不已，水邪上逆犯肺，水气上凌于心，则喘咳、心悸。

治法：温阳利水，强心益肾。

方药：强心益气汤合真武汤主之。

加减法：①若气虚甚者，加人参、黄芪，以益气养心。②若血虚甚者，加当归、熟地，以补血滋阴。③若血瘀明显者，加丹参、泽兰、益母草，以化瘀行水。④若水肿尿少，加三棱、莪术、黑白丑，以利水消肿。⑤下肢肿胀甚者，合济生肾气丸，以益肾利水。

7. 肺绝心脱证

主症：气喘肩息，心悸胸闷，烦躁不安，皮肤湿冷，大汗淋漓，四肢厥逆，浮肿尿少，面色灰白，或面赤戴阳；或兼五心烦热，口干喜冷，舌红津润，脉细微欲绝。

病机：脾肾阳虚已极，肺气欲绝，则气无以续；心阳衰竭，则神无所主。若气虚阳损及阴，则阴亦消亡。总由元气无根，导致阴阳离决之变。

51

治法：回阳救阴，益气固肾。

方药：四逆汤合生脉散加龙骨、牡蛎主之。

本型病情恶化已极，变化迅速，用药当须随证施治。配合相应的西药，转危为安可能更为有利。

八、心源性休克从厥脱证论治

心源性休克常是继发于急性心肌梗死的临床综合征，属中医学中的厥脱证范畴。古人论厥者多，论脱者少，实际上所谓厥证的某些证候，就包含着一部分脱证证候在内，故两者之间常互相转化，有时较难截然分开。可以认为，厥为脱之轻证，脱为厥之变证，临床上常将厥脱并而论之。

（一）心源性休克的病机重点
在于心肾衰竭

急性心肌梗死并心痛剧烈发展到某一程度时，受到致病因素的急剧影响，脏腑受损，气机逆乱，阴阳气不相顺接，导致厥脱之变，最后可有阴阳离决、精气竭绝之虞。初起一般较短暂，其主要表现为面色苍白，四肢发凉，汗出，气短，躁扰不宁，或表情淡漠，小便短小，脉象细弱或细数，血压逐渐下降。此时若不及时治疗，或治不得法，则病情可迅速恶化，呈现四肢厥冷，大汗淋漓，或汗出如油，唇甲紫绀，或面赤戴阳，口开手撒，昏不识人，小便多闭，脉微欲绝等的脱绝危象。正如《临证指南医案·脱》中说："脱之变，唯阳气暴脱，阴阳相离，汗出如油，六脉垂绝，一时急进之症。"因而抢救不及时可迅速死亡。

从临床表现看，虽然包括诸多证候，然而总由于阴阳气机逆乱，脏腑功能衰竭，尤以心肾衰竭为最。《伤寒论》里有病直犯少阴，或其他经的病变误治、失治，均可损伤心肾，而形成心肾阳衰的病变。其主要脉证为："脉微细，但欲寐。"虽没有明言有四肢厥冷，但本篇里的多数条文有厥逆的印证。从脉微细说，阳气衰微，鼓动无力则脉微；阴血不足，脉道不充，则脉细。但欲寐者，是精神委靡，神思恍惚，而呈似睡非睡，有若昏沉迷糊状态。乃心肾虚衰，阴寒而盛，正不胜邪，反被邪困的征象。

厥脱早期表现，多有四肢不温或冰凉，此由阳气衰弱，无以温煦，或郁阳不伸，不能达于四末所致。心主神明，若阴阳气血逆乱，则神明失守，而为眩晕，甚则躁扰不宁，昏不识人；汗为心液，心阳亏损，阴不敛阳，汗即自出，或多汗，或汗出如油，或大汗淋漓，皮肤湿冷，以致亡阴亡阳之猝变；心主血脉，心阳虚衰，脉虚细数，或脉动无力，或脉微欲绝等，发为厥脱。肾主藏精，又主五液，为元阴元阳之宅，元气之根，诸病所致之肾气衰弱，可使气无所主而上逆下竭，症似关格。张仲景说："关则不得小便，格则吐逆。"《证治汇补》描写得更为典型："关格者……既关且格，必小便不通，旦夕之间，陡增呕恶。"其病机因肾气衰惫，浊邪壅塞三焦，正气不得升降，以致上下阴阳之气倒置，上不得入，下不得出。在心源性休克中，由于毒素不能排出，故"出入废而神机化灭"，乃成阴阳竭绝危候，预后必险。

（二）心源性休克的临床表现

患者多有剧烈心痛，或痛彻胸背，厥逆自汗等，有如《内经》中之真心痛、厥心痛。《金匮要略》谓："心痛彻背，背痛彻心，乌头赤石脂丸主之。"该方五药，均大辛大热。以方测证，不但疼痛剧烈，难以忍受，还并有厥逆自汗，脉微或沉伏。此乃阴寒痼结，寒气攻冲，瘀血攻心所致。所谓暴病非阳，乃有阴寒直中之机，急性心肌梗死，其来也骤，其衰也速，所以在剧痛之余，病情可以迅速恶化。正如《丹台玉案》说："素无心痛疾，卒然大痛无声，面青气冷，咬牙噤齿，手足如冰冷者，真心痛也。"在此剧痛同时，汗出、昏冒、紫绀、脉微欲绝等厥脱危象毕露矣。又说："真心痛者，手足青至节，或冷未至厥。此病未深，犹有可救，必藉附子理中汤加桂心、良姜，挽回生气可也。"这里也说明真心痛在"冷未至厥"时，如能及时治疗，是可能转危为安的。

深一步究其病因，当并不止此，而瘀阻络脉也是其原因之一。瘀阻络脉，乃宗气不足以贯注心脉而血脉凝留。《灵枢·刺节真邪》谓："宗气不下，脉中之血凝而留止。"乃由于瘀浊阻量增加，导致脉络堵塞，发生质变的心肌梗死。说明宗气与血脉的关系密切。血行脉中，脉有大经小络，络脉是由经脉分支而来，是运行气血、津液，联络脏腑肢节，沟通表里上下，调节体内各部分功能的细小通道，即"表面之气，由络以通"。若机体感受病邪，或瘀血改心，经脉受损，气机痹塞，最易导致瘀阻络脉，反过来又影响气机之调畅，使之不能沟通表里上下及脏腑阴阳之气而致厥脱。当继发休克时，就不断出现心肾功能衰竭为主的危象。

（三） 心源性休克的应急处理

心源性休克发生后，应争分夺秒的抢救。中医方面大致有辨证治疗、针灸治疗及外敷药物三种方式。

1. 辨证治疗

心源性休克发生后，以亡阳居多，同时应注意的是，亡阴亡阳相互牵涉而导致阴阳衰竭，临证最难把握平衡。单纯的亡阳，可以大胆使用温补，企其破阳回阳；单纯的亡阴，可用滋阴养津，以资其化源。唯亡阳继以亡阴或亡阴继以亡阳的转化，其物质和功能均呈衰竭，化源告绝，处理非常棘手。这就要考虑应用双相调节的济阴扶阳法则。例如甘温中和，选理中汤加附子，保元汤加麦、味。其中均需重用人参，人参不但益气固脱，又能养阴生津，平调阴阳。至于处理回阳和救阴的相互关系上，何者为主导？本证应以阳气为主，虚脱最终是以阳气消亡而告终，只要一分阳气尚存，便有一息生命延续。所以抢救休克的首要目标是存阳、救阴，不是为存阳而守阴，这个关系亦要摆好。亡阳则以回阳救逆、益气固脱为主，多选用四逆散，四逆加人参汤，参附龙牡汤，白通加人尿猪胆汁汤；亡阴以益气养阴固脱为主，多选生脉散，或加龙牡；血虚寒凝致厥，宜当归四逆汤，或加吴茱萸、生姜，以养血通脉，温经散寒；若气虚血瘀致脱，用补阳还五汤，以益气养血，祛瘀通络，方中黄芪生用重用。在临床过程中，往往出现阴损及阳，或阳损及阴，阴阳离决征象，煎剂内服恐迁延病机，常采用参附、参附龙牡、生脉、丹参等注射液，供肌肉或静脉滴注。

上篇　心病论治发挥

55

緩解剧烈心痛，亦是当务之急，可以改善或控制休克的发生或发展。其首选药物当是苏合香丸（研服或鼻饲），芳香开窍，辛通止痛。继发休克时，可增用野山参，或老红参 15 ~ 30g，急煎化服，以益气固脱。如阴寒极盛而心痛者，可用乌头赤石脂丸，改作煎剂，或附子理中汤加桂、姜，既可缓解心痛，又有抗休克作用。至于还有其他兼证、变证，就应加减用药，临时再变通。

2. 针灸治疗

镇痛止呕，取内关、足三里、阴郄；大汗淋漓，取复溜；四肢厥逆，取合谷、太冲，甚则十宣、人中，还可选用素髎、少冲、少泽、中冲、涌泉等穴。尿少或闭，灸关元；虚脱，灸气海、神阙等。均取中度或强刺，留针，持续捻转。亦可配合耳针。最好针药并治。

3. 药物外治

丁桂冰麝膏（公丁香、上肉桂、冰片、麝香，比例 4 : 4 : 15 : 0.5，共研极细末），心痛剧发时，取药 2g，用少量温水，调成面糊状，置脑前疼痛处，用膏药或橡皮膏密封固定。最好局部再加热敷。12 ~ 24 小时更换或撤去。

九、冠心病从"心本于肾"论治

冠心病的临床表现以心绞痛、心肌梗死、心律失常、心肌硬化等为主。心电图可有心肌缺血型或相应的改变。中医学里属"胸痹"、"怔忡"、"厥心痛"、"真心痛"、"心痹"等范畴。认为本病的发生多由于年老精衰，肾气不足；膏粱厚味，损伤脾胃；七情内伤，肝气血瘀；思虑劳倦，伤及心脾；气候寒冷等因素。至于"心本于肾"的论治，乃又一法则也。

（一）"心本于肾"的病理机制

肾受五脏六腑之精而藏之，又为水火之脏，阴阳之所系。"久病及肾"，又说明对肾的认识不仅是指"水脏"，而且把它视为多器官、多系统、有广泛联系的重要脏器。认为五脏六腑之阴都由肾精来供给，五脏六腑之阳都由命火来温养。肾阴、肾阳不等于是整体的阴阳，但可以反映整体阴阳。五脏皆有阴阳，它们是相互对立、统一、互根、转化，而以肾中阴阳为基础。然肾中的阴阳关系，始终在动态之中，平衡是相对的，不平衡是绝对的，在出现偏阴偏阳衰弱现象时，就应积极地加以调整，而达到治本目的，一旦肾与其他脏器同时有病时，终以肾为本。掌握了这个原则，选择适当机会和方法调整肾中阴阳的关系，是可以对心、肺、肝、脾等脏器组织的疾病，达到改善或治愈的目的，而且比其他治法的疗效可能为高，这就说明了肾在人体中的重要位置。当然，矛盾的主要方面，偏重于其他脏器时，还得按缓急轻重来确定治疗的先后主次。

心肾的关系，如《灵枢·经脉》载："肾是少阴之脉……其支者，从肺出络心，注脑中。"《杂病源流犀烛》谓："心与肾连。"《类证治裁》亦谓："阳统乎阴，心本于肾。"在病理上基于"心气虚者，因于精"，"上不安，由乎下"之理论。精为气之本，它的盛衰受着年龄的影响，近年来随着老年医学的发展，认识到年龄与内脏功能的关系，尤为密切。中医对此早有认识，年四十而阴气自半，此阴气主要指的就是精气渐衰，功能开始减退，加之本病多见于脑力劳动者，或饮食膏粱厚味，或劳倦淫欲不节等，还有体格肥盛者亦不在少数，促成冠心病的发生发展，应以心、肾、肝、脾为主，而肾虚是其基本证型。在辨证上，发生本病时必然还有其他因素，认为主要的病理产物有血瘀、气滞、痰浊与寒凝等四个方面，如心绞痛是本病最常见的临床类型，而胸闷的发生，主要是心络不和，心脉瘀阻，心血凝滞。而气滞痰浊与寒凝，可以直接或间接地导致血瘀而心脉痹阻。因此，血瘀应是本病的主要实邪，这与"邪之所凑，其气必虚"之脏虚本质有关。

从病机探索，当冠心病发生心绞痛时，此时病机应为"心阳衰弱"而致血脉不通。一脏病变常与他脏有着联系，而人体内脏是相互依存和相互制约的。在本病发展过程和合并诸症中，往往肾的病变尤为显著和反复出现，就使我们联系到"心"与"肾"的关系方面，肾的阴阳变化所引起的不平衡可能是导致本病的一个重要原因。由此可知，心阳衰弱虽能引起血脉瘀浊痹阻而导致发病，并始终存在于本病发展的过程之中。鉴于肾阳虚的症情在本病发展过程中的特征，不难推测"心阳"之所以衰弱是基于肾阳虚这一基础上的。这就联系到肾阳衰弱时，同样也可引起脾阳的不足，而致脾失运化，不能化生精微，痰浊形成，瘀阻血脉。阳虚病型中，心、脾、肾三经的关系是互相影响的，可形成本病发展中的恶性循环。但因肾为根本，故改善和恢复肾阳衰弱，就成为一个重要环节。

阴虚病型的表现，既可以由阳虚到一定程度时，阳损及阴，寒从热化，也可以由素体阴虚不足，出现肾阴虚亏，必然产生心、肝之阳亢盛，从而煎灼精血、津液，火炼为痰，心营耗损，心火内炽，血脉受病，即成痰浊血瘀阻脉，而成为发病的另一因素。阴虚所见，主要涉及心、肝、肾三经，它所引起的病变与阳虚的结果比较，虽同为瘀浊阻脉，然其本质则异，这两种不同的情况，在临床上是各有其特性的。所以在治疗时必须明辨。

冠心病在发展过程中出现的不同症象，如心绞痛、心律失常、心力衰竭，或合并高血压、糖尿病等。按阴阳互根与五脏相关理论，随着疾病发展，可以引起气血、阴阳、五脏之间的病理演变。在老年病人居大多数的情况下，决定了它的长期性和复杂性，同时在病程中有进展期与静止期的交替出现，常有阴阳两虚的共存，但必有一方占优势地位，或偏阳盛，或偏阴虚。例如在心绞痛突然发生心肌梗死时，因抢救不及或用药过偏时，常可由阴虚迅速转化为阳虚，或阳虚迅速转变为阴虚，在临床观察中，必须加以注意。

（二） 辨证分型

综上病理机制和对四诊获得的资料进行分析的结果，本病是以肾虚为本，而在发病过程中还可见有实邪的病理症象，如血瘀、气滞、痰浊与寒凝四个方面所致血脉瘀阻表现。因此，需根据中医的标本缓急准则，分阶段进行治疗。如是肾阳或肾阴的虚损，则以调整肾之阴阳为主，并辅以祛除实邪。反之，则可暂治其标，后治其本，或标本同治。

冠心病可初步分成三个型，每型中均可出现以下不同程度的症象：心痛、胸闷、心悸、短气或喘息、眩晕、耳鸣、腰膝酸软等。

1. 肾阳虚型

主症有面色㿠白，或晦黯，畏寒，倦卧，浮肿，阳痿，便溏，夜尿次多，舌体淡胖，质紫，苔白，脉沉迟弱，或豁大虚软等。

2. 肾阴虚型

主症有面红，或易升火，内热，头昏头痛，眩晕耳鸣，发落，便结，溺赤，寐少，口干，舌红，或深绛，苔少，脉细数等。

3. 肾阴阳两虚型

即以上两型中之诸症错杂互见，但总有一方占优势，不是偏阳虚，就是偏阴虚，此时可参舌诊、脉象进行判断。

（三）治则和方药

以上分型是依据肾的阴阳消长变化，并由此影响心脏病变而列出的。在发病中所见的血脉瘀阻表现，临床上往往是错杂互见的。这三个分型中，阳虚可包括气虚在内，阴虚中可以包括血虚在内和虚火上炎的证候，故治之之法，可参张景岳所说的："善补阳者，必于阴中求阳，则阳得阴助而生化无穷；善补阴者，必于阳中求阴，则阴得阳升而泉源不竭。"此可谓在不平衡中求得相对平衡。至于分型，虽以肾虚为主，但与其他脏腑之间，是互有影响，互有联系的。如心、肺、肝、脾临床病变突出时，就得急则治其标。还有血脉瘀阻中的几种病理症象，它们之间也不是孤立的，同样是可以互为作用、互相变化的。所以治疗时，既要区分标本，又须有缓急轻重之别。现根据笔者长期以来的实践经验，归纳分型于下，随其不同病机，采用不同治则、方药，随证选用，灵活变通。

1. 肾阳虚型

①下元亏损，命门火衰，用右归丸（或饮），以温补肾阳，填精益血。②下焦虚寒，脾肾阳衰，用龟鹿二仙胶，以益肾助阳，兼补任督。③肾阳不足，水气泛溢，用济生肾气丸或真武汤，以温阳补肾，化气行水。④真元虚惫，痰壅喘逆，用医门黑锡丹，以益火纳肾，祛痰镇逆。⑤气不归元，肾不纳气，用人参胡桃汤以纳气归肾。⑥老年阳虚便秘，用半硫丸，以温阳通秘。⑦元气大耗，阳气欲脱，用参附汤，以上助心阳，下补命门，中益脾土，使之回阳益气固脱；大汗，厥逆不复，加龙骨、牡蛎。⑧心脾不足，气血两亏，用黑归脾丸，以补脾益肾，养血宁心。

2. 肾阴虚型

①肾水不足，精亏髓减，用左归丸（或饮），以补肾养阴，填精益髓。②肝肾阴虚，精血不足，用首乌延寿丹，以补肝肾，乌须发，强筋骨，祛风湿。③肾阴不足，肝阳偏亢，用杞菊地黄丸，以壮水涵木，柔肝益肾。④阴虚阳亢，心失所养，用建瓴汤，以平肝养阴，息风潜降。⑤阴虚内热，肝络失濡，用一贯煎，以养阴柔肝，理气舒络。⑥肾虚阴亏，气血不足，用大补元煎，以滋肾益精，气血双补。⑦阴虚火炎，心肾两亏，用黄连阿胶汤，以壮水制源，滋阴清心。⑧心肾不足，怔忡健忘，用孔圣枕中丹，以交泰心肾，益智通窍。

3. 肾阴阳两虚型

①气虚血少，心失所养，用炙甘草汤，以益气养血，滋阴复脉。②下元虚亏，喑痱不用，用地黄饮子，以滋肾阴，补肾阳，化痰利窍。③下焦虚惫，约束无权，用鹿茸丸，以温阳养阴，兼益气血。④阴阳两亏，虚火上炎，用二仙汤，以温肾

阳，补肾精，泻肾火，调冲任。⑤气阴两虚，心脾不足，用生脉散，以益气养阴，生津敛汗。⑥气血两亏，瘀阻络脉，用补阳还五汤，以益气养血，祛瘀通络。

4. 在以上纠正肾阳或肾阴的同时，多兼有不同程度的血瘀、气滞、痰浊和寒凝的病理症象，因此，还须要应用活血化瘀，理气宽胸，宣痹化浊和祛寒通阳等方法，可以随证参合，并加临时减变通。

（1）活血化瘀法：①调气活血用丹参饮（《医宗金鉴》方）。②活血化瘀用冠心二号方（中医研究院方）。③化瘀止通用失笑散（《太平惠氏和剂局方》方）。④祛瘀止痛用活络效灵丹（《医学衷中参西录》方）。⑤行气止痛用血府逐瘀汤（《医林改错》方）。⑥散瘀止痛用七厘散（《良方集腋》方）。

（2）理气宽胸法：①行气解郁用越鞠丸（《丹溪心法》方）。②理气降逆用橘枳姜汤（《金匮要略》方）。③宽胸止痛用宽胸丸（苏州中医院方）。④疏肝止痛用金铃子散（《圣惠方》方）。⑤芳香利窍、开痹镇痛用苏合香丸（《太平惠民和剂局方》方）。

（3）宣痹化浊法：①宣痹通阳用瓜蒌薤白白酒汤（《金匮要略》方）。②宣痹蠲饮用瓜蒌薤白半夏汤（《金匮要略》方）。③开痹泄满用枳实薤白桂枝汤（《金匮要略》方）。④清化开结用小陷胸汤（《伤寒论》方）。⑤辟秽泄浊止呕用太乙玉枢丹（《景岳全书》方）。

（4）祛寒通阳法：①通阳降逆用桂枝生姜枳实汤（《金匮要略》方）。②祛寒通阳峻剂用乌头赤石脂丸（《金匮要略》方）。③祛寒镇痛用九痛丸（《金匮要略》方）。④补中助阳解痛用人参汤（《金匮要略》方）。温阳加附子，名附子理中汤

（《太平惠民和剂局方》方）。

十、肺心病形成探讨

这里的肺心病，主要是指慢性肺源性心脏病而言。慢性支气管炎、慢性阻塞性肺气肿和慢性肺源性心脏病是中老年的常见病和多发病，有病程长，治疗难，冬季易反复发作等特点。这些病急性发作时，主要矛盾是肺气虚弱，感触病邪，而致迅速发病，使咳、痰、喘加重。也有病情虽重，但临床表现并不突出。临床上上呼吸道感染、慢性支气管炎、阻塞性肺气肿、肺源性心脏病常联系在一起，统称之谓"呼吸四病"。如果忽视其防治，肺心病的病情加重，则病势难控，形成被动局面。由此可见，慢性支气管炎、阻塞性肺气肿、肺源性心脏病是病情由轻到重、由浅到深的一个趋向。因而了解肺源性心脏病的形成，有其特殊的意义。

（一）"咳嗽"、"痰饮"与
慢性支气管炎

慢性支气管炎以咳、痰、喘为主要表现。故将此病归之中医学里的"咳嗽"、"痰饮"范畴。咳嗽与痰饮有着密切的联系，二者又有各自的特点。

1. 咳嗽

是一个症状，又是证候的名称。咳嗽来自肺气的不得宣肃，也可由其他脏腑有病而传至肺脏为咳嗽者。即《素问·咳论》中所说："五脏六腑皆令人咳，非独肺也。"历代以来，

63

咳嗽分类繁多。张景岳归纳："咳嗽之要，止唯外感与内伤二类，认为外感之邪多有余，内伤之咳多不足。"《医学三字经·咳嗽第四》中亦说："然肺为气之主，诸气上逆于肺，则为呛咳，是咳嗽不止于肺，而亦不离乎肺也。"这样就把咳嗽的病理归结到一个较小的范围。

关于咳嗽发病的病因病理大致归纳为①外感六淫：以如前说，多见的有风寒、风热、燥邪，不再赘述。②毒物刺激：长期吸入空气中烟尘，或有毒有害的化学气体，对气道形成一种不良刺激。长期大量吸烟，亦是重要致病因素，古代早有"烟辛袭肺"之说。按烟味辛燥，还有火烁，因而性从火变，且人吸之则质化为烟，纯乎火之气焰，直迫清道，对呼吸道是不利的刺激因素，引起呛咳。如果长期吸烟，烟熏灼肺，烁人津液，故吸烟之后，口多作渴。肺失清肃之后，气道升降失职，则咳而气喘不已。根据临床观察，老年人吸烟后，肺的通气功能明显减退，因而加重咳嗽，故有烟瘾者，必须戒之。③脏腑相因：咳嗽不仅出现于肺，其他脏腑有病，累及于肺时，也可发生咳嗽，因而与脾、肾关系更为密切。前人所说："肺不伤不咳，脾不伤不久咳，肾不伤咳不喘。"其意正是由于脏腑损伤，累及于肺，因而罹病。④其他：接触尘埃中的"螨类"，此虫肉眼不见，西医认为其深入到毛细支气管内，引起刺激，产生特异性的过敏，随后出现变态反应。对此中医也有认识，如《诸病源候论》中的"沙虱"、"恙螨"等，大都是叮刺传播，故先发生皮肤风疹、湿疹，而后引发咳嗽。

2. 痰饮

是一种没有经过正常输化的津液，由于"化失其正"，而水液停聚、酿痰积饮的一类病症。古称"稠浊者为痰，清稀者为饮"。所以痰饮既可以分而为二，即痰病、饮证；又可以合而为一，并称痰饮。痰饮有四，而以"支饮"、"留饮"为主，总由"脏腑病、津液败"而发生。它的主要症状有咳唾、胸胁支满、喘息、短气、不得卧、其形如肿、眩晕、惊悸等。与慢支、肺心病的临床表现相类似，但有轻重程度的不同。痰饮病因，大致包括①外感寒湿。如《素问·至真要大论》说："太阴之胜……独胜则湿气内郁……饮发于中。"认为气候冷湿，或冒雨涉水，水湿外浸，卫外之阳先伤，渐至由表入里，内脏阳气为湿邪所困，不得舒展，于是水湿蓄积成痰、成饮。②饮食劳欲。暴饮过量，可以出现喘满、短气、眩悸等症。还有食冷凉过甚，中阳暴遏，脾不健运，停而为饮。③阳气衰弱。《陈修园医书》说："凡五脏有偏虚之处，而饮留之。"认为水液赖阳气以输布蒸化，若三焦气化失宣，阳虚水液不运，气道壅塞，津液不通，水饮气停，结成痰饮。尤其久病体虚或年高气衰之人易犯之。从病理来说，《医门法律》认为："痰饮之患，未有不从胃起者也，其深者，由胃上入阳分，渐及于心肺；由胃下入于阴分，渐及于脾肾。"说明痰饮是肺、心、脾、肾功能失常的病理产物，进一步又成为致病因素。

3. 慢性支气管炎的证治

慢性支气管炎除因感冒或呼吸道感染而急性发病外，多因久病肺虚，或其他脏腑有病而涉及于肺引起的咳、痰、喘证。治疗多以健脾化痰、养阴清肺、清泻肝火、温纳肾气等。并有外感症状的，应先以宣通肺气、疏散外邪为主。

（1）合并外感证：①合并风寒者，轻症用杏苏散，以疏风散寒，宣肺化痰；重症用三拗汤，以宣肺散寒，化痰平喘。②合并风热者，轻症用桑菊饮，以疏风清热，宣通肺气；重症用麻杏石甘汤，以宣肺疏邪，泄热定喘。③合并燥邪者，轻症用桑杏汤，以疏风清热，润燥养肺；重症用清燥救肺汤，以清热润燥，养阴益肺。

（2）偏属内伤证：①痰浊犯肺者。湿痰患者用平陈汤以燥湿化痰；痰浊壅肺，用皂荚丸以宣壅涤痰；痰浊化热，用泻白散以清肺化痰；支饮咳满，用苓甘五味姜辛汤以除饮泄满；脾虚多痰，用六君子汤以健脾化痰。②肺虚不足者。肺阴虚者，用沙参麦冬饮以养阴润肺；肺气虚者，用四君子汤益气健脾。③肝火犯肺。用清金散（石膏、甘草、青黛）或黛蛤散加味，以清肝泻肺。④肺病及肾。肾气虚者，用金匮肾气丸，以补纳肾气；肾阴虚者，用都气丸以益肾养阴；肾虚多痰者，用金水六君煎以滋肾化痰。

（二）肺胀病与肺气肿

慢性支气管炎进一步发展则形成阻塞性肺气肿。在中医学里，凡肺脏发生充气膨胀，不能收敛复原的病变状态时，以喘咳为主要表现者，属之肺胀病。这同现代医学对阻塞性肺气肿的认识极其相似。早在《内经》里就有记载，《素问·大奇论》云："肺之壅，喘而两胠满。"这"满"与"壅"字义相通。"壅"作壅塞、壅滞释，而"胠"即胁肋空间之谓。"胀满"即肋间隙膨满，其所充者，气也，由于肺气壅滞而使胸廓膨满。《灵枢·胀论》云："肺胀者，虚满而喘咳。"所谓"虚满"亦是指的胸廓膨满胀大的形态变化。而这个"虚"字包含着肺虚而满的意思，也可以理解为肺为清虚之脏，气乃清虚无形之物的"虚满"。但与肺壅相较，肯定是有所不同的，主要是虚实之别，前者多实，后者偏虚。所谓实者，邪气实也；所谓虚者，元气虚也。无论虚与实，都是在咳喘同时，还有它们共同的特殊体征，就是胸廓的外形变化，都是可见可触的桶状胸样的"满"，故二者从字义上说，是有区别的。实质上前者可能是部分患者因暴感风寒，邪遏肺气，肺气不得宣畅所致，而在短时间内发生的肺壅。但此等病例俟邪解病愈之后，一般均可自行恢复。与后者的由慢性肺脏疾患，发生于诸种喘咳而久久不愈之后续发是不同的。如支饮、伏饮、哮喘、肺痨、肺痿，或老年气虚、肾虚等，皆可致之。在中医的许多论著中，对肺胀都有较详细的症状描述。《金匮要略》将其病因归属支饮、水气，病理归之肺脾肾三脏，并初步确立了祛邪治标的原则和有效的治法方药。后世论者也不少，并有所阐发，大都散见于诸般喘咳病中。

1. **肺胀**

肺胀的发生，由于久咳久喘损伤肺气，气伤则肺之宣发肃降功能衰退，使肺脏浊气壅塞；或者痰浊窒阻，逆于肺络，窒碍气道；或内外之邪干肺，肺气宣肃无权，均能发生肺胀。肺为气主，肾为气根。肾气须以肺气充养，肺气不足久必影响肾气。但亦有素因肾之本元虚弱，纳气无能，导致吸入无力，继而影响肺的呼气功能而发生肺胀。《景岳全书》说："实喘者有邪，邪气实也，其责在肺；虚喘者无邪，元气虚也，其责在肾……肺主皮毛，而居上焦，邪气犯之，则气壅而喘；肾主精髓，而在下焦，若真阴亏损，精不化气，则下不上交而为喘。喘者，断其基也。"这里把肺胀的虚实，脏器受病之所属，作了扼要的分述。至于肺胀之久而不愈者，主要因于肺气虚，则肺叶失其收敛与扩张之能，以致气之呼出者受阻，清气之吸入者少降。呼吸不利，气失所司，于是气分壅聚于肺叶之内，充胀肺形，故膨膨然乃成肺胀。久而终难复原，机体功能日益衰惫。肺心同居上焦，肺贯心脉而行呼吸，百脉又朝会于肺，运行气血。肺气虚弱，则心脉瘀滞，外露血瘀诸证。通调失职，水液代谢失常，不但本脏易于水湿留阻，而脾胃饮积以及肾脏水浊亦往往相并而上。

肺胀形成以后，经过缓慢，迁延不愈，病情尤多反复。喘息咳逆，时轻时重。其所以加重，每多再因并发症，或其他诱因所触发。或因暴感风寒邪毒，邪遏肺气壅塞所致。所以在急性加重阶段，多属标实。每急性发作一次，就加重一次，周而往复，日趋严重。此时属本虚标实之证，亦有全属本虚者。

2. 肺胀的治疗

肺胀的治疗，当分虚实。实者有邪，对急性发病者，或慢性病感染而急性发作者，均以"急则治标"为主。一般以温肺化饮、散邪利水为治。在《金匮要略》中讨论肺胀有三条。其一，"肺胀……心下有水"释义是外感风寒，内有痰饮，久郁化热，饮热停心，上乘于肺，故咳而上气，烦躁而喘，治以小青龙汤。其二，"肺胀，其人喘，目如脱状"释义是肺气胀满，水饮夹热而逆，故上气咳喘甚至两目突出，急予越婢加半夏汤，宣肺泄热，降逆平喘。方中重用麻黄、石膏，辛凉配伍，可以发越水气，兼清里热。其三，"肺胀，欲作风水"释义是水气内停，风邪外袭，风水相搏，上犯于肺，肺气失肃，故上气喘而烦躁，并见水肿之证。此时治疗应该用发汗的方法，使水饮与外邪从汗而解。本条虽未出方，可与麻黄汤、麻黄连翘赤小豆汤等。

虚者无邪，元气虚也。以其久咳久喘，甚至紫绀，根本因素是肺虚，或肾虚，或肺心同病，或肺肾两虚。按中医的生理观点，肺脏本身所具有的只是凭借其肺叶的收敛之能，所以虽说肺司呼吸，其实是由肺肾两脏分司的。对此，首如《素问·脏气法时论》云："肺欲收，急食酸以收之，用酸补之，辛泻之。"欲者爱欲，收者收敛，因此，经文的意思，可以理解为肺的主要功能，就在于肺叶收敛方面。唯其能收敛，始能使浊气呼出，以便换取清气的吸入。所谓的"酸收"，换言之，就是指的呼气功能。且从下面的应用"急食"含有收敛作用的酸味之品"收之"、"补之"，以收为补，借以增强呼气功能，更可证实这一点。对肺脏属虚的治法，应用何种方法最为适宜，我们曾从古籍方书中拣集到四首皱肺丸的方子。丸称皱肺，实非偶然，皱肺的"皱"字，即收敛皱瘪的意思。皱肺就是要使充肺胀形的肺胀复敛，逐步改善肺叶的正常弛缩。由此推想，古人当时定已认识本病较为深刻，专为肺胀、胸满喘急的治疗而设了方子。十余年来通过临床实践证实，这些方剂对肺气肿、肺心病的代偿期，或迁延期、缓解期的应用，都能获得较好的效果，可谓名副其实。至于纳气功能不足发生虚喘，古人早有"喘出于肾"之说，是为肾纳气功能无权，常用补肾纳气法治之。纳肾的"纳"字，皱肺的"皱"字，正是皱张与接纳的意思。由于呼长吸短，肾不纳气，气不归元，更使吸入无力，继而影响肺的呼气功能，所以补肾纳气，正是加强吸气功能，使肺的呼气能正常排出，以利于呼吸功能的逐渐恢复。由于肺与肾分司呼吸之机，在病理上往往互为因果，所以在治疗上亦常以皱肺纳肾并用。肺心气血互通，气虚易致血瘀，血瘀更阻肺气，通气功能亦致障碍。在上述治疗同时，活血化瘀，强心益气亦可参酌应用。肺气肿、肺心病，采取同

上篇　心病论治发挥

病异治，往往可以取得比较好的效果。常以《百一选方》、《世医得效方》、《普济方》、《证治准绳》中的四个皱肺丸作为基本方，还可结合辨证施治，提高治疗效果。

（三）"支饮"、"水气"病与肺心病

肺心病大多数由慢性支气管炎、肺气肿衍变而来，它的病因病理以"支饮"、"水气"最有代表性。"支饮"、"水气"往往是泛指体内过量的水液停聚在某一部分而发病，也可以表现为全身症状，此二者既可以互为因果，又有着严格的区别。古人早有"积水成饮，饮凝为痰"，"稠浊者为痰，清稀者为饮"，"湿为水之渐，水为湿之聚"的论述。痰饮总由人体正常津液代谢失常而"化失其正"。故支饮与水气之本质，皆由水湿所化所生，其状虽异，本性同源。正如徐东皋所说："人之气顺，则津液流通，决无痰患。"也就是说津液同营卫气血同样周流不已，如环无端，才能保持体液的正常平衡。从病理上看，脾湿可以生痰，肾虚亦可水泛为痰，肺津不布同样能够化为痰涎。肺心病的主要症状，以咳、痰、喘三者并有血瘀、水肿最为突出，又是一种有无感染和感染轻重的明显反映。如《医学纲目》中说："凡喘正发时无痰，而将愈时却吐痰者，乃痰在正发时闭塞不通而咳，当其时开其痰路则易安。"说明感染后咳痰之难易，痰量之多少，性状之变化，都与感染轻重有关，或稀，或白，或黄浓，或脓性痰。开其痰路，感染可望获得减轻。现代血气分析客观指标数据的变化，亦同样反映出痰的变化与血气饱和度之高低，呈同步一致性。较多患者，由于咳痰情况的改善，其他诸症亦由此而相应改善。所以我们认为肺心病患者的咳、痰、喘三者关系极为密切，咳喘之症，可谓皆系于痰。痰多则咳多，咳甚则喘亦甚；反之，痰量减少或消失，咳喘之症自平。饮证的表现，主要为"支饮"，其症为"咳逆倚息，短气，不得卧，其形如肿"，又"夫有支饮家，咳烦胸中痛"。若表现为"膈上病，痰、满、喘、咳、吐，发则寒热，背痛腰疼，目泣自出，其人振振身𥄂剧，必有伏饮"，此新感引动伏饮，急性发作之证。

"水气"病主要亦为阳气衰微，水停不化，泛溢肌肤，既与肺、脾、肾三脏关系密切，又与三焦、膀胱有不可分割的关系。在肺心功能逐渐失代偿以后，表现明显的如《灵枢·水胀》谓："其颈脉动，时咳，阴股间寒，足胫肿，腹乃大，其水已成矣。"《素问·水热穴论》："水病下为胕肿大腹，上为喘呼。"《医学入门》亦说："水喘者，辘辘有声，怔忡喘息。"《医学纲目》则言："夫不得卧，卧则喘者，是水气之客也。"由气水上鼓，血脉瘀阻则颈静脉怒张和搏动，心悸怔忡，跗肿腹大，喘胀不得卧。甚则如《金匮要略·痰饮咳嗽病脉证并治》中所说的："膈间支饮，其人喘满，心下痞坚，面色黧黑。"常在咳喘同时有不同程度的缺氧体征，如颈脉动、肝大、面色黧黑、紫绀等水停瘀阻现象。也就是所谓"血不利则为水"的意思。此时已合并有不同程度的心力衰竭症象。

随着病情不断发展恶化，肺脏组织的破坏，心肺功能严重损害，常可引起缺氧和二氧化碳潴留，导致呼吸衰竭。严重呼衰时伴有精神、神经症状者，称为肺性脑病。呼衰以缺氧为主要表现的有紫绀、心悸与胸闷；重度缺氧可出现疲乏倦怠、烦躁不安、谵妄和抽搐等。当发生低氧血症伴高碳酸血症时，症状明显，最初有头痛昏胀，兴奋与失眠，往往夜间烦躁兴奋，

71

白天倦怠嗜睡，并有幻觉，神思恍惚，精神错乱，最后进入昏迷。中医论述中《景岳全书》说："元神失守，为邪所乘，神志昏沉而错乱不正者，此虚邪也。虚邪为病，其声必低，其气必短，其脉必无力，其色必萎悴，凡其自言自语，喃喃不全，或见鬼怪，或惊恐不时，或问之不答，答之不知之类……脉见微弱细急而逆冷者死。"《沈氏尊生》中"真元耗竭，肾气上奔，四肢厥冷，面赤，烦躁，恶热，此非邪火，乃命门真火离宫不归，两寸浮数，两尺微弱"等肺性脑病表现，均由虚邪所乘，元神失守，进而可致周围循环衰竭，发生休克之变。

病情不断恶化，又可并发休克，而以感染性者为多，死亡率较高。临床表现为皮肤苍白，肢端湿冷，发绀，脉搏细数，静脉充盈不佳，血压下降，尿量减少等。在《诸证提纲》中谓："凡喘至额汗出如油，则为肺虚；喘而汗出发润，则为肺绝。若邪气内盛，正气欲绝，气壅上逆而喘，兼之直视谵语，脉促或伏，手足厥逆，乃阴阳相背，为死证。"《沈氏尊生》谓："凡喘、烦躁、无脉、身冷、神昏者死。"中医属之元阳衰竭。由心阳衰竭，则心营耗散，神失所主，肺气欲绝，则肺阴虚衰，气无以续。总归元气无根，真阳脱绝之故。

还有消化道出血也是肺心病的严重并发症之一，又可为临终前表现。《症因脉治》谓："喘逆之证，张口抬肩，喝喝而喘，或胸胁作痛，或吐紫血，其脉或促或结，大小不均，六部冲和者生；至数不清，按之散乱者死。"说明喘逆之证吐紫血，如"六脉冲和"可望治疗，而见"按之散乱"则属不治。

十一、慢性肺心病感染的认识

慢性肺源性心脏病（以下简称肺心病），特别是急性发作期的主要矛盾是感染和感染所引起的各种兼变症。实践证明，肺心病在急性发作期多有不同程度的感染存在，因此，正确判断感染的轻重程度，以及有效地控制感染，是非常重要的一环。

肺心病感染，中医认为外感致病因素有风、寒、湿、温几个方面，而由于脏腑功能障碍所产生的内在致病因子，则有水、饮、痰、瘀等，它的病理演变是多脏器的，包括肺、心、脾、肾诸脏，甚至累及于肝。

（一）感染邪毒，当拳拳以元气为念

肺心病的外感致病因素与寒冷关系最密切。《素问·宣明五气》认为"五脏所恶……肺恶寒"，寒冷可以直接或间接犯肺，使原有的留饮加重，分泌增多，引发咳、痰、喘，至春夏天气暖和，多数患者症状也随之缓解。由于病者多是中老年人，病程缠绵，病情迁延，久病体衰，更易反复感染。虽临床表现或轻或重，或表或里，或寒或热，但均属本虚标实之证。肺肾本虚，脾胃留饮，所以一触外邪，乃喘息奔逆。特别是"浓痰咯吐不利"，是由"一触外邪"的感染所致。在这种"无表热见证"下，易被医者所忽视。治疗时应参《景岳全书·杂证谟》所说："然发久者，气无不虚，故于消散中酌加温补，或于温补中量加消散，此等证候，当拳拳以元气为念。"故对喘咳频作、畏寒、发热，或不发热、胸闷、咳痰不爽，甚至面青、唇紫、苔白、脉紧等，常用参苏饮加减，以辛温解表，理气化痰；若阴虚血少感冒，头痛、头昏、身热，或发热不扬，微恶风寒，舌淡红，脉细或虚浮，用葱白七味饮加减，以养血益阴，辛散解表；如果体质较强者，内寒外饮，用小青龙汤或射干麻黄汤加减，以解表散寒，温肺化饮；如支饮痹阻，咳嗽痰喘，胸满复作，用苓甘五味姜辛汤主之，以蠲饮治咳；呕者加半夏，以去其水；表气未宣，可再加杏仁，以宣利肺气；如面热如醉，胃热上冲，同时前症悉具，乃饮邪夹热，于上方中复加大黄，以苦寒泄热。

（二）清热解毒，为宣肺清热化瘀而设

风热病毒，或风寒化热化火，或阴虚痰热素盛，致使痰热壅肺，瘀浊郁结，上蒸于肺，肺气窒塞。体质强者，可有壮热、寒战、汗出，虚人则少见。均有咳嗽、气喘，咳吐浓痰，甚至带有腥臭味，胸闷胸痛，转侧不利，口干咽燥，烦躁不宁，舌红苔黄，脉浮滑或滑数等，常以《金匮》千金苇茎汤加味。其中重用新鲜苇茎至少 60g，重症可加至 100～150g，去节，不但清宣肺热，而又养胃生津；薏苡仁、桃仁、冬瓜仁各 30g，以行瘀散结。每日 1 剂，随症可加贝母、黛蛤散，清化痰热；加金银花、鱼腥草，增强清热解毒作用；便秘可加鲜竹沥、瓜蒌实，达痰润肠；肺阴不足，加沙参、麦冬；阴伤津少，加玄参、石斛；以及随症配合淡黄芩、射干、开金锁、金荞麦等清热解毒之品。曾系统观察 32 例，服药最少 6 天，最长 15 天，均有效。其中体温 38℃～39.2℃16 例，服药后分别在3~6天内体温恢复正常；4例痰量有增加，4例痰质无变化，24例痰量减少，由脓性、黄浓、黄绿，转为黄白薄浅，其余症状好转。周围血象降至正常者22例。另外，亦有用清燥救肺汤、泻白散者，其效不如前者。

（三）排痰通膈，是改善通气功能的良策

排痰通膈，主要是祛除痰热，清膈通利，保持呼吸通畅，有利于改善通气功能，控制或减轻呼吸道的感染。因为肺心病感染时，往往在喘咳同时，见咯痰不利，或多痰黏稠，或干痰难咯，或无力咯痰，致肺气壅塞而加重喘咳。《东医宝鉴》认为："凡喘在正发之时无痰，而将愈时却吐痰者，乃痰在正发之时，闭塞不通而喘，当时开其痰路易安。"所谓"正发时无痰"，非真无痰，乃蕴结胶黏之痰不易外出。一俟将愈之时，稠痰液化，咳咯易出，则闭塞不通之喘即安。因此，其方法是引出其痰或排痰通利，若痰浊壅肺，咳喘稠痰，时时吐浊，用皂荚丸宣壅导滞，涤痰利窍；若饮走肠间，腹满而口舌干燥，用己椒苈黄丸（或汤剂），以分消水饮，导滞散结，前后分消，则腹满减而水饮行，脾气转而津液生矣；若口渴甚于口舌干燥，加芒硝佐诸药，以下腹满而救脾土；若肺心病痰多黏稠，或干痰难出，肺气壅塞，用我院自制排痰散（制南星、天竺黄、川贝、巴豆霜、朱砂、麝香，共研极细末，装瓶。每支0.6g，每次1支，日服2~3支）。我院曾在综合治疗基础上，对49例次病人加服排痰散，其排痰效果明显而迅速，咽喉部有清凉舒适感，能排出较多的浓痰，排痰转爽、转稀，少数病例浓痰消失或基本无痰。唯大便日行1~2次，粪量增多，

呈黏溏状，总有效率为80%。该药对上呼吸道感染有消除呼吸道炎症的作用，能缓解支气管痉挛，消除病理产物，改善通气和换气功能，有药量少、见效速、无毒副作用的优点，已列为首选药物。

（四）强心利尿，是抗心衰的唯一途径

肺心病的心衰，多数起病缓慢，且以右心衰竭为多，比较顽固难治，而心衰的发生和发展往往与感染有关。除了控制感染以外，强心利尿是治疗肺心病心衰的一个重要环节，通过强心利尿对控制和改善呼吸道感染亦能起到一定的作用。肺心病心衰常见症状为水肿，尿少，甚则腹大膨满，呼吸困难；体征有肢端发紫，低血压，脉压差小，心室率增快，紫绀加重等。中医称之谓"水病"，《素问·平人气象论》中说："颈脉动，喘、痰、咳，曰水。"把肺心病心衰的症状、体征、病理、诊断予以扼要地叙述，确是难能可贵。水液代谢靠肾阳的蒸化、推动，还须有肺、脾的协调。如果肾虚不能制水，则水邪泛滥停聚，肺虚不能通调水道，脾虚不能运化水湿，也可流溢肌肤，为浮为肿。水气凌心，心阳受损，血运不畅，则易于产生瘀浊；瘀浊内阻，隧道不通，致水气内聚加重。肺心同居上焦，阳气衰弱，水气太盛，肾脉出肺络心，心肺阳虚，不能下交于肾，则肾水不得制约，因而喘肿迁延难愈，甚至日益加重。若支饮留结，肺实气闭，《外台秘要》方用葶苈子隔纸焙后研细末，每次用量4～6g，日服2次，虚人酌减，功能泻肺利水消肿，一般服药2～4天，尿量渐增，浮肿渐消，苔厚，脉濡，继用实脾饮加减，以温脾利水，或五苓散以通阳利水；

若水肿咳呕，小便不利，四肢肿重，用真武汤以温肾利水；喘急甚者，常加葶苈子15～30g，有较好疗效。笔者自拟强心益气汤（万年青根、老红参、制附子、麦门冬、五味子），治疗心力衰竭，对慢性心力衰竭并有水肿者，其效似乎更佳。该方中万年青根鲜者为佳，每剂15～30g，偏阳虚者重用参附，偏阴虚则重用生脉散，均有强心利尿作用。

（五）肺性脑病，抢救要不失时机

当呼吸功能严重损害而发生呼吸衰竭，并伴有精神神经症状者，称为肺性脑病。初起则现头痛、头胀、兴奋或失眠、昼静夜躁，并有幻觉、神志恍惚、精神错乱，最后神情淡漠，进入昏迷。面部肌肉微颤，眼球结合膜水肿、瞳孔缩小、反应迟钝或消失，手指或四肢间歇抽动，皮肤温暖，面红润湿，脉虚洪大等。伴有严重酸中毒时，血压可下降，周围血管收缩，出现休克或周围循环衰竭表现。本病的症状、体征，在《景岳全书》中亦有相似的描述："元神失守，为邪所乘，神志昏沉而错乱不正者，此虚邪也。虚邪为病，其声必低，其气必短，其脉必无力，其色必萎悴。凡其自言自语，喃喃不全，或见鬼怪，或惊恐不休，或问之不应，或答之不知之类……脉见微弱细急而逆冷者死。"应予增液养阴、清心化痰、定志宁神、祛瘀泄浊等法，随证选用。若胆虚痰热上扰，症见虚烦不得眠，脉细数，用温胆汤以化浊祛痰，清热除烦，热势较甚可加黄连；若心神不宁，痰迷心窍，用涤痰汤加减以清心利窍，祛痰化浊；若阴虚痰热内盛，咳呕痰涩，喘逆，嗜睡，心烦，舌红苔腻，脉细滑或数，用金水六君煎以滋养肺肾，祛痰定志；若热灼真阴，虚风扰动，症见神倦瘈疭，循衣摸床，神昏时躁，郑声错语，舌绛苔少，脉弱尺虚，用大定风珠以滋液填阴，柔肝息风；神昏谵妄，肝风躁动者，有时亦配安宫牛黄丸、至宝丹、紫雪丹等随证使用。

（六） 扶正固本，是预防感染的最佳措施

扶正固本是调动机体积极抗病因素的一个方法，要求抓住疾病的根本矛盾和关键，达到"治病求本"的目的。它不仅仅是为消除症状，更重要的在于强调增强机体抗病能力，控制和防止疾病的复发。同时，肺心病的迁延或缓解期，始终存在着正虚与邪恋（或邪微）。既有实证，又有虚象，所以治实不忘其虚，补虚必顾其实。扶正即所以御邪，祛邪即所以安正也。

我们在临床实践中体会到用补纳肾气法可以有效地安定肾虚失纳的虚喘证。在方药上，从古籍中搜集到若干皱肺丸、汤方，以及药相类的古方，用药配伍均能符合肺胀（肺气肿、肺心病迁延期或缓解期）的治疗原则。多年来的实践证明也确有疗效，可谓名副其实。我们以《百一选方》的皱肺丸（人参、桂枝、五味子、紫菀、款冬花、白石英、羯羊肺）为主，白石英易紫石英，再加紫苏子、紫沉香、紫丹参，定名为"皱肺五紫汤"，在临床更为常用。煎剂除羊肺不用外，其余均为常规剂量，每日1剂。加紫河车名"皱肺六紫汤"。还有随证选用方，如人参胡桃汤（人参、胡桃肉、生姜）以益气补肺，温纳肾气；参蛤散（人参、蛤蚧）补肺气，益精血，定喘止嗽，为益气纳肾名方；河车大造丸（紫河车、地黄、

龟板、黄柏、杜仲、人参、天麦冬、怀牛膝、砂仁、茯苓）滋阴降火，益精血，补肺肾；都气丸（六味地黄丸加五味子）益肾滋阴，纳气平喘；加麦冬名麦味地黄汤，加强养阴润肺；《景岳全书》贞元饮（熟地、当归、甘草）治阴血亏耗，短气虚喘；补中益气汤益气升清，调补脾胃，既可治中气虚陷之喘，又治虚人感冒；玉屏风散益气固卫，对气虚感冒常用之；若已有感冒可加生姜、葱白煎汤热服；六君子丸以健脾化痰，再加香砂以理气醒胃。

十二、慢性肺心病证治七法

慢性肺源性心脏病，属于支饮范畴，表现为水饮上迫于肺，阻碍肺气不得宣降，以致咳逆倚息，短气不得卧，外形如肿等。治疗时根据急性期和迁延（缓解）期的不同，而采取急则治其标或标本兼顾，缓则治其本的原则。整个治疗过程中，始终要以温化蠲饮除痰为主。根据笔者十多年来治疗肺心病的经验，归纳为七法。

（一）祛痰法

这是保持呼吸道通畅、改善通气功能的重要一环。如支饮冲逆虽平，但咳嗽胸满又作，用苓甘五味姜辛汤消饮驱寒，泄满咳止；若兼呕逆，加半夏；若其人形肿，再加杏仁；又兼面热如醉，再加大黄以利之；若痰浊壅肺，咳喘稠痰，时时吐浊，用皂荚丸以宣壅导滞、涤痰利窍；若饮走肠间，腹满而口舌干燥，用己椒苈黄丸以分消水饮，导滞散结；若肺心病痰多黏稠，或干痰难出，肺气壅塞，用我院自制排痰散（南星、川贝、天竺黄各 3g，巴豆霜、朱砂各 1.5g，麝香 0.6g，共研细末，每次 0.6g，一日 2~3 次），祛痰疗效明显，有抗感染、消除呼吸道炎症、缓解支气管痉挛、清除病理性产物、改善通气和换气功能的作用。

（二）解表法

如外感风寒表证，症见恶寒发热，头痛体痛，无汗，咳嗽气喘，痰白清稀，或肢体如肿，苔薄白而滑，脉浮紧，应用辛温解表法，以解表散寒，温肺化饮，常用的如小青龙汤、射干麻黄汤；如外感风热表证，症见发热，微恶风寒，有汗或无汗，咳逆气急，痰黄，口干，苔薄黄，脉浮数，应用辛凉解表法，用麻杏石甘汤宣泄郁热、温肺平喘；如饮热郁肺，甚至目睛胀突，欲脱出之状，可用越婢加半夏汤发越水气，兼清里热，以降逆平喘。

（三）化瘀法

如本病兼见口唇紫绀，舌质瘀斑，面晦或黧黑，或肝脏肿大等，治以活血化瘀、降逆平喘，用本院验方六紫汤（紫苏子、紫衣胡桃肉、紫丹参各 15g，紫菀 10g，紫沉香 3g，紫石英 30g）；如痰热内结，肺受热灼，热结血瘀，症见咯唾脓痰或血痰，或气味臭秽，治以清热化瘀、化痰排脓，用千金苇茎汤。

（四） 攻下法

肺心病多属本虚标实，因此攻下法是暂用措施，用之宜慎。如支饮而见胸腹痞满，用厚朴大黄汤，以疏导肠胃、荡涤实邪；如内饮下利而心下续坚满，用甘遂半夏汤，因势利导，下而去之；如支饮并发心烦胸中痛，体尚不虚，可用十枣汤峻下逐水。

（五） 强心利尿法

是治疗和抢救肺心病的一个重要环节。症见水肿尿少，甚则腹大膨满，咳喘痰鸣，心悸气短，颈脉搏动，或心下痞坚，面晦黧黑，唇甲紫绀，舌胖质紫，脉沉弦数。由水饮上逆，射肺凌心，累及于肝所致。若水停心下，上迫于肺，用木防己去石膏加茯苓芒硝汤，以行水散结，益以人参扶正补虚；若支饮留结，肺实气闭，用葶苈大枣泻肺汤，以开泄肺气、泻水逐饮。文献证实，单味葶苈子研末，每次吞服 10g，确有强心利尿作用。若脾阳不运，用苓桂术甘汤，以健脾化湿、温阳利水；若下焦水逆，用五苓散，以利水渗湿、温阳化气；真武汤以温补肾阳、利水消肿。笔者自拟强心益气汤（万年青根 15～30g，红参或党参 10～15g，制附子 5～10g，麦冬 10g，五味子 5g），益气养阴、强心利尿，对慢性心衰有较好效果。

（六） 开窍息风法

肺心病危象肺性脑病时，痰蒙清窍，迫乱心神，症见神昏谵语，烦躁不安，引动肝风，则撮衣摸床，四肢搐搦。若痰热壅闭清窍，用安宫牛黄丸；痰浊内闭心包，用至宝丹。前者清心解毒较优，后者化浊开窍力强。若寒邪或痰浊闭塞气机，蒙阻神明，用苏合香丸，以温通开窍、行气化浊。若痰热内扰，用温胆汤，以祛湿化痰、清热除烦；或菖蒲郁金汤，清热化痰。若热灼真阴，虚风扰动，用大定风珠，以滋液养阴、平息内风；或羚角钩藤汤，以凉肝化痰、养阴息风。

（七） 扶正固本法

适用于肺心病正虚邪微的迁延期或缓解期。常用的有外台茯苓饮，以行气健脾；六君子丸（汤），以健脾化痰；补中益气丸（汤），以补气升清、调补脾胃；玉屏风散，以益气补脾、固表祛邪；其他如人参胡桃汤、贞元饮、肾气丸、七味都气丸等补肾纳气，均可选用。在缓解期，用本院自制的皱肺片（党参、丹参各180g，远志、补骨脂各90g，桂枝、五味子、紫菀各45g，沉香18g，研末，用羯羊肺、羊睾各1具，焙烂，轧成0.5g药片，每次4~6片，一日3次，服3~6个月），能减轻或减少发作。

十三、病毒性心肌炎慢性
迁延期和后遗症期证治

病毒性心肌炎，在中医辨证同时，还需借助现代检测手段，才能做出更可靠的诊断。现就该病慢性迁延期和后遗症期的证治，做一介绍。

（一）主要症状及其病因病理分析

病毒性心肌炎，病位主要在心，由于内、外感伤所致。初由外感病毒入侵，内扰营血，耗气伤阴，心肌失养，发为心悸，一般由轻而重。辨之属气虚者，常有神疲乏力，气短懒言；血虚者，面色㿠白，心悸怔忡；阴虚者，心烦失眠，眩晕面红；阳虚者，动则心悸，怕冷畏寒，甚至汗出，晕厥，气短而促。

气虚则血运不畅，循环周流失常，不但心中动悸，面容可现㿠白，或潮红，或晦滞，甚则气虚血瘀或气滞血虚，可见面色唇甲青紫。心肌失养，心脉瘀阻胸中，可致胸闷，气窒，心区不适，或作痛。循环障碍，又见心律失常，在脉诊的反映上，就有脉率与节律的异常。它的脉率，常与体温不成正比，一般正常体温，或有低热时，其脉率较快，多在每分钟 100 次上下。此之至数频率，并非外感热病所致。在《景岳全书》中说："数脉之病，唯损最多，愈数则愈虚，愈虚则愈数。"又告诫："岂数皆热病乎！若以虚数作热，则万无不败者矣。"应切切注意为是。在本病中，约有半数以上患者有不同程度的节律异常，即出现促结代脉，三者各有特点，促、结脉常可包括心房纤颤和早搏在内，代脉多呈联律的多种异搏。多为气血虚衰，或瘀滞所致。

辨证除心悸、心律失常之外，还须注意自汗、盗汗。心悸自汗，动则尤甚者，每见于气阴两虚，或心阳虚证。《伤寒论》谓："病常自汗出者，此为营气和，营气和者，卫不谐，以卫气不与营气谐和故尔。"常因营卫不和或营卫亏虚。患者易于反复感染，尤以上呼吸道为最，使卫气不与营气谐和，乃自汗出。病久营阴亏耗，力弱不能与卫气相济，亦致腠理疏松，出汗不已。虽有自汗、盗汗之分，其实各有阴阳之证，当须辨之。

如邪恋日久，热郁心肺，气营两亏，咽喉部症象常可作为较重要的依据。暴感之疾，咽喉多红肿疼痛；病至迁延，则常见咽喉虽红赤而不觉肿痛，多为气阴两虚、内有蕴热。咽红肿胀，为邪毒内盛；咽红疼痛，为风热邪盛；咽间作梗，是阴虚痰热；咽喉红紫不痛，更为虚火瘀凝；咽红干燥，如撕裂样痛，乃阴虚津伤，或液涸肾虚；亦有咽喉微痛，不红不肿，吞咽不利，并有口淡不渴，便溏肢冷，乃阳气亏虚之虚寒症象。及时随证施以清泄，或养阴，或咸降，或温阳散寒，引火归原，结合散瘀、化痰等治。

本病在慢性迁延期或后遗症期，常见有低热，或无热，心悸，易汗，咽红不痛，亦伴发胸闷、胸痛、气憋不适等，其脉率和节律多有异常。亦有症状和体征均不明显者。

（二） 辨证施治

病毒性心肌炎辨证施治大致可归纳为四个证型。

1. 余毒损心证

较多见有上呼吸道感染史。可有低热，午后热盛，或间歇性发热，心悸，气短，自汗，寐少，消瘦疲乏，咽红不痛，舌红苔薄，脉细数，或散数，或伴促、结、代脉等。间歇发热者，用蒿芩清胆汤加减，清泄少阳之邪；邪留阴分，日晡发热，用青蒿鳖甲汤加减，以养阴、滋液、复脉。若自汗、盗汗，可加三甲，以敛汗潜降；咽红乳蛾肿大不痛，可加玄参、麦冬、黛蛤散，以养阴清火；心律失常频繁，合新方炙甘草汤（作者自订验方：炙甘草、老生姜、桂枝、太子参、丹参、苦参、玉竹、大枣，对各种早搏有效），以益气、护阴、复脉。

2. 气阴两虚证

心气久虚，心阴亏损，或素体阴虚，而致气阴两虚。本证在迁延期及后遗症期最为多见。症见低热，常不自觉，心悸气短，神疲乏力，或伴胸闷，胸痛，自汗，口干，咽红，舌燥、质红，脉细数，伴促、结、代脉。用生脉散主治，以益气养阴，敛汗生津。兼见虚烦失眠，合酸枣仁汤，以养血安神、清热除烦；兼见心中烦乱，精神恍惚，甚则如神灵所作，呵欠频作，用甘麦大枣汤合治，以安神养心，缓急和中；若心动过速，可用心速方（见上海中医学院编《中医内科学》，由生脉散、甘麦大枣汤加灵磁石组成），以养心、安神、定悸；兼见百合病之心肺阴虚，用百合地黄汤合治，以润肺清心，益养阴血；心中动悸结代，甚则怔忡乱颤，可用桂枝甘草汤加龙牡合治，亦可用桂枝去芍药加蜀漆龙骨牡蛎救逆汤合治，以通阳复脉，祛痰定悸。

3. 心脉瘀阻证

迁延日久，轻则气虚，气虚则血运不畅；或营血亏虚、血脉不充，循环障碍，均致血瘀脉阻。症见面晦，唇甲青灰，心悸怔忡，心痛隐隐，短气胸闷，头晕乏力，舌质淡紫，脉涩，或散数，或伴结、代脉等。属瘀阻胸膈者，用血府逐瘀汤加减，以舒心疏肝，活血化瘀；属血瘀心痛，心悸怔忡，用定心汤加减（《医学衷中参西录》方：龙眼肉、枣仁、山萸肉、柏子仁、生地黄、龙骨、牡蛎、乳香、没药），以养心祛瘀，止痛复脉；属瘀阻经脉，兼见肢体疼痛，或关节微肿不红，用桃红四物汤，以养血调血，化瘀通络；若气短，自汗，脉散无序，用五参汤（作者自订验方：由人参、苦参、丹参、沙参、参三七）加龙骨、牡蛎主治，以益气、化瘀、复脉。

4. 心肾两虚证

心阳不足，不能下达于肾，肾气虚衰，无力鼓动心阳，中土失于温养，气血衰弱，水瘀内停。症见面容苍白、晦暗虚浮，心悸怔忡，短气喘乏，自汗，畏寒，足肿，尿少，舌胖苔白，咽肿不红不痛，脉沉细，或虚大而数，或伴促、结、代脉等，用保元汤以益心气、温肾阳。兼见浮肿尿少、腰膝酸软，用济生肾气汤以温阳化气、利水消肿；若脾湿不运，痰浊内阻，兼见胸闷气憋，苔垢，脉滑，可配平陈汤或温胆汤，以祛湿化痰、清心和中。

十四、脑血栓形成的病机和证治

在中医学里，脑血栓形成依据不同的临床表现和时期有着不同的称谓。如在卒中昏仆时期，有称"类中"、"薄厥"之类；在肢体麻木不仁，或拘急，或兼酸痛阶段，有称"麻木"、"血痹"、"风痹"之类；在肢体不遂或半身偏瘫阶段，有称"风痱"、"风柔"、"偏枯"之类；在口噤闷塞阶段，有称"风懿"；轻症称"舌强语謇"、"口眼㖞斜"之类；在眩晕瞤动、手足震颤阶段，有称"肝阳"、"肝风"、"风颤"之类。随着主症不同名各有异，而中风之称则一也。若以脏腑经络言，在发病不同阶段，亦有"中络"、"中经"（或中血脉）、"中腑"、"中脏"之别，而脑血栓形成多属"中腑"、"中经"、"中络"范畴，"中脏"则偶亦有之。现就其病机与证治，分述于后。

（一）病机

脑血栓形成最常见于脑动脉硬化，而脑动脉硬化多由于高脂血症。高脂血症的中医机理，往往因于营卫气血之亏耗，津液精髓之不足，使心、肝、脾、肾之阴阳失调，清浊升降异常，以致经络筋脉受病。经络筋脉之所在，亦即气血、津液行止之所。若气滞则血滞，气逆则血逆，得热则瘀浊，得寒则凝泣，衰耗则顺行不周，渗透不遍，而病邪易侵矣。且血浊气滞，则凝聚而为痰。痰为某些稠黏性分泌物的病理产物，也包括一些浑浊性的脂状物质。这类物质，不但同脾的关系密切，与肾又有紧密的联系。若肾阳虚，固然火不生土而衍生痰饮脂浊，肾阴虚，亦能火化热生，炼液为痰，熬血为脂。同时，肝胆之疏泄失调，脾胃失运，使胆气郁遏则清净无能，浊脂难化，致使脂质代谢紊乱。可见脾、肾、肝、胆功能失调，从而浊脂内生，血液凝固性增加，其黏稠沉着之性，导致脉络壅塞不畅，即"气乱而脉病"，导致动脉硬化。脑具有精神和全身活动的统帅作用，所以浊脂浸淫，脑髓失养，气逆血菀，因虚致瘀，脑血栓形成病发矣。

（二）证治

本病可以概为五型：风痰阻络、营卫亏虚、上气不足、气虚血瘀、髓虚精亏。其中证有虚实，虚中有实，实中有虚，以虚为主。在辨证施治中，不忘祛痰。具体分型证治如下。

1. 风痰组络——祛风化痰同时，还须养血通络

五志过极，心火暴盛，也可使肝阳暴张；或湿聚痰，痰生热，热召风，肝风内动，风痰阻络；或蒙扰清窍，而致类中、偏枯。平时常有头晕目眩，或头痛面赤。由于风阳亢上，气逆血菀，突发口眼㖞斜，舌强语謇，半身不遂，或肢体拘急，骨节酸痛，实则亦有神志昏昧等，舌质红，苔黄腻，脉弦滑。治法：风邪入中，用祛风通络、养血和营，大秦艽汤（《医学发明》）加减；风痰闭窍，用豁痰利窍，涤痰汤（《奇效良方》）加减；风痰阻络，用祛风化痰以通络，配用牵正散（《杨氏家藏方》）；气血为风痰所阻，配鸡血藤、川芎、当归、赤芍等活血通络；风火亢盛，用平肝潜阳、清火息风，天麻钩藤饮（《杂病诊治新义》）加减。

2. 营卫亏虚——调和营卫之时，不忘补气生血

《灵枢·刺节真邪》篇谓："虚邪偏客于身半，其入深，内居营卫，营卫稍衰，则真气去，邪气独留，发为偏枯。"由于营卫亏虚，气血不足，复受外感之邪，血行不畅，阳气痹阻。症以肢体或局部麻木不仁为特点，初属血痹，甚则发为偏枯，并有眩晕、易汗、畏风、乏力，舌淡红，苔薄，脉小软濡。可用黄芪桂枝五物汤（《金匮要略》）主治，以温阳行痹，益气护卫。若兼身不仁，筋肉酸痛，为风痹状，加秦艽、羌活、防风，以祛风通络；兼见面色少华，爪甲苍白，舌淡露底，加干地黄、当归、女贞、旱莲，以养血和营；出现偏枯不遂，加胆星、地龙、归尾、川芎等，以活血通络；如虚风抽动，加天麻、钩藤、全蝎；如口眼㖞斜，舌强语謇，加正舌散；如颈项拘紧麻木，或项强者，加葛根、瓜蒌，以祛痰解痉。

3. 上气不足——升补下陷之大气，活血寓补气之中

《灵枢·口问》云："上气不足，脑为之不满，头为之苦倾，目为之眩，耳为之鸣。"上气不足者，即胸中宗气不能贯注心脉以助血上升，脑中缺血，不能颐养脑髓，以至脑失所营，因虚而瘀，症见头脑倾眩，耳鸣，精神昏愦，气短不相续，心中憺憺动，肢体痿废，或偏枯不遂，舌质淡胖，苔白，脉细弱，或至数兼迟等。治以益气升陷，升陷汤（《医学衷中参西录》）主之。血生于气，气旺则血亦充矣。至于气分虚极者，再加人参，以培气之本，或更加山茱萸，以防气之涣，使已升者不致复陷；如面黄唇白，偏于血虚甚者，加当归、熟地、女贞、旱莲、阿胶等以补血滋阴，酌配川芎为药中舟楫；或兼酸痛者，加活络效灵丹，以活血行气止痛；或兼形寒肢

89

冷，偏于阳虚寒者，加肉桂、干姜，以温中助阳；或兼气虚下陷，而溲溺多尿，甚至小便失禁，加龙骨、牡蛎、萸肉、萆薢，以固肾收涩。本型中常再配用川芎，以其能引人身清轻之气上至大脑，更能通活气血。

4. 气虚血瘀——重用黄芪补气生血，少佐活血通络，以达气帅血运

由气虚不能运血，气不得行，血不得荣。气虚则统血、摄血无权，或血不归经而离之，乃致血瘀脉络，脑失所养而血栓形成。《医学衷中参西录》说："气血虚者，其经络多瘀滞……以化其瘀滞，则偏枯痿废者，自易愈也。"指出治则是补气以生血，化其瘀滞。症见半身不遂，肢体痿废，或单肢不用，口眼㖞斜，舌强语謇，并有眩晕，心悸，气短，胸闷，面晦，舌紫或瘀斑点，或唇甲青紫，脉沉细涩或虚软豁大等。治用补阳还五汤（《医林改错》）主之，以益气生血，活血通络。本方我院已广泛应用于多种心血管病属气虚血瘀者，其效甚著。若兼语言不利，加远志、菖蒲，以祛痰利窍；兼口眼㖞斜，加牵正散，以祛风除痰，镇痉通络；兼肢体疼痛，加乳没，以活血行气止痛；上肢偏废为主者，加桑枝、桂枝、羌活、防风等，以祛风逐邪；兼下肢瘫软无力为主者，加川牛膝、川断、桑寄生、金狗脊等，以补肾壮骨；瘫痪日久，选加全蝎、僵蚕、蜈蚣、乌梢蛇等，以搜剔风邪，或加水蛭、虻虫、䗪虫、蜂房等破瘀活血，其效更彰。

5. 髓虚精亏——上病下治，补肾填精，酌配搜风通络

《灵枢·海论》谓："髓海不足，则脑转耳鸣。"肝肾两虚，精髓津血不足以上奉于脑，脑失所司；或因虚致瘀，瘀浊阻塞窍道，斡旋无权。症见头晕脑转，耳鸣目眩，甚至黑蒙或

失明；或心神昏冒，肢体拘挛；或麻木偏枯，口蜗语謇；或腰酸膝软；或面赤足冷。舌红或绛，苔黄口燥，脉沉细数或豁大等；或舌质淡胖，四肢不温，畏寒痿弱，脉象沉细等。前者为偏阴虚，后者为偏阳虚。偏阳虚者治以填精益髓，补肾助阳。方中附桂刚燥，短期可用，或用巴戟肉、仙灵脾、苁蓉等温润之品，助阳而不伤阴。偏阴虚者治以养阴补肾、填精益血为主，用左归丸（《景岳全书》）加减。若神思昏愦，加远志、菖蒲以涤痰利窍；若痰迷心窍，加服安宫牛黄丸，以清心豁痰开窍；若语言不利，加蝎尾、茯苓以祛风化痰；若口眼蜗斜，加牵正散；若大便秘结，加麻仁丸以润肠通便，老年阳虚冷秘，加半硫丸以温阳通秘；若口燥心烦，加二冬、玄参以养阴生津；若昏眩不已，加天麻、首乌、石决明；若腿足痿弱，加虎潜丸以滋阴降火，强筋壮骨；若精虚不能上承而昏蒙，可用地黄饮子加减，以温阳补肾；偏枯或拘挛，或不仁不用，随症酌加全蝎、僵蚕、地龙、水蛭、蜂房、桃仁、当归尾、乳没等，以养血活血，搜风通络。

下篇　疑难病症验案

一、痰饮咳喘（肺心病危重症）

（一）祛寒化瘀法

陈某，男，62 岁。慢性咳喘史 30 年，近年来反复频发，气喘加重。因感冒、恶寒、发热入院，体温 37.8℃，咳呛频作，痰多白沫，哮鸣喘促，胸闷，唇甲轻度紫绀，颈脉坐位时怒张，舌体淡胖，质紫气，苔白，脉浮滑。血象：白细胞 18.6×10^9/L，中性 88%。X 线胸透：两上肺陈旧性结核灶，肺气肿。心电图：示右室肥大（肺型 P 波）。诊断：肺心病合并肺部感染。中医辨证：久病咳喘，反复发作，更加年迈体衰，肺虚则气伤，肾虚则失纳，清肃摄纳无权；素有痰饮，脾运失健，浸渍于肺，故痰多泡沫，肺心壅滞，心脉失畅，则瘀郁不运，出现紫绀舌紫，颈脉怒张等象。诊为肺、脾、肾气虚血瘀，兼表寒内饮证。治以祛寒化瘀，蠲饮平喘。

处方：射干 10g，麻黄 10g，细辛 3g，干姜 3g，麦冬 10g，五味子 5g，杏仁 10g，紫苏子 15g，紫菀 10g，紫沉香 3g，紫石英 30g，紫丹参 15g，紫衣胡桃肉 15g。

5剂后热衰而退，咳稀，咯痰减少，喘息大平，紫绀消失，舌薄苔腻，脉滑，血象复查正常。肺感已解，寒饮渐化，血瘀消退，活动后仍短气不减，肺肾气虚症象显露，转以皱肺丸（《百一选方》）合人参胡桃汤加减。经用纳肾皱肺治本之法，好转出院。

【按】本例为寒邪客于脏腑血脉，引起血脉凝泣而循环不畅，投射干麻黄汤温肺化饮，合七紫汤（笔者验方：紫苏子、紫菀、紫丹参、紫石英、紫沉香、紫河车、紫衣胡桃肉）化瘀平喘，加减出入而症情缓解。后以纳肾皱肺治本而安。

（二）清热化瘀法

江某，男，63岁。肺结核、慢性咳嗽逾20年，气急、心悸5年余。十多天来由伤风诱发胸闷、咳喘、咯痰。入院体温39.2℃，呼吸急促，尚能倚息而卧，面晦，紫绀，颈脉充盈，桶状胸，两肺呼吸音减低，散在啰音，下肢轻度浮肿，舌紫气，苔薄黄腻，舌下瘀筋粗紫，脉滑数（120次/分）。胸片：两上肺结核已硬结，右中下支气管感染，肺气肿。心电图示：心房肥大（肺型P波），心肌劳损。血象：白细胞13.2×10^9/L，中性92%。诊断：肺心病合并肺部感染。急诊观察3天，用青、链霉素，体温不降。入院中医辨证：久病肺痨咳喘，白痰为内渍痰饮，因伤风诱发，痰浊郁热，煎灼成瘀，与风邪交并而发热，不恶寒，咳痰由白转为黏稠黄浓，胸闷咳喘，痰热瘀滞，为标实之象，久病气虚而又热郁耗阴。诊为肺肾气阴而虚，兼痰热瘀滞证。当急则从标，以清宣肺热，化痰行瘀。

处方：鲜苇茎120g、生苡米30g、甜瓜仁30g、桃仁10g、桔梗 5g、甘草 5g 为主，配用黄芩 10g、紫菀 10g、杏仁 10g、瓜蒌 15g、款冬 10g、沙参 10g、半夏 10g、陈皮 10g、茯苓 15g、佛耳草 30g 等随症增损。

共服 12 剂，服药 2 剂体温即下降，5 剂热退净，症状随之减轻，复查血象亦已正常，唯咯痰多而黄浓。痰热未清，加金荞麦 30g，鱼腥草 30g，续予 7 剂，症情若失，调理出院。

【按】本例由六淫之邪，以六气皆从火化，痰热成瘀，予清热解毒，化痰祛瘀，选用《金匮要略》治肺痈之千金苇茎汤合桔梗汤两方主治，服 2 剂而热减，3 剂而热退，症情转平。方中桃仁、苡米、甜瓜仁等均属化痰行瘀，不但对血瘀改善有效，而且有加强抗感染效用，属痰热证者常用之。

（三）温阳泻肺，化瘀利水

李某，男，51 岁。咳喘史 10 余年，冬寒常发。近 3 年来发病时，常喘不得卧，口唇紫绀，反复浮肿，已多次住院，临床表现及心电图符合肺心病。一周来面部、腰骶部及下肢凹陷性水肿，少量腹水征。呼吸困难不得卧，唇甲紫绀，颈脉怒张，两肺呼吸音散在干湿啰音，心率 104 次/分，肝剑下 4cm，有压痛，肝-颈回流征（＋），舌紫苔白，舌下瘀筋粗紫而绽，脉沉细涩。诊断：肺心病合并心力衰竭。中医辨证：浮肿，气喘，咳痰白腻，胸闷，尿少，是为肺、肾、心同病，久病肺虚气衰，通调无权，肾虚失纳，水气横溢，为浮为肿，射肺则喘逆加甚，凌心则血脉瘀郁。诊为肺肾心阳虚，兼水喘血瘀证。治以温阳泻肺，化瘀利水。

处方：茯苓 30g，白术 15g，附子 5g，生姜皮 5g，葶苈子

10g，大枣 5 枚，杏仁 10g，桂枝 10g，苏子 15g，丹参 15g，紫石英 30g。

服药 3 剂，改善不显，仍为水饮痹阻，心脉瘀郁，原方加沉香 3g，下气入肾。又服 4 剂，尿量增多，水肿基本消退，咳喘大平，肝缩小为剑下 1.5cm。转用皱肺丸（《百一选方》与《普济方》两书中的同名方）化裁，调治出院。

【按】本例由阳虚水泛，肺失宣利，心脉瘀滞，投以真武汤合葶苈大枣泻肺汤为主，再配用桂枝、丹参、沉香、紫石英等通阳化瘀，使之奏效较捷。

（四）益气升陷，化瘀通络

吴某，女，59 岁。慢支、肺气肿、肺心病已多年，逐年加重。此次并发肺部感染入院，合并严重低血氧症，呼吸性酸中毒合并二氧化碳潴留，呼吸衰竭，心力衰竭。症状与体征：胸闷，心悸，喘不得卧，咳痰白沫，浮肿，尿少，面部肌肤黧黑晦暗，唇甲紫黑，球结合膜水肿充血，颈脉怒张搏动，胃胀，肝大压痛，肝－颈回流征（＋），腹水（±），四肢凹陷性水肿，下肢更甚，舌淡胖紫，脉细涩数。入院起即中西药并用，持续低流量吸氧，70 多天来病情仍无逆转（中药治疗曾用平喘止咳、祛痰化饮、温肾皱肺、强心益气、降逆利水等，均不见效）。细思病情，重作辨证，盖肺、脾、肾气阳并衰，痰饮内阻，水气不行，血脉瘀滞，影响心肝。诸症已明，然仔细察之，有气喘不抬肩，短气不相续，声低息微，倦怠欲寐，头晕目眩，耳鸣心悸等，此一派宗气虚陷之证。由于宗气虚，不能资肺以助呼吸，也不能贯注心脉而行气血，尤其不能助元

95

下篇　疑难病症验案

气以主摄纳，以致气郁血瘀，痰浊阻塞脏腑经络，更加无力运行心肺之阳，所以愈陷愈虚，愈虚愈陷，不能自拔。转以益气升陷，酌配行瘀祛浊。

处方：生炙黄芪各 30g，肥知母 10g，升麻 10g，柴胡 10g，桔梗 5g，山茱萸 10g，党参 15g，丹参 30g，生乳没各 3g。

先服 5 剂，症象如故。再服 5 剂，喘咳减少，能高枕而卧，血瘀症象及水肿略有改善，汗出颇多。原方加龙骨、牡蛎各 30g，又服 5 剂，诸症渐平，原来持续吸氧已开始停用。守方略加和中健胃。

处方：生炙黄芪各 15g，升麻 5g，柴胡 5g，桔梗 3g，知母 10g，生乳没各 3g，丹参 15g，砂仁 3g，二陈丸 30g。

连服 15 剂后，一般良好，已能下床活动。

【按】本例肺心病病情复杂多端，中西药治疗两月多，危重症象不减，再经仔细辨证，证属宗气虚陷，改投《医学衷中参西录》升陷汤主治。服药 1 月余，症情缓解。门诊复诊时登楼喘息短气存在，血瘀症象尚留残迹，续予升陷汤合皱肺丸调理。

二、痰饮咳喘水肿
（肺心病、呼衰、心衰）

奚某，男，78 岁。近年来气急逐步加重，活动喘甚，甚至休息时亦少气不足以言。因气急、胸闷、心慌加剧而住院，当时感染症状不明显，血气分析二氧化碳 80%，氧分压基本正常，血象正常，痰培养阴性，胸片：左肺中下部间质性肺炎，即用抗感染、强心、平喘、间断利尿、纠正电介质等治疗，仍然哮喘、痰鸣、不得卧、咳嗽、咯痰不易、心律多变、快速房颤，精神恍惚，颈脉怒张搏动，全身水肿，少量腹水，大便数日未通，当时住院用药已 17 天，症情反复多变，当即加用中药煎剂 1 剂。

处方：太子参 30g，麦门冬 20g，五味子 10g，葶苈子 15g，大红枣 7 枚，三棱、莪术各 10g，黑、白丑各 10g，炙地龙 10g，陈皮 10g，加水浸半小时，煎 10 分钟约 200ml，一次呷下。

于当天傍晚 4：30 分服药，至 6：45 分、8：45 分先后两次大便，数量一般，转矢频频，咳嗽较爽，尿量约 1000ml。翌日早晚原方再服 1 剂，大便自通两次，量多，色褐黄，尿自通约 2000ml 左右，咳痰特爽，涕唾、汗液均有，症情缓解，第三、第四天继续原方每日 1 剂，喘、肿、咳、痰稳定消退。后将原方葶苈子，三棱、莪术，黑、白丑各减量为 6g，加桑白皮 15g，杏仁 10g，南、北沙参各 15g，再服 7 剂而告愈。

【按】本症当属"肺胀"、"支饮"范畴，有喘、咳、肿、胀、痰等症，乃水气射肺凌心所致。由于久病肺肾本虚，肃降摄纳无权，本虚标实。急则治其标，还须"拳拳以元气为念"。方中以葶苈大枣泻肺汤为主，以泻肺实（葶苈子必须隔纸焙，研碎包煎，用量 15g，量大力宏，配红枣以甘缓），合三棱、莪术，黑、白丑，活血化瘀，通利二便，再加地龙，解痉平喘，虫类灵动之物，以搜剔水饮瘀浊于经隧深处，同时予生脉散，以益气养阴润肺而养正，其中五味子泻中有收、酸中有敛，酌配陈皮，化痰理气和中，实为"上病下治"之意。以肺之经脉下络大肠，互为表里，肺之清肃之气不能下降而使

97

大便不通；肺主通调，通调失职，不得下输膀胱，水道不利，溢而为肿为胀，便涩滞，喘咳痰鸣，心悸脉疾，肺心重病，感染无以控制，互为因果，病情不得缓解。加用中药煎剂，泻肺平喘、通利二便为主，结合益气养阴、敛肺守正为辅，一剂知，再剂而二便自利，诸症逐渐缓解而获控制。按资料介绍，葶苈子有较强的抗心衰作用，其"泻肺实、降心速"的功用，正是强心利尿的最大优点，再配棱术，二丑，加强活血化瘀，通利二便，使之二便通调，上病得以改善，乃致呼衰、心衰获得控制。在治标同时，辅以养正，使祛邪不伤正，扶正亦逐邪，达到养正与祛邪相得益彰之效。

三、心悸怔忡
（妇科疾病中的心律失常）

心悸怔忡、心律失常病例，不胜枚举。其中女性患者发病原因，多见于血管神经性心脏病、植物神经功能紊乱、甲亢、内分泌失调、更年期综合征等无明显器质性病变的心脏疾患。

（一）月经崩冲，心悸早搏

王某，女，55岁，教师。10年前，发现子宫肌瘤。月事常常提前，至则量多若崩，夹瘀块而下，建议子宫摘除术。患者拒绝，后转为中医中药调治。自述经水紊乱，一月再至，量多如汁，淋沥不尽，易于心悸怔忡，早搏频繁，脉数，烦躁，失眠，情绪激动，打骂任性。刻诊，症见四肢逆冷，颧赤火升。心电图提示：窦性心动过速，早搏频繁。舌质绛，根苔薄黄，脉细数。此乃冲任受损，心失所荣，肝火上炎，肝肾阴虚，阴阳失衡所致，治拟养心整脉、安神定志、调摄冲任、滋阴补肾、柔肝养血、解郁理气为法。

处方：丹参、皮各15g，黑山栀10g，柴胡10g，生地30g，干百合30g，太子参15g，麦冬10g，五味子6g，忘忧草10g，灵芝草10g，首乌藤30g，赤、白芍各15g。另配二至丸1瓶。

复诊诉述：月事周期较准，经量减少，情绪渐能控制。唯面赤火升、寐则盗汗、头晕心悸症状尤显。随症施治参以甘麦大枣汤、柏子仁、酸枣仁、茯苓神、珍珠母、龙骨、牡蛎等辅佐。连续调治3个月，自觉良好，诸症皆减，肌肤略现丰泽，精神面貌焕然一新，心速早搏逐渐减轻减少。

【按】本例心悸怔忡病史十多年，各项检测，无器质性心脏疾患依据。年逾七七，天癸应绝而未绝，反为量多勤至。西医认为雌激素水平过高所致。中医则归纳为血虚营弱不能濡养心脉，乙癸同源，肝肾匮乏，不足上奉于心，相火上炎，肝郁不舒，气逆郁积生热，使心脉循环受到障碍。故现易惊易恐，烦躁不安。按情施治，重点突出，先后有序。间歇中药调治同时，开导思想，情怀怡悦，豁达为要，达到相辅相成之效。

（二）思虑伤脾，阵发心速

谢某，女，40岁，中学职工。不惑之年，殇女抑郁，加之伴病辛劳，忧虑过度，终日以泪洗面，数月来常易头晕失眠，阵发心悸震荡，月水每行愆期，甚则停歇不来，少腹坠痛，乳房结块撑胀，得食脘腹饱胀，舌胖边齿痕。冲任不和，气血逆乱，心脾两亏，肝横气滞。治拟疏肝养血，以理冲任。

处方：小川芎6g，全当归10g，赤、白芍各15g，制香附15g，小茴香6g，泽兰叶10g，月月红10g，合欢花10g，开心果15g，炙甘草6g，夜交藤30g，红枣7枚。

1周后复诊，月讯已潮，少腹得和，肝郁渐舒，唯精神委靡，胃纳欠馨，寝不成寐。治法参以补益脾胃、养心定志为主。香砂六君丸合逍遥散、丹参饮、珍合灵片等方药增删治之。连续数周治疗，一般良好，经水基本准调。前因情志刺激，受郁悲伤，现在心悸怔忡，脉促胸闷已少发偶发。意欲毓麟而快，试予蓝田种玉之剂续以调养。方剂不外乎河车大造丸、八珍汤、五子衍宗丸、归脾丸等。

【按】由于心血管神经功能紊乱引起的神经血循环衰弱症是神经官能症中的一种类型，并无实验室及物理诊断的可靠依据。这种病症相当常见，大多在青壮年时期发生，以20～45岁的女性为最多。临床上表现为各种类型的心律失常，即中医学所谓之促、结、代、迟、速之异常脉象。是造成心系神经紊乱的因素之一。来自于突然受意外刺激，大脑皮质激素亢进，产生心律异常，同时也影响内分泌正常协调，出现月经不调，乳房结块，少腹胀痛，情绪变幻等。思虑太过，伤脾犯心，子夺母气，脾之病累及于心，心脾两亏遂致上述诸症。治当养心脾、益气血、疏肝郁、调冲任。

（三）产后怔忡，巅顶剧痛

姚某，女，33岁，工人。大产一月余，头痛巅顶为苦，甚则如五雷轰顶之势。伴心悸心慌，视谵昏渺，泛恶漾漾，手指时有震颤。家属述病，由于产后惊恐病起，加之情怀不抒，产后已逾一月，恶露尚未尽净，曾住院诊治，经各项检测，未见明显异常，拟诊为血管神经性头痛，窦性心律失常。是症心惊肉跳，恐惧胆怯，大便艰结，口干舌黄，脉来细弦而数。

处方：天麻 15g，钩藤 15g，生石决 30g，淡吴萸 3g，太子参 15g，生姜 3 片，酸枣仁 10g，朱茯神 15g，磁石 30g，川芎 6g，红枣 7 枚，广郁金 15g。

复诊：服药 7 剂，自觉稍有好转，仍有阵发剧痛，继续宁心平肝，续方 7 剂。

【按】产后气血大伤，百脉匮乏。惊恐抑郁而致肝肾受戕，血虚风动，痰瘀浊滞等病理产物勾结作祟，情志抑郁，郁而生热，浊气不降，清气不得升腾头巅，濡养心脉。又因足厥阴肝经，循喉咙后方上行，系目睛上额到巅顶与督脉会合，故心悸心慌、怔忡不寐、目眩泛恶、巅顶剧痛作矣。治拟平肝息风、宁心和胃。本例病症虽未得到满意的疗效，但对医者确是一个深刻的启迪。

（四） 脏躁怫郁，痰扰心神

戴某，女，50 岁，干部。5 年前月经开始紊乱，并有情志变幻，心烦意乱，哭笑无常之状，伴胸闷头晕，脉象迟弱。去年秋季，因心宕不宁住院，ECG 多次提示：窦性心动过缓、ST 段病态改变，诊断为心肌炎。后因疗效不著，特来中医门诊。如上所述，兼有喉间哽塞感，似有物阻，吐之不出，咽之不下，嗳气格格，叹息为快。曾有发作性心痛病史。

处方：瓜蒌实 15g，薤白头 30g，制半夏 10g，厚朴 6g，

101

下篇 疑难病症验案

陈皮 10g，丹参 15g，砂仁 3g（后下），降香 6g，朱茯苓 15g，玉竹 30g，磁石 30g，苏噜子 15g。

1 周后，病情好转。继以甘麦大枣汤为主，调治 1 个月，症情稳定若失。再予生脉散、半夏厚朴汤、二陈汤、甘麦大枣汤加减，配成丸药作较长时期的调理。不久前复诊，自述诸症已好，情绪较前稳定开朗，头晕胸闷心痛仅有偶发，喉间异物感消除。心电图复查示：基本正常心电图。

【按】本案既存在器质性病变的一方面，亦不排除功能失调的非器质性心脏疾病，而后者症状尤为突出。此与现代医学中所称之更年期综合征引起的内分泌功能紊乱、植物神经功能失调、功能性心系疾患颇为合拍。经曰："女子七七天癸竭。"冲任受损，肝肾不足，精气亏耗，血海空虚，心神失养，心志失合，怔忡失寐，喜怒无度如神灵所作。是谓"脏躁"，甘麦大枣汤主之。一度因心肌炎住院，检测提示：窦缓，ST 段改变。并出现心痛发作，亟宜按"胸痹"治，方以瓜蒌薤白半夏汤合丹参饮为主，效如桴鼓。喉间哽塞感来源于湿痰内聚，水饮停滞，脾胃不和，且伴有泛恶、眩晕、心悸不眠，参入燥湿化痰和胃之剂，得以转机。

（五）心本于肾，阴不敛阳

钟某，女，54 岁。于 1993 年 8 月 1 日初诊。血压 158/90mmHg。高血压病史 20 余载，由妊娠高血压始起至今。常易颧赤火升，汗出涔涔，面部皮肤色素沉着，雀斑密布，精神情绪有时不稳定，眩晕目花，动辄心悸心慌。素有慢性肾盂肾炎，小溲勤，至夜间为甚，舌红苔薄黄，脉细弦劲豁大。

处方：仙茅 15g，仙灵脾 15g，巴戟 10g，当归 10g，知母 10g，黄柏 10g，制首乌 30g，桑椹子 15g，枸杞子 15g，生白芍 15g，生槐花 10g，益母草 30g。另配：稀桐丸 1 瓶，缩泉丸 1 瓶。

复诊：随症施治益以桑叶、黑芝麻、杜仲、牛膝、车前子、怀山药、夏枯草、桑螵蛸、菟丝子、桑寄生等交替轮换使用。如血压持续不降可重用生石决、生牡蛎、羚羊角粉等。3 个月后血压渐趋平稳，面部色素仅隐约可见，夜寐尿次减少，头晕、心悸、疲乏等症也随之而消失。近两年来连续冬令膏滋调养，巩固疗效，保持基本正常。

【按】本例符合"心本于肾"、"病在上取之下"之说。病属肝肾两亏，阴阳失衡，治法采取滋阴潜阳，养心定志。以二仙汤合首乌汤为主处方，以冀"壮水之主，以制阳光"。此例现代医学称谓肾性高血压之范畴。

（六）虚劳体弱，心宕脉迟

马某，女，31 岁，工矿科室人员。患者妇女病普查时，诊断为子宫内膜炎，子宫颈Ⅱ度糜烂。月经每行色淡量少，甚则点滴而下，一见即无。平昔带多不绝，并无气秽。腰疼如折，面容苍白，乳房结块（小叶增生），时有发胀，右乳为甚，已有年余病程。食后饱胀，钡餐 X 光摄片，诊断为胃下垂、浅表性胃炎。平昔易于感冒发热，引发咳嗽痰多，大便常溏，伴有心宕、征忡、失眠，脉象细弱沉迟，伴结代。心率 58 次/分。曾经中西药短期服用，症情虽有好转，无如体质虚弱，终难复原。

处方：炙黄芪 30g，赤、白芍各 15g，川桂枝 6g，干姜 6g，大枣 7 枚，党参 15g，台白术 15g，炙甘草 15g，茯苓 15g，怀山药 30g，升麻 6g，当归身 10g。另配：女科八珍丸 1 瓶、玉屏风液 1 盒。煎剂丸药并进，中西医结合。定期赴医院妇科局部冲洗敷药，使药效保持最佳状态。中药选择辨证论治。若白带增多，参以黄柏、椿根皮、土茯苓；腰痛甚则以青娥丸加减治之；乳胀结块明显则以逍遥散为主；寐少心宕不已则考虑配伍交泰丸、龙骨、牡蛎等。药物治疗同时医嘱避寒保暖，预防感冒，精神保持愉悦，戒躁戒忧。饮食强调软食易消化食物，忌辛辣生冷。适当锻炼，生活要有规律性。

【按】综上所述，一派宗气不足、气虚下陷、脾运失健、心脉衰弱之象。应用黄芪建中汤、理中汤、补中益气汤为主治疗，药证相符见效神速，心腹之患，一并消除。

（七）瘿瘤肿胀，频发心速

姚某，女，26 岁，未婚，吴江松陵人。甲亢多年，颈脖瘿瘤肿大，如玉壶相仿。常有心悸、心速、心烦，嘈杂善饥，多汗乏力，性躁激动，升火掌灼，经水参差不调，面黄少华，纳谷不香，睡眠欠酣。甲状腺显象示：甲状腺峡部"温结节"。舌腻，脉滑而促。痰火上盛，心肝阳旺，痰瘀互结。治予清火豁痰，养心宁神，敛汗整脉，消瘿散结。

处方：夏枯草 30g，黄药子 15g，海石、蛤壳各 30g，海藻、昆布各 30g，炙甲片 10g，山慈菇 6g，大贝母 15g，生地黄 30g，左牡蛎 30g，龙胆草 3g，紫丹参 15g，路路通 15g。

复诊：加减随机应变，抓住主要矛盾，常用方剂为丹栀逍遥散、海藻玉壶丸、龙胆泻肝汤、小金丹、消瘿丸、夏枯草等。经治4个月，瘿瘤明显缩小，诸症缓解直至消除。

【按】甲亢"瘿瘤"亦称"侠瘿"、"瘿气"。以女子为多发，此与内分泌功能紊乱直接相关，其中如青春期一过性甲亢，不治而愈者并不鲜见。本例病机属痰气郁结，结聚不化，止壅于喉，干于经络，多由饮食缺碘，或忧思郁怒，久则成瘿。伴有心律失常频繁发作，血压持续升高，烦躁内热，嘈杂易饥，手颤失寐等。该病系慢性疾患，难以急于求成。用药妙处在于标本兼顾，汤丸并进。治宜滋肾柔肝，养液息风，清心豁痰，加以软坚，消瘿散结。中医治疗为辨证施治，食碘药物不受限制。

四、类中风（脑血栓形成）

（一）风痰阻络，宜祛风化痰，养血通络

李某，男，54岁。高血压多年常伴头晕目眩，旬前因情志不舒，突发右侧眼目眴动，口眼㖞斜，舌强语謇，继而右半肢体不遂，瘫软不用，神志一度昏迷，两天后转苏。面红易躁，体格肥盛，素嗜膏脂厚味，苔黄厚腻，脉弦滑，血压173/98 mmHg。此风阳夹痰火上扰清空，走窜经络。治以凉肝息风、涤痰利窍。

处方：明天麻10g，钩藤15g，牛膝10g，杜仲15g，黄芩10g，益母草30g，白附子5g，僵蚕10g，全蝎3g，生石决30g，全瓜蒌15g。

服药5剂，稍有改善，续方5剂，颜面眴动、口眼㖞斜、舌强语謇已大获好转，右肢逐渐能活动，继以息风豁痰为主，配合活血通络。原方去白附子，僵蚕，全蝎，加鸡血藤30g，陈胆星6g，川芎6g，丹参15g，续治10剂，症情若失，已能握拳携物，弃杖慢步，有时右眼有酸麻之感，血压稳定在143/90 mmHg左右，上方略作增删，再服15剂而愈。

（二）营卫亏虚，宜调和营卫，补气生血

陈某，男，52岁。常有肢节酸痛，头晕，怕风，易汗，乏力，面㿠不华。半年来感右侧手足不灵活，麻木，已多次发病治愈。近半月来右侧肢体痿弱酸痛，近于偏枯，知觉、运动均现障碍，口语不清，血压120/83mmHg，舌薄质淡红，脉沉细弱。显系气血亏弱，阳气不足，营卫不和，治以温阳行痹，养血通络。

处方：生黄芪30g，川桂枝10g，赤、白芍各10g，生姜5g，红枣5枚，川芎6g，当归10g，干地黄20g，秦艽10g，僵蚕10g。

服药7剂，右手握力动作好转，酸痛麻木减轻。续方14剂，已基本复常。再予补中益气丸，日2次，每次6g，小活络丹，日2次，每次3片，巩固1月而愈。

（三）上气不足，宜升补下陷，
活血寓于补气

王某，男，62岁。高血压史10年余，高脂血症，冠心

病。平时眩晕，耳鸣，甚至倾倒欲仆，气短心慌，神倦懒言。1周前左肢偏枯，痿废不用，左手握力甚差，下肢不能移步，口舌微㖞，语言不清。初起神思昏愦，现已神清，讲话音低，气怯少神，舌淡胖，脉细迟弱，血压98/60mmHg。上气不足，脑部血菀，斡旋无能。治以升阳补气为主，养血为辅，并以通活经络为使。

处方：生黄芪60g，知母10g，升麻10g，柴胡10g，生晒参15g，当归10g，白芍10g，萸肉10g，干地黄30g，地龙10g。

初服7剂，诸症好转，守方将芪、参、升、柴诸药剂量减半，再服14剂，左手已能握掌拿物，足能扶杖行走，精神、食欲大好。续方再予14剂，诸症消退，血压仍然偏低。

（四）气虚血瘀，重用黄芪补气生血，少佐活血通络

陈某，64岁。8个月前，夜半睡觉时，先感右肢不灵活，继而偏枯不用。迄今知觉、运动功能极差，患肢酸痛，肌肉萎缩，言语不清，口㖞流涎，面色苍白，舌质淡紫，苔白而腻，脉沉迟涩。乃阳气不足，气虚不能助血上升，瘀阻脑络，横淫肢体，治以益气养血，祛瘀通络。

处方：生黄芪60g，当归尾6g，桃仁6g，红花6g，赤芍6g，川芎6g，地龙6g，制附子6g，制乳没各6g，干地黄15g，桑麻丸15g，干菖蒲3g。

初服5剂未效，续用10剂，瘫痪一侧有了知觉，运动稍好，疼痛减轻。再守方又服20剂，右手已能握筷自食，右足亦能拄杖慢步，舌强口㖞复常。继予原方，黄芪减量为30g，

隔日 1 剂，间隙期中每日服补阳还五冲剂，日 2 次，每次 1 包，冲服，连治 1 月而愈。

（五）髓虚精亏，宜补肾填精，配搜风通络

张某，男，65 岁。春初中风脏证，抢救治愈，偏瘫存在。3 个月来，血压反而偏低（98～128/60～90mmHg）。10 天前复中昏迷，急诊处理苏醒。仍然右肢半身不遂，口㖞语謇，面赤升火，头目昏眩，活动气短心悸，头额多汗，口燥咽干，舌光红，脉细数。此肝肾两虚，髓海不足，精血不能上达于巅，脑失所营，因虚致瘀。治以滋阴填精，配合搜风通络。

处方：熟地 30g，怀山药 15g，枸杞子 15g，川牛膝 10g，山萸肉 10g，生龟板 30g，生石决 30g，远志 10g，全蝎 3g，鹿角胶 10g，上肉桂末 3g（分 2 次吞下）。

初服 7 剂，症有减轻，偏瘫未效。舌深红，津少。照方去全蝎、肉桂，加丹参 15g，川芎 6g，玄参 15g，二冬各 10g，紫河车粉 5g（分 2 次服）。加强滋阴填精，活血化瘀。再服 14 剂，偏瘫明显好转。守方再服 14 剂，诸症消退八九，血压维持在 120/90mmHg。后以左归丸、虎潜丸各 6g，日服 2 次，调理痊愈。

【按】类中风一门有中络、中经、中腑、中脏之别，有闭证、脱证之分。刘河间有"将息失宜，心火暴盛"之说；李东垣创"体肥形盛气衰"之论；朱丹溪则谓"湿生痰，痰生热，热生风"；张伯龙立阴虚阳亢，生风昏仆，以平肝潜阳，

息风涤痰之法。随证施治，庶几无误。

　　李案因体肥形盛，素体多痰，有风阳夹痰火上扰为患，阻滞经隧以致不用。故能以凉肝息风、涤痰通络获效。

　　陈案、王案以及陈女案，均有气虚不足之症，然陈案呈营虚不仁，王案则有脑失充养之症，陈女案则偏废不用。故在补养气血大法中，或温阳和营，或升阳通窍，或活血通络，求气为血帅，气行血行，血行瘀化之功。

　　张案为中脏证，根据舌脉辨证，为肝肾阴虚，因虚致瘀而发为半身不遂，治以滋阴填精，搜风通络，而得阴中求阳获痊。

　　数案之中当能辨明气阴之虚，痰瘀之实，则证治允洽，效验彰彰。

五、脉痹（无脉证）

　　游某，女，37岁。1993年12月12日初诊。素患贫血眩晕，两个月前突然晕厥，遂后动辄眩晕欲仆，无脉可按，血压测量不得，诊断为大动脉炎。初诊症状：舌薄黄，呕恶，唇燥口干，头晕头痛，耳鸣如蝉，嗜卧神倦，小便次数较多，有时不能控制，但无尿路刺激症状。无脉，血压不易测到。此肝肾两亏，阴血不足，气虚血瘀。治法拟予益气补血，活血通络。

　　处方：制半夏、明天麻各10g，台白术15g，生黄芪20g，川桂枝10g，赤芍15g，生姜3片，大红枣7枚，炙地龙10g，益母草30g，枸杞子15g，石决明30g（先煎）。服10剂。

　　二诊：脉象隐隐约约，细微软弱无力。测量血压，收缩压在 68 ~ 83mmHg，隐约可听到。病由肾气衰弱，气血瘀滞。治法再拟益气化瘀，通阳复脉，补益肾气。

处方：明天麻 10g，钩藤（后下）、生石决（先煎）各 30g，潼白蒺藜、枸杞子、赤芍、白芍、党参各 15g，麦冬 10g，五味子 6g，益智仁 15g，杭滁菊 10g。另配老红参末 4g，生水蛭末 4g，并和，分 2 次服。服 10 剂。

三诊：脉象细微软弱，若隐若现，血压检测，仍然不清晰，在 83mmHg 处能看到水银柱搏动。感觉头晕不已，目眩畏光，已无呕吐。二三天来，又增咳嗽咽痛，频发阵作。血脉瘀阻，循环失司，治宜通窍活血，滋肝息风，并以肃肺化痰。处方：

单桃仁、红花、川芎各 10g，赤芍 30g，香葱 3 支，真麝香末 0.3g（分两次吞服）、钩藤（后下）、生石决（先煎）各 30g，明天麻 10g，制首乌 30g，枸杞子 15g，杏仁、紫菀各 10g。服 10 剂。

四诊：静心测量，已能测得血压 68/53 mmHg。（左臂肱动脉）两手桡动脉微细，模糊不清，头麻目眩，气闷心慌。血脉瘀阻，清空失养，继续通窍活血汤守治。

处方：单桃仁 15g，藏红花 6g，小川芎 10g，西赤芍 30g，麝香末 0.3g（吞服），香青葱 3 支，九节菖蒲 10g，枸杞子 15g，钩藤 30g，杭滁菊 15g，珍珠母 30g，参三七末 3g（另吞）。服 10 剂。

前后经治 80 天左右，用中药治疗以来，反复测量血压，双臂肱动脉均能闻及搏动之声，血压常在 83/53mmHg 上下。脉搏亦能明显触及。原有头晕、耳鸣、呕恶、倦怠、尿频等症状，均有不同程度减轻。后因避孕失败，行人工流产手术，术后百脉空匮，症情又有反复。再以中药宗当归四逆汤，温经散寒，通阳复脉之治，逐渐恢复如常。

处方：当归 10g，北细辛 3g，桂枝、木通、甘草、水蛭各 6g，桃仁 10g，虻虫 6g，赤芍 15g，路路通、地龙各 10g。服 14 剂。

【按】大动脉炎，又称无脉证，中医学病机究为肝肾两虚，浮阳亢越，心气衰弱，心营亏损，血瘀阻络，脉道痹塞所致。初以半夏天麻白术汤合黄芪桂枝五物汤主治，以益气生血，平肝祛痰，继加滋益肝肾，为加强通脉活血，而又与通窍活血汤合治，而后因行人工流产手术，气血大伤，病情小有反复，施以当归四逆汤，养血温经为主，配以理气活血而转复如常。

六、厥脱（休克）

休克在中医学中属厥脱范畴，包括厥与脱两个证候。古人论厥者多，论脱者少。实际上所谓厥证的某些证候中就包含着一部分脱证证候在内，故两者之间，常互相转化，有时较难截然分开。但是可以这样认为，厥为脱之轻证，脱为厥之变证。在临床上，厥脱常并而论之。现将验案四则介绍如下。

（一）感染中毒性休克

张某，男，36 岁。1983 年 2 月 15 日急诊入院。患者高热，怕风，头痛，体痛，胸痛咳嗽，咯痰先稀后浓，4 天后汗出热衰，体温降至 37.5℃ ～38℃，呼吸 28 次/分，脉搏 124

次/分，右肺部叩诊浊实音，听诊右肺湿啰音。查：血白细胞 $18.6 \times 10^9/L$，中性88%，淋巴12%。胸片示：右肺呈大片均匀致密阴影。痰培养找到金黄色葡萄球菌。在入院两天后，突现冷汗淋漓，体温不升，四肢厥冷，烦躁不安，脉极细数，苔黄口干，气急咳嗽，痰黄浓稠，难以咯出，血压在 38～83/23～53mmHg。诊断：中毒性肺炎。经升压强心等抢救14个小时，血压徘徊在 38～53/15～23mmHg。中医辨证，属外邪侵肺，痰热壅盛，气阴被伤，又有阳气骤脱之象。急进生脉散合千金苇茎汤主治。

处方：生晒参30g，麦门冬15g，五味子10g，鲜苇茎120g（去节），生苡仁、甜瓜瓣各30g，桃仁、大贝各15g，龙骨、牡蛎各30g。

服药1剂，血压渐升至98/68mmHg，汗敛肢温，咯痰转爽，脉数已缓，续方1剂，症趋稳定。检查：血白细胞 6.75 $\times 10^9/L$，中性72%，淋巴28%，继予清热养阴，润肺化痰，调治痊愈。

【按】本例由外邪侵肺，痰热壅盛，属风温重症。虽然得汗热势稍衰，然脉证不符，乃气阴并耗，正虚邪盛所致。旋因大汗肢厥，体温锐降，脉极细数，而现阴竭阳亡，暴脱之证。然咳嗽气急，痰浓难咯，又为痰热壅肺、邪气猖狂之象。当此治疗，如只顾扶正，必使猖狂之邪不去。若只重祛邪，又必正气虚极而不支。因此，必须扶正与祛邪并进。而当务之急，又应偏重于扶正，故用大剂生脉散加龙牡，以益气固阴；配合千金苇茎汤之清肺泄热，化痰祛瘀。服1剂症减，再剂症退而安。

（二）心源性休克

杜某，男，51 岁。1977 年 5 月 9 日初诊。患者高血压、动脉硬化已久，今年初血压骤升至 263/156 mmHg，一度发生中风危象，4 月初突发剧烈心绞痛，心电图多次提示：前壁及前间壁广泛心肌梗死，并合并心律失常、心力衰竭、休克等险症。经抢救治疗，心绞痛缓解，心律失常及心衰基本控制，然血压在 60 ~ 83/53 ~ 75mmHg 之间徘徊。多汗发润，肢冷神躁，舌质紫胖，苔厚，脉细微弱，并有上身怕热面赤，下体畏寒。中医辨证：属元阴元阳大虚，兼有痰浊瘀郁，阴阳格拒之势，曾予回阳救逆、益气固脱、敛阴止汗诸法，共治 20 余天，症情渐趋平稳，血压及脉压仍无改变趋势，自觉精神萎软，额汗多，短气乏力，活动更甚，肢温神静，舌质暗红，舌下瘀筋青紫，口唇微绀，脉细而涩，面色由原来潮红转为晦滞之色，心脏衰弱，心气大虚，血脉凝滞，循环不畅，转用益气补阳、活血通络、敛阴固卫之法，用补阳还五汤加味。

处方：生炙黄芪各 60g，当归、红花、桃仁、川芎、赤芍、炙地龙、炙水蛭各 6g，老红参 10g，龙骨、牡蛎各 30g。

服药 3 剂，血压即冉冉上升，至 120 ~ 128/90 ~ 98mmHg 之间，脉率稍快（80 ~ 100 次/分），续方将黄芪、红参剂量均减半，又服 1 周，症情好转，血压稳定在 128 ~ 150/83 ~ 98mmHg 之间，脉压差距增为 30 ~ 38mmHg。守方调治半月余，恢复正常，已工作数年。

【按】本例高血压，一度发生中风危象，继又突发剧烈心绞痛，急性心肌梗死，并发心律失常、心力衰竭、休克等险症，如心痛致厥，厥而致脱的危象毕露。经中西结合抢救治疗20余天，诸症已获控制，唯休克之象尚未得缓解，有阴竭阳脱、阴阳格拒之势，经治疗症情虽渐趋平定，但脱证之象，犹有隐伏存在之危机，如还有额汗多、短气、乏力等象。前辈医家有云："头汗而微喘者，亦阳脱也。"可见厥脱忌汗，因不应有汗，故又云："反汗出者，亡阳也。"此心液外泄。泄之过极，致有阴无阳。同时体征所见，更有舌质暗红，舌下瘀筋青紫等血瘀现象，由心气心阳大衰，心营心阴久耗，乃致循环失畅，转用王清任之补阳还五汤加味，方中以大剂黄芪益气补阳，生用又能固卫敛汗，辅以轻量多味之归、芍、桃、红、川芎、地龙、水蛭，以活血通络，配红参之益气固脱，共奏气旺而血自行、祛瘀而不伤正之功，更合龙牡以潜镇敛阴，使阳回阴敛，气充血运，故服药3剂，血压即冉冉上升，除药物剂量略作调整外，守方连服3周，血压及脉压复常，诸症痊愈。

（三）低血容量性休克

张某，男，48岁。患者有胃及十二指肠球部溃疡病史10余年，曾3次上消化道出血，现仍有反复规律性上腹疼痛，痛时稍食能缓。1周前因情志激怒，胃脘又发疼痛，心下嘈杂，懊憹不已，呕血量多，色紫黑，3天来约计呕血量达2000～2500ml，大便薄溏，色咖啡样，日行3～4次，每次约300～500ml。经输血、止血、补液等处理，出血倾向已有好转，呕吐、胃脘渐和，仍有腹胀，黑便一日两次，量有减少，昨起面容更加苍白，多汗，皮肤湿冷，四肢指（趾）端厥冷，动则气短、头晕、心悸，神思恍惚，有时躁扰不宁，舌淡胖紫气，脉细微而数。血压下降，从原来 128/83 mmHg，降至 38/23 mmHg，虽经用升压药及输血等治疗，24 小时来血压无上升。血检：血红蛋白 32g/L，血红细胞 0.96×10^{12}/L。中医辨证：属肝逆犯胃，脾胃虚寒，气不摄血，血逆妄行，血脱气竭之证。急以益气固脱，温脾摄血，温脾汤主治。

处方：朝鲜红参、制附子各 15g，炮姜、干姜、炙甘草各 10g，川军炭 6g，赤石脂、龙骨、牡蛎各 30g。

服药两个小时后，血压稍升，至六个小时血压已上升至 113/68 mmHg，厥脱症情减轻，再服两剂，诸症好转，血压稳定在 105~128/68~90mmHg，治转黄芪建中汤以益气建中，配蒲黄、阿胶珠以养血化瘀，调治半月余。血检：血红蛋白 96g/L，血红细胞 2.88×10^{12}/L，治愈出院。

【按】本例大量出血，乃肝逆犯胃，气不摄血，血逆妄行，进而血脱气竭，用温脾汤中之红参，益气固脱而生阴血；四逆回阳救逆；炮姜、川军炭、赤石脂，祛瘀止血；更配龙骨、牡蛎敛汗固阴。药后 2~6 个小时，血压逐渐上升，再服两剂，血压基本稳定在正常范围，诸症消退，唯一派虚弱现象存在，乃气血阴阳俱为不足，何况本例原属中虚胃痛。尤在泾谓："欲求阴阳之和者，必求于中气，求中气之立者，必以建中也。"故重用黄芪之补中益气；甘、枣、饴糖之甘以建中而缓急；姜、桂之辛以通阳调卫；芍药之酸以收敛和营，使中气健旺，得以四运，从阴引阳，从阳引阴，而使气血阴阳得能协和；再配蒲黄、阿胶以养血化瘀。调治半月，不但症状消退，血压正常，而血红蛋白、血红细胞计数均有显著上升。

115

（四）过敏性休克

李某，女，25 岁。1984 年 3 月 15 日患者注射青霉素针剂（做过皮试）数分钟后，突然跌仆在地，当时面色苍白、额汗、肤冷、脉细，急送急诊室。当时已神志昏沉，血压降至零。半小时后深度昏迷，躁烦不安，呼吸急促，大汗肢厥，面㿠白颧红，舌淡紫，脉微难测。经抢救未见逆转，此时血压为零已经 18 个小时，小便亦 10 余小时未通。由于多种升压药无效，乃邀本院五老（黄一峰、王硕卿、陈松龄、叶孝曾和笔者）会诊，诊得症如上情。中医辨证：属阴竭阳脱、浮阳外越、心肾衰竭之证。拟破阴回阳，宣通内外，益气敛阴，潜镇固卫，白通汤主治。

处方：葱白 5 茎，制附子、淡干姜、老红参各 15g，白芍、龙骨、牡蛎各 30g，煎汤灌服，入口即吐，后嘱热药凉服，徐徐下咽。

服药一个小时后，血压隐隐测到，再一时许，血压升至 60/30 mmHg，脉象渐由绝而微而细，但险症诸象未解。翌晨复诊，一夜间血压在 83～113/38～68mmHg 之间，神静，汗止，手足变温，溲溺自通，舌转淡腻，口干，脉细软带数。撤去升压药等西药，按阳气来复，阴液尚亏，议以益气养阴为主，扶阳敛汗辅之。

处方：生晒参、麦门冬各 10g，五味子、制附子、干姜、炙甘草各 5g，生白芍 15g，牡蛎 30g。

再两剂而诸症悉平。

【按】本例由致敏药物所致的猝倒昏仆，乃气机逆乱之厥变，进而出现阴竭阳亡、阴阳格拒之证。虽经中西医药结合抢救，然连续血压为零达 18 个小时之久，病情危殆，阴阳离决之势，转瞬堪虞。当即急方以姜、附之大辛大热、回阳救逆之品；更用葱白以宣通内外；尤以红参益气固脱。以上诸药如果冒昧用之，既虑更损阴液，又恐躁动浮阳，于是更用白芍敛阴，龙牡潜镇，引阳入阴，以解亢逆之势。然本方终以大辛大热为主，而且热药热饮，故入胃即吐。后嘱其热药凉服，徐徐饮咽，而不再呕吐，从而更好地发挥回阳救脱作用。翌晨复诊时，血压已趋向稳定，诸症大大减轻，是乃阳气来复，阴液尚亏，转予生脉散益气养阴，合四逆汤扶阳抑阴，并减量为三分之一，使阴阳得以平调，再两剂而痊愈。

七、神昏谵妄案
（感染性疾病、脑血管意外）

（一）霍乱神昏（沙门菌属感染）

王某，男，27 岁，工人。因恶寒发热，头痛恶心，呕吐泄泻 3 天入院。中医诊为霍乱，西医诊为沙门菌属感染，用中西药治疗 3 天，泄泻呕吐虽止，但热势羁留，更见神志恍惚，谵妄，舌体胖，伸舌震颤，舌苔白腻，中根略黄，边尖红，脉细濡。此乃湿热相持不化，阻遏神机所致。治以芳香利窍，宣浊化湿。拟菖蒲郁金汤合藿朴夏苓汤加减。

处方：九节菖蒲 5g，郁金 10g，胆南星 5g，半夏 10g，藿香 10g，豆豉 5g，川朴 5g，赤茯苓 15g，杏仁 5g，蔻仁 3g，苡仁 15g，滑石 30g，鲜荷梗尺许。

服药 1 剂而热退神清，腑通苔化。续服 2 剂诸症痊愈。

【按】沙门菌属感染，一般可归入中医学所记载的"霍乱"病证之中。本例沙门菌属感染而伴神志恍惚、谵妄等症，说明已有中枢神经系统中毒症状，证情急骤，如不及时进行抢救，可导致死亡。遵循"治病必求其本"的原则审因论治，用芳香通窍、宣浊化滞法，俾湿去而热无所附，清窍为之亦开。药证相符，故奏效迅速。

（二）湿温神昏（肠伤寒）

唐某，女，60 岁。因发热 2 周入院。血培养检及有伤寒杆菌生长，诊断为湿温（肠伤寒），经中西医（用抗生素、维生素、补液、中药，未用激素）治疗 4 周，热虽渐退但合并肠出血，经救治后血已止，唯食欲不振，大便半月未行。两天来突发神昏谵妄，时以左手掩口，幻见水满屋宇，恐惧万分，喃喃自语，日夜不休，但有时尚能对答。按压腹部虽有充实之感，但无疼痛。舌体胖嫩，质紫，苔白腻，脉细濡而弱。此乃正气不足，湿邪弥漫三焦，腑浊逆犯神明，心窍被蒙，致神昏冒瞀。治当导痰开窍，益气醒神。拟涤痰汤内服。

处方：南星 5g，半夏 10g，枳实 10g，茯苓 15g，橘红 5g，石菖蒲 5g，白人参 10g，竹茹 15g，甘草 3g。并予盐水低位灌肠。

药服 2 剂，果得腑通神清。诸恙渐安，唯体倦纳逊，将息数日而愈。

【按】肠伤寒属"湿温"范畴。本例系暴发型肠伤寒，病情危重，临床症状复杂凶险，既有意识障碍（神昏谵妄），更有精神症状（幻觉，自语，恐惧）。抢救暴发型肠伤寒，必须立即辨清以湿为主，抑或以热为主，再予治疗。本例症情从湿论治，又辅以盐水灌肠，见效甚捷。

（三）中暑神昏

刘某，女，28岁，职员。酷暑顺产第六天，发热39℃，翌日下午即不省人事，急诊入院，诊断为中暑。入院时体温40℃，经物理降温、脱水、抗感染及支持疗法抢救，体温降至38.3℃。但仍人事不省，牙关紧闭，四肢抽搐，肌肤干燥无汗，二便失禁，喉间痰声辘辘。舌质红绛，苔淡黄而腻，脉濡数。此系产后百脉空虚，暑热之邪乘虚直入，热邪夹痰蒙蔽心窍，引动肝风所致，故急以清暑解肌、泄热开窍。方选新加香薷饮合至宝丹。

处方：①至宝丹1粒，珍珠粉1g，鲜竹沥100ml调服。②川连3g，金银花15g，连翘15g，香薷5g，白扁豆15g，厚朴5g，赤芍15g，丹皮10g，鸡苏散30g。③石菖蒲注射液5支，加入补液中静滴。④西瓜汁频频灌服（鼻饲）。治疗1天神清，2天热退，稍事调理而愈。

【按】夏月直接受热，猝然晕倒，昏不知人，四肢抽搐，牙关紧闭，系由于暑热引动内风所致，可归属中医学"暑闭"。中暑重症，尤其有意识障碍者，应注意舌质。本例舌质红绛，当为邪入营分；苔淡黄而腻，又为气热邪盛，故予清暑透邪合清心开窍。本例起病实因产后百脉空虚，暑热乘虚而入所致，故又予西瓜捣汁频频灌服，既清暑解热，又益阴利尿，于产后之证尤为相宜。

（四）中风神昏（脑血管意外）

徐某，男，72 岁。神志昏迷已 3 天，呼吸气粗，口鼻㖞斜，目合项强，喉间隐隐痰声，大便 4 日未行，舌紫绛无津，苔腻浊，脉象不扬。年逾古稀，液涸阴竭于先，水不涵木，风阳上扰，更加体胖多痰，风阳夹痰堵塞神明之窍。证属中风闭证（脑血管意外）。急以平肝息风，豁痰开窍，以救急于万一。俟神志转清，当从阴论治。

处方：①羚羊角粉 1g，珍珠粉 1g，万氏牛黄丸 2 粒，研末，用温开水调后鼻饲。②石菖蒲注射液 5 支加入补液中静滴。

用药 1 天后，神志逐渐转清，有时能睁眼，自知欲小便。继续用药 1 天，通下腑垢黏腻浊臭颇多，神识渐苏，呼吸转平，痰声消失。当养阴息风、清心豁痰。

处方：桑叶 10g，菊花 10g，生白芍 10g，生地 15g，生石决 30g（先煎），钩藤 30g（后下），陈胆星 5g，川连 1.5g，干菖蒲 5g，瓜蒌 15g，礞石滚痰丸 30g（包煎），羚羊角粉 1g（化服）。

服药 3 天后神志渐清，继以育阴潜阳、平肝息风、清心豁痰类药施治。

处方：①桑叶 10g，菊花 10g，钩藤 30g（后下），生白芍 30g，玄参 15g，麦冬 10g，生地 15g，陈胆星 5g，枳壳 10g，竹茹 15g，瓜蒌实 20g，生石决 30g（先煎）。②更衣片 3 片，每日 3 次，吞服。

4 天后，神清，大便通畅，四肢活动无碍，舌红，津少，脉细带滑。再以养阴益气、生津清暑调治。

处方：太子参 15g，麦冬 10g，五味子 5g，玄参 15g，杏仁 5g，生地 5g，桑皮 15g，瓜蒌实 15g，生白芍 15g，生牡蛎 30g（先煎），六一散 30g（包煎）。

服药 4 天，诸症悉除，病愈出院。

【按】中风一症，唐宋以前均以外风为因，金元以后偏以内风为主。而李东垣以气虚、喻嘉言以正虚立论。对于治疗中风一症，兼收并蓄，随证而用，颇有心得。临证之时，尤其重视舌象。本例舌绛无津，结合临床症状，断定为阴虚风动之证，立法从阴着眼。急当救标，一俟神志转清，即养阴以息风，祛痰以清心，火熄风静而阴自复，痰除心清而神自苏。

八、热病重证（恶网、伤寒）

（一）恶性网状细胞增生症

许某，男，28 岁，工人。1973 年 5 月初因过劳受寒，致恶寒发热。开始热型不规则，继而高热持续不退，伴体痛、咳嗽、咽喉痛，两颊红肿胀痛，全身结核累累、不痛。经左锁骨上淋巴结病理活检切片（苏医 733905 号）诊断：恶性网状细胞增生症。

入院时已病 36 天。持续高热 40℃上下，日晡尤甚，口渴恣饮，神情烦躁，汗出淋漓，伴干呛、咳痰、咽痛。舌红苔薄黄，脉洪大而数。体检：神清，重病容，面油光，颈项、腋下、腹股沟等处都能摸到如黄豆或桃核大小不等的肿大淋巴结，不红不痛。两侧腮腺红肿触痛，反复发作。咽部充血，扁桃体双侧Ⅱ度红肿。颈软，胸骨无明显压痛。心脏无异常，心率120次/分，律齐。两肺闻散在干湿啰音，肝大，肋下3cm，脾1.5cm，腹软无包块。入院后即予中西两法治疗，经用多种抗生素5天后，查转氨酶200以上，白细胞1.4×10^9/L，尿蛋白、颗粒管型均为（＋＋），因而停用抗生素，作对症处理。中医按辨证，急予清热解毒、凉营护阴、祛痰散结、利咽消肿之重剂。

处方：生石膏60g，肥知母15g，生甘草5g，粳米1撮，生地30g，丹皮10g，赤芍15g，川连3g，黑山栀10g，桔梗5g，山慈菇10g，甘露消毒丹30g。

3剂后，症无变化。续服5剂，体温下降至38.5℃左右，臭汗甚多，偶有鼻衄，舌红口渴，脉大而数。热势虽有下降，余症依然如故，仍为肺胃热炽，温毒灼营，痰火内盛。治续原意，以防高热昏谵之变。

处方：鲜竹叶15g，生石膏60g，鲜生地30g，天麦冬各10g，元参15g，丹皮10g，川连3g，淡芩、黑山栀各10g，连翘、金银花各15g，牛蒡子、山慈菇各10g，天葵子、玳瑁片各30g。

连服两周，体温在38℃左右，午前已有短时退净，出汗略减，两腮红肿仍有发作。用金黄膏外敷5天无效。改用鲜大青叶半斤，洗净打烂如泥，外敷两颐，连续10余次获显效。全身结核有所缩小减少。续以原方增损。

处方：竹叶10g，生石膏、太子参各30g，生地15g，天麦冬各10g，元参15g，丹皮10g，银花、连翘各15g，山慈菇10g，天葵子、海石蛤壳各30g。

又服 1 周，热退，发颐偶有小作，全身结核尚在，咽红，舌干，舌根焦黑，脉弱而洪。住院 1 月复查：白细胞由 $1.4 \times 10^9/L$ 上升至 $6 \times 10^9/L$ 以上，肝功能正常，尿蛋白、粒状管型转阴性。胸片复查示：支气管炎。温毒大势已去，肺胃余热留恋，痰热结聚，气阴受耗。治转清暑益气，养阴解毒，消痰散结。

处方：太子参 15g，天麦冬各 10g，五味子 5g，川石斛、玄参、银花、连翘各 15g，藿香叶 10g，天葵子 30g，山慈菇 10g，昆布、海藻各 15g，六一散 30g。

上方略作加减，连服 40 余剂，治愈出院。

【按】本例"恶网"属中医温毒范畴。长期高热不解，全身淋巴结肿大，扁桃体及腮腺红肿胀痛，消退无常，甚至日一二发，症情险恶。先投清热解毒重剂之清瘟败毒散，继用清热益气生津之竹叶石膏汤，后用清暑解热、益气养阴之王氏清暑益气汤等方为主，加减出入，配合祛痰散结、利咽消肿之药。同时，用穿心莲针、201 针各 1 支，肌注，一日 2 次，连续 35 天，接用 305 针（白花蛇舌草）穴位注射，一日 1 次，亦 35 天，以增强清热消痰散结之功。西药配用氢化考的松加入静滴，半月后改口服强的松，先后用药计 38 天；其他给保肝药、维生素类、高能量制剂等，共住院 97 天，痊愈出院。随访 5 年余，一直保持稳定。

（二）伤寒合并肠出血

钱某，女，22 岁。确诊伤寒，20 多天来经中西药治疗，发热未退，上午 38℃，日晡升高至 40℃左右，汗出较多。昨晨起腹部隐痛不适，大便下血，色鲜量多，九次下血约计1200ml，夹杂粪块甚少。体检：神清，面色油垢，中泛苍白，腹略膨，脐右上侧及脐左下侧有轻度压痛，伴有肠鸣。唇燥齿干，舌红苔黄，口渴欲饮，脉濡数。大便隐血：强阳性。血红蛋白60g/L，红细胞1.44×10^{12}/L，白细胞5.4×10^{9}/L，血压110/75 mmHg。诊断：伤寒合并肠出血。

中医辨证：湿温病已逾三候，热重于湿，湿热化燥，侵犯营血，迫伤肠道络脉，以致大量便血。病情险恶，极易内陷厥少，或亡血致脱之变。治以凉血止血，清热解毒，兼以益气固阴。

处方：①犀尖粉1g（吞服）。②鲜生地60g，赤、白芍各15g，丹皮10g，太子参15g，阿胶珠10g，川连3g，淡芩炭10g，炮姜炭3g，川军炭5g，广木香3g。

服药1剂，症情不减，照方加服参三七粉3g（吞服），再服1剂，昨起又便血8次，多是鲜血夹杂瘀紫血块，约1000ml。体温38℃左右，神情虽安，疲乏懒言，面色㿠白，额汗，四肢尚温。舌体略胖，质嫩红，苔黄，唇燥齿干，脉细软数。系由湿热化燥，下血过多，气失所附。急转益气固脱，养血止血，配以清热祛湿。

处方：①吉林人参20g，煎极浓汁，频频饮服。②干地黄、阿胶珠各30g，丹皮、赤白芍、淡芩炭各10g，生白术15g，炙甘草5g，银花炭15g，炮黑姜3g，赤石脂、龙骨、牡蛎各30g。

再进2剂。四天中先后输血4次，共1400ml，加用西药止血药，便血仍不减而停用。大便今日未更，热势退而不净，神安，腹软。舌淡红，苔薄黄，脉细弱。下血虽止，余烬未熄，气阴大耗，尚须谨慎，以防反复。转以清气养营，健脾助运。

处方：干地黄 30g，麦冬、西洋参各 10g，元参、丹参各 15g，阿胶珠 10g，炙甘草 5g，白术、苡仁、怀山药各 15g，赤石脂 30g。

5 剂药后，便行 2 次，先褐后黄，粪干成条，诸症消退，续取原方去西洋参加太子参 15g，调治 1 周出院。

【按】本例伤寒合并肠出血，五天中便血 20 余次，约计出血 2300ml，可谓险候矣。中医称之"湿温重症"，由于湿热化燥化火，深入营血。初治两天，以凉血清热解毒，同时输血，用止血西药无效。因出现亡血脱证先兆，乃亟以益气固脱之独参汤频频灌服，并以益血养阴、健脾固摄之黄土汤加减主治，结合输血，血止而症安。按本病转归有二：一是下血后腹和神安，热势随之下降，诸症消退，可谓佳象；二是下血后汗出如雨，烦躁不安，懊憹，腹痛，肢厥，脉伏，血压下降，属亡血亡阳脱证，乃是恶候。本例虽出血不止，但其他证象尚平稳，故经及时拨乱反正，使症情转危为安。

（三）沙门菌感染

王某，女，27 岁，医生。患者持续高热 39℃～40℃已 20 余天，周围血象偏低，血肥达试验三次阴性，血培养无菌生长，骨髓穿刺、胸片及心电图等均无异常。诊断：沙门菌感染。用抗菌素等治疗未效，邀请会诊。诊时高热 39.6℃，汗出不彻，自感畏风，皮肤干灼，胸闷心烦，面黄垢，渴欲饮，苔黄腻，脉濡数，睡眠尚安，知饥欲食（半流汁），大便尚调，尿色较黄。

中医辨证：湿热之邪，郁遏气分，热处湿中，湿热势均，故持续高热不退；因汗出不彻，皮肤有时干灼，自感畏风，乃为卫阳不宣之故。证属湿温，治以芳香宣化、辛开苦降兼进。

处方：藿香 10g，川朴 5g，制半夏 10g，赤茯苓 15g，川连 3g，黑山栀、淡豆豉各 10g，干菖蒲 5g，杏仁 10g，蔻仁 3g，苡仁 15g，鸡苏散 30g。

服药 1 剂，溱溱自汗，热势渐减；再进 2 剂，热退症安，调理出院。

热退约 2 周，因起居不慎，外受暑热，再着新凉，不规则发热复作 4 天，而再度住院。体温在 37.5℃ ～ 39.5℃ 之间，血象不高。3 天后体温更见升高，早晨已达 39.5℃。再邀会诊，诊得患者干灼无汗，怕风怯寒，头胀胸闷，下午体温高达 40.6℃，并无燥热躁扰之象。面黄油垢，苔白罩黄而腻，渴不多饮，脉濡数。湿热之邪未清，复感暑热，兼以寒郁，卫气不宣，表里同病。治以祛暑辟秽，解表化湿。

处方：藿香 15g，叶苏梗 10g，大腹皮 15g，陈香薷 10g，白扁豆 15g，厚朴 5g，葛根 6g，赤芍 15g，竹叶 10g，芦根、鸡苏散各 30g。

服药 2 剂，汗出表解，热降至 38℃。原方去叶苏梗、陈香薷，加青蒿 15g，再服 3 剂，热退后调理而安。

【按】本例湿温，持续高热达 20 余天，乃湿遏热伏，卫分不得宣达，气分热邪炽盛之故。治以芳香宣化之藿朴夏苓汤，使卫分之邪轻扬外达，合王氏连朴饮之苦降辛开，使湿热之邪分消而解，故取效较捷。患者复感外邪，经藿薷汤加减，芳化解表，配合祛暑之品，亦只二三剂，取得退热之效。

九、肺胀喘咳（气胸）

"气胸"的临床主要见症，颇似中医的"肺胀病"。《灵枢·胀论》指出："肺胀者，虚满而喘咳。"其发病的原因，有外邪乘肺，咳喘损肺，创伤肺膜及用力努责等。临床治疗，可按"肺胀病"的证候特点，分辨标本、虚实、寒热，遣方用药。兹举不同证型的案例数则，以供同道临床参考。

（一）单纯性气胸，治以辛开肃肺，理气降逆

徐某，男，28 岁，职工。自诉素来体健无病，从 18 岁起先后突发暴喘胸痛，已有 5 次，少则 1 天自愈，甚则 3~5 天才解，发病多在右侧，曾经 X 线胸透诊断为右侧自发性气胸。平时易于伤风。昨在工作时又突发右侧胸痛，气急不得卧，半天后未作处理，即渐减轻，仍有胸闷、咳嗽。门诊体检：视诊右胸略形饱满，肋间隙无明显增宽，语音震颤低弱，叩诊轻度回响增加，听诊右肺呼吸音低，两肺无干湿啰音，苔薄黄，脉浮滑，X 线胸透示：右肺压缩 50% 左右。治以辛开肃肺，理气降逆。

处方：紫苏、陈皮各 10g，大枣 5 枚，陈酒 2 匙（匀二次加入同煎），半夏 10g，茯苓 15g，桔梗 5g，紫菀、杏仁各 10g，煅代赭 30g。

服药 3 剂，症状缓解，再服 3 剂后，X 线复查右侧肺叶已张。嘱服玉屏风散（丸），每日 10g，连服两月，调理巩固。

【按】本例为单纯性气胸，平时易于伤风。按肺司呼吸，皮毛为之合，肺气不足，外邪客于皮毛，则肺之窍道闭，闭则肺气壅塞损裂乃致呼吸不利，突发肺胀。此之症状尚属轻浅，故参《圣济总录》"治疗卒气喘，紫苏汤主之"，以辛开之法，配合祛痰、止咳、降逆之品，药后即获缓解。外观病人体形健壮，何以十年中多次发病，乃因肺脾气虚，卫外不固，故以玉屏风丸之益气固卫善后。随访年余，伤风减少，气胸未发。

（二）肺结核伴气胸，急则治标，主以温肺化饮

单某，男，40岁，干部。患者在做气功时，突感胸闷胸痛、气急、干咳，当地治疗缓解。四天后出差江西等地，因携物持重，前恙又作，当即住院。X线诊断：右侧气胸压缩80%左右，经抽气两次及西医治疗数天好转，自动要求出院。一周后来我市，又感胸闷气急加重，乃来院门诊。胸透诊断：右肺压缩60%，左上T.B.Ⅲ。尚伴胸痛、干咳、心烦，阵发窒息感，收住入院。体检：面色黝黑，唇甲略绀，气管略向左偏移。叩诊右胸部鼓音反响，语颤降低，听诊右肺呼吸音明显减低，心率较快（100次/分）。舌质淡红，苔黄腻，口干燥，脉浮滑数。患者平时嗜烟茶，早晨常多白滑腻痰。治以温肺化饮，清泄郁热，酌配活血和络。

处方：净麻黄10g，生石膏30g，生姜3g，大枣5个，炙甘草3g，制半夏、橘红各10g，茯苓、丹参各15g，生乳没各3g，丝瓜络10g。

服药3剂，胸痛、气急、窒息感已衰大半，咳痰黄浓已

爽。继续 2 剂，诸症若失。后以二陈汤加味，连续 5 剂。胸片复查：右肺自发性气胸，压缩部分已扩张。随带二陈丸、补中益气丸出院。

【按】本例肺胀系由努力持重伤气，加之素喜烟茶，烟辛袭肺，多喝积饮，触动饮邪，肺气宣肃失司，肺之络脉损伤，肺泡破裂，乃暴发咳喘，胸痛。投以越婢加半夏汤温肺化饮、清泄肺热，二陈汤祛痰理气，配以丹参、乳没活血和络。仅服 5 剂，症状缓解。患者住院期间，除头两天因剧咳每晚加用可待因 0.03g 一次外，未作其他疗法。治疗至第八天，X 线复查：气胸消失。以二陈、补中益气丸助养脾肺，巩固疗效。

（三）咳喘诱发气胸，首以补肺养阴，清肃平喘

韦某，男，75 岁。慢支伴肺气肿 10 余年，入冬感寒易发。4 天前因感冒，咳喘不得卧，胸闷心悸，急诊给抗生素、激素、解痉剂、吸氧获好转。昨夜突然剧咳胸痛，呼吸极度困难，焦躁不安。当晚摄片：右侧气胸，肺被压缩 50%。体检：体温 36.5℃，呼吸 28 次/分，脉搏 120 次/分，血压 28/17 kPa。端坐位，呼吸急促，颈脉充盈，唇甲发绀，胸廓呈桶状，肋间隙增宽，心尖搏动向左扩展。右胸叩诊回响鼓音，语音震颤消失。听诊两肺散在呼吸哮鸣音。舌红苔白，脉滑数。诊断：慢支伴肺气肿，肺部感染，右侧气胸。予胸腔闭塞引流，并抽气两次。1 周后症状稍有减轻，颈脖间皮下气肿明显，口舌干燥而红，中医治用补肺养阴，清肃平喘。

处方：野百合、生地黄、玄参、贝母各 15g，桔梗、甘草

各 5g，白前、南北沙参各 10g，瓜蒌 20g，海浮石、蛤壳、鱼腥草各 30g。

服药 7 剂，咳喘渐平，颈脖皮下气肿消失。经 X 线复透：右侧气胸大部吸收。续守原意，再加补肺纳肾。

处方：百合、生熟地、玄参各 15g，南北沙参各 10g，太子参 15g，五味子 5g，浙贝 15g，杏仁、紫菀各 10g，紫石英 30g，坎炁 1 条。

续方 2 周，症情稳定好转，活动仍喘息短气，苔薄质淡红，脉滑，脉率 88 次/分，血压 128/68 mmHg。胸片复查：右气胸吸收。原方略作增损，又服 2 周，气胸治愈出院。

【按】本例宿疾再加外感，痰饮阻肺，肺络失和，外邪侵肺，宣肃失司，更因咳喘之甚，肺膜损伤，气入胸腔，肺气壅塞，因而加重肺胀喘咳。中西两法合并治疗 1 周，症情未见大减。口舌干燥而红，阴伤太甚，肺气亦虚，转用补肺养阴，清气平喘，百合固金汤主治。1 周后咳喘大平，活动仍喘息短气。此老年久病，肺肾气阴两虚，清肃摄纳无权，继以百合固金汤固肺纳肾，续 2 周症情缓解，气胸吸收。守方以资巩固。

（四）肺心病并气胸，治用温阳化饮，益气敛肺

黄某，男，57 岁，职工。肺心病已多年，每冬发病，咳喘多痰。平时活动短气，呼吸少气。此次发病已 4 个月。2 天前右手抬高取物，突感右胸胁剧痛，气急窒息感，干咳痰少，恐惧感，即日下午急诊入院。X 线胸片示：右侧气胸，右肺压缩约 20%。心电图：窦性心律，肺型 P 波，右心室肥大。体

检：体温 36.4℃，呼吸 28 次/分，脉搏 108 次/分，血压 143/105 mmHg。神清，焦虑烦躁，端坐呼吸，目胀突，颈脉动，唇甲绀，桶状胸，肋间隙增宽，气管稍向左移，心尖搏动在剑下。右胸叩诊呈过清音，听诊右肺下侧呼吸音低弱，两肺散在干湿啰音。舌质淡紫边有齿痕，苔薄白，脉虚滑数。诊断：肺心病、右侧气胸。胸腔穿刺排气，先后两次共550ml，心率增快至 120 次/分以上，以后停止抽气。中药以温阳化饮，益气敛肺。

处方：茯苓 30g，桂枝 10g，白术 15g，甘草 5g，党参 15g，五味子 5g，麦冬、紫菀、杏仁各 10g，沉香 3g，坎炁 1条，半硫丸 3g（吞服）。

服药 5 剂，同时给抗生素、解痉剂并吸氧，症状大平，已能高枕而卧，唯仍感短气少气。原来大便艰结，数日一行，现日行易解。仍以原方去半硫丸、紫菀、沉香，加补骨脂 15g、苁蓉 10g，再服 1 周，共住院半月，好转出院。

出院休息 70 余天。突发胸闷，左侧胸痛，气急不得卧，二次急诊入院。X 线胸片：左侧气胸压缩 15%，血象增高。仍予中西药治疗。中药以苓桂术甘汤合敛肺丸（《百一选方》方，人参、五味子、桂枝、杏仁、款冬、紫菀、羖羊肺）化裁，加服黑锡丹 3g，先服 3 剂，继又 5 剂，咳喘胸痛得除，活动时依然短气、少气。X 线摄片：左侧气胸已吸收。续以敛肺丸方出院调理。

【按】本例肺胀，先有宿恙，肺肾久虚，肃降摄纳无权，素多痰饮，饮邪阻肺，气道涩滞，咳喘多痰，短气少气，近因过分努力，骤伤肺络，肺膜破损，而致胸痛暴喘。虽然右肺压缩仅有 10%～20%，由于新病旧恙交并，故发病更加急骤而

131

重。中西两法治疗，并予两次胸腔穿刺抽气，虽然气促稍平，但因感觉恐惧，心率增快，心悸心慌而停止抽气。同时用温阳化饮、益气敛肺之苓桂术甘汤合敛肺丸标本同治。服药5剂，症状大减，唯活动喘息短气存在，续守方1周，好转出院。第二次入院，仅相隔70天，因肺部感染而并发气胸，上次为右侧气胸，此次为左侧气胸。X片示：左肺压缩15%。可能是弥漫性阻塞性肺气肿，由肺泡膨胀、纤维弹力减弱、胸膜破裂，造成自发性气胸。因害怕胸穿抽气，故予中西药物治疗，症状渐解。10天后胸片复查：左侧气胸吸收，肺部感染控制，缓解出院。本例气胸先右后左，虽然肺部压缩范围不大，由于久有肺气肿、肺心病存在，因而发病严重。采用益肺纳肾法治疗，得以减轻发作，但补虚之法，未必迅速见效，只能缓缓图功。

（五）哮喘诱发气胸，治以益气养阴，固肺护膜

薛某，男，44岁，评弹艺人。哮喘史40年，间歇发作，于1982年7月25日感右侧胸痛胸闷，气急，咳嗽，一旬后更感咳嗽痛甚，活动作喘。来院门诊透：右肺压缩70%。诊断为自发性气胸而收入住院。胸透摄片示：右肺压缩90%左右。体检：消瘦面黄，端坐呼吸，右胸廓饱满，肋间隙增宽，气管向左偏移，右侧语颤消失，呼吸音低微，叩诊呈过响清音。先后经9次胸腔穿刺抽气，右肺压缩部分仍不弛张，继又胸腔切开，水封并闭塞引流10天后，加用负压吸引又9天，均无效。同时中西药治疗，持续半个多月，右肺压缩仍然

90%左右，症状不减。当时临床表现为右侧胸痛，气急，倚息而卧，胸闷，焦虑，咳嗽咯痰不利，语言气怯，呼吸少气，舌淡红苔薄，脉虚软数。一派肺虚气阴两伤之证，治以益气养阴，固肺护膜。

处方：陈阿胶、鼠黏子各10g，甘草5g，杏仁10g，糯米1撮，党参、炙黄芪、熟地各15g，天麦冬各10g，五味子5g，炙紫菀10g。

可随症酌情选用下列药物：苁蓉、沙参各10g，玉竹、山药各15g，牡蛎30g，茯苓15g，陈皮5g。另服补肺护膜之白及末5g，象贝末3g。

上方服20剂后，症状、体征逐步好转，精神、食欲稍振。胸透提示：右肺压缩已由90%减至60%。再服1周，复查右肺压缩减至30%，症状消失，开始下床活动。停服及、贝药末，煎方如上，续治两周，X线胸透摄片：右肺压缩约15%。再1周胸片示右侧肺叶已张，一般情况良好。煎方连服两月，气胸治愈出院。

【按】哮喘史40年，间歇发作，肺气已虚，职业评弹，更伤肺气，平时嗜烟成瘾，烟辛灼肺，气阴俱耗。当肺系受损，肺膜破裂，气溢胸腔，则发肺胀，肺胀则肺管不利而气道涩滞，故咳逆上气，肺络不和则胸痛、胸闷。治以补肺阿胶汤合《永类钤方》之补肺汤，并以白及、浙贝药末，参合应用，以参、芪、草大补肺气；地、冬、阿胶补养阴血；杏仁、紫菀、五味子、鼠黏子止咳化痰。先后用药近三旬，气胸逐渐吸收。停服药末，煎方续服1月，肺叶已张，痊愈出院。随访两年多，气胸与哮喘未再复发。

133

十、咯血（支气管扩张）

案一　林某，女，27岁。1990年3月15初诊。自诉三年前大咯血连续半年之久，经北京医院诊断：左上肺结核及支气管扩张，考虑手术，患者顾虑，以后多次反复，均经中西医药治疗缓解。

现症，近年来咳嗽一直未愈，痰多白腻，感染时咯痰黄浓如脓，有腥臭味，痰中带血，有时血量较多色鲜，气短胸闷，口干咽燥，消瘦神软，胃纳不香，苔薄黄，脉滑带数。此邪热内郁于肺，气分之热毒浸淫，营热内伤血脉，阳络损伤，血溢于外，更加脾气衰弱，滋生痰浊蕴热，上侵及肺，久病反复，气阴而耗，治以清泄肺热，祛痰养阴，调养脾胃。千金苇茎汤加味。

处方：鲜苇茎、苡仁、甜瓜仁、单桃仁、麦冬、制半夏、山药、白术、海石、蛤壳、鲜竹茹。另服及贝片。

服药12剂后，咳嗽咯痰减少，痰质由浓转白，无腥味，痰血亦止，唯食欲无增，仍以千金苇茎结合沙参麦冬饮加减。

处方：鲜苇茎、甜瓜子、苡仁、桃杏仁、沙参、麦冬、太子参、茯苓、甘草、陈皮、半夏、山药、砂仁。

再服2周，诸症续减，食欲好转。继将千金苇茎汤减量其半，沙参麦冬饮合六君子汤加减调养肺胃之阴，续服3周。嘱继服及贝片及百合固金丸，连续半年，未复发。

案二　过某，男，46岁。1980年6月初诊，支扩咯血8~9年，长期反复咯血，咳嗽，浓痰，久治不愈。咳嗽多痰，痰有分层，中有黏状，黏腻色白或黄，咯血经久不止，伴有气短，消瘦，面黄，时有升火，舌质红，苔薄黄，咽燥，脉细滑，杵状指。痰热灼肺，肺络损伤血溢，清肃失职，治以清金肃肺，化痰止血，予千金苇茎汤合紫菀汤加减。

处方：鲜苇茎，生苡仁，甜瓜仁，桃仁，炙紫菀，白前，沙参，阿胶珠，川军炭，丹皮，鲜生地，藕节炭。

服药10剂，咯血稍减。诸症如故，良由肺热气燥伤络，津液煎炼为痰，久病肺虚及肾，故有升火，舌红，咽燥，阴虚火炎而络伤不已，仍以千金苇茎汤合六味地黄汤以滋肾阴，使上逆之火，得返其宅，则痰亦清，咳少而血自止矣。

处方：鲜苇茎，生苡仁，甜瓜仁，桃杏仁，生地，萸肉，丹皮，山药，茯苓，泽泻，款冬花，桑皮，炙百部。

咳、痰、血大大减少。病者先后复诊10余次，均遵前法，略作增删，以后用六味地黄汤或丸为主调治。从初诊起，一直加服及贝片，连续半年以上。于去年路遇，告知自经治已10多年未再复发。

案三 程某，女，54岁。1981年春初诊，支扩史30余年，平时咳嗽多痰，反复咯血。发病时用药治疗，缓解时则少服药，发时多在气候转换，气痰暴冷暴热，以及情绪变化时易反复。此次咳嗽气逆，痰多而浓，稍有腥味，咳则常夹痰血，或多或少，时时心悸，性躁易烦，寐少，舌淡黄，脉细弦数。曾作X线胸片及气管镜检，诊断支扩。久嗽伤肺，肺热气燥，阳络损伤，血溢络外。治以清热养肺，疏肝化瘀，千金苇茎汤加味。鲜苇茎，生苡仁，甜瓜子，桃仁，沙参，麦冬，阿胶珠，炙兜铃，丹皮，桔梗，甘草，芍药，枳壳，龙胆草，服7剂好转，续7剂，诸症若失。三天前突因精神刺激而复发，咯血鲜红，盈盏盈碗，咳痰又多，胁肋牵痛，气逆胸闷，烦躁火升，舌红苔黄，脉弦数，气郁伤肝，肝火偏盛，循络上乘，脉络壅滞，气血逆行，故胸胁牵痛；火邪追肺，必耗其阴，阴虚火扰，灼伤阳络，而咯血鲜红量多，咳嗽多痰，治转清肝润肺，和络止血，清肝饮合泻白散主之。黑山栀，丹皮，当归，白芍，柴胡，桑皮，地骨皮，黛蛤散，茜草，绿萼梅。连服5剂，胸胁痛止，咳痰咯血减少。再服10剂，诸症缓解，从初诊时起，一直服及贝片，连续半年。

【按】以上3例，西医称之"支扩"，中医则属肺痿、肺痈、咳血等证。肺痿，肺痈，同属肺中有热。症状亦有类似之处，但肺痿病机多虚，肺痈多实，都以咳嗽浊沫，胸闷胸痛，咳嗽咯痰，或有腥臭味，或带脓血，《金匮》论之甚详。同时病者先后转化的因果关系，为肺痈多实，久病致虚，余邪未清，热毒结于上焦，熏灼肺阴，可转为肺痿。另《外科正宗》论肺痈云："久嗽劳伤，咳吐痰血，寒热往来，形体消削，咯吐脓痰，声哑咽痛，其候转为肺痿。"此肺痈转归为肺痿之证，然肺痿虽虚，若再外感风热病毒，熏蒸于肺，蓄热内蕴，肺受热灼，热壅血瘀成痈，亦有可能。同时肺有燥热，伤及肺系之络，而为咳血，咯血，所以病者反复发作，必然虚虚实实，错综复杂而病。

以上3例治法，同中有异，异中有同。所同者，同为肺中有热，热灼伤阴损络，痰热壅遏于肺，肺失濡养，清肃失职，故先以从标之千金苇茎汤，稍缓则合以养阴润肺。所异者，3例各有不同的机理。其例一，就是所谓"子夺母气"的脾胃虚弱症象，兼有消瘦神软，食欲不振，故配以健脾养胃，使其中州得和，生化有源，痰浊自化。例二则为"母病及子"的肺肾两虚证候，兼有升火，舌红，咽燥，故先以千金苇茎汤合六味地黄汤。后来咳稀血止，就改以六味滋肾益阴为本之法调理。例三则为"木火刑金"的肝气郁结，"气有余，便是火"，肝火上逆迫肺，乃以清肝疏郁、润肺养阴而获效。所以在总的治法上，清肺养阴之外，或合培土生金，或合壮水制火，或合调肝疏郁，随其病理机制不同，而治法用药亦随之不同，都收到了较好的效果，也证明了中医的辨证论治法则，确是指导临床的根据。

及贝片（象贝、白及等分研粉，每片 0.5g，日服 3 次，每次 4 片），通过临床实践，对咯血、咳血有效，而且服用时间愈长，疗效尤为稳定。如连服半年以上，获效更显，我们建议至少连服 3 月，一般须服半年，无副作用。目前病例资料不多，尚须积累众多病例，以资观察。还认为对胃及十二指肠球部溃疡的胃酸较多者，或消化道出血患者，应用亦有效。或者用乌贼骨、象贝等分轧片，名乌贝散，治消化道出血及胃酸过多症。

十一、女劳疸（晚期血吸虫病，阻塞性胆汁性肝硬化）

李某，男，26 岁。患血吸虫病，于 1969 年进行锑剂治疗时，因出现黄疸而中断治疗，迄今 3 年 4 个月，黄疸始终未退。全身肌肤色晦黄，黄疸指数最低 30～40 单位，最高 100 单位以上。凡登白试验迟缓阳性，锌浊、麝浊、GPT 均偏高。白、球蛋白有时倒置。曾多次出现腹水，常有低热。几年来经中西药多方治疗，未见显效，求余诊治。

刻诊黄疸色泽晦滞深黄，巩膜尤甚，低热，头晕食少，食后腹胀，肝脾肿大质硬，腹大如瓮，腹围 80cm，尿少色深如柏汁，便溏，日行 2~3 次，消瘦神疲，舌胖有瘀斑，苔白黄腻，咽燥不多饮，脉细涩。病属虫阻隧络，肝脾气滞血瘀，予运脾利水，消积退黄。

处方：柴胡 5g，赤芍 15g，当归 15g，制香附 15g，川朴 5g，茵陈 30g，猪茯苓各 15g，泽泻 15g，草果仁 10g，车前子 30g，枳术丸 30g。另服火硝石，烧矾石各 60g，共研细末，加平胃散 180g，混匀，日 2 次，每次 3g。

初服 1 周，未见明显改善。守方续服半月，尿量渐增，每日约 1000~1500ml，尿色稍淡，食欲渐佳，低热已退，腹围缩小至 72cm，肝脾回缩仅触及边缘。治续原意，着重实脾。

处方：茯苓 30g，生白术 30g，木瓜 5g，厚朴 5g，草蔻 10g，制附子 5g，木香 5g，带皮槟榔 10g，穿山甲 10g，泽泻 15g，车前子 30g。硝矾散续服。

半月后，黄疸明显色淡，黄疸指数 15 单位，胆红质 1.2mg，腹围缩至 64cm，尿量增多，每日约 2000ml，余症均减。原方去带皮槟榔，穿山甲，加小温中丸 30g，又服一个半月，硝矾散续服 1 料，黄疸、腹水完全消退。形气转佳，眠食俱好，继以健脾丸，鳖甲煎丸连服半年。迄今 10 余年健康如常。

【按】本例属蛊胀、女劳疸。系虫阻隧络，气滞血瘀，水湿停聚，肝脾不和。木横侮土，中州失运，湿热郁蒸，胆液外泄，故发黄疸蛊胀。先以疏肝祛瘀、运脾利水之逍遥散合茵陈五苓散化裁，3 周后见效不显。改用温阳健脾、行气利水之实脾饮主治。黄疸三年余持久不退，色转晦黄，又有便溏腹满等症，应属女劳疸，为脾肾两败夹有瘀血所致。故初治即服硝矾

散（加平胃散者，意在护胃，以减少西药的副作用）。先后共
治 3 个月，终获治愈。为了巩固疗效，续予健脾丸以益气健
脾，调运和中；鳖甲煎丸以消癥化积。治疗半年，达到巩固
之效。

十二、黄疸鼓胀（肝硬化腹水）

府某，男，54 岁。1989 年 11 月 5 日初诊。于 1989 年 2
月体检时，发现肝病，二对半：1，5（＋），并出现轻度黄疸
及腹水。当时拟诊为乙肝，肝硬化伴黄疸，腹水，脾肿大，胆
囊炎，胆囊偏大，经治好转。至同年 11 月 15 日来中医院初
诊，当时症状不显，轻微黄疸，面色土黄，大便不调，多为溏
薄。舌质红，苔薄黄，脉细弦。遂以汤药调治。仿一贯煎加
味，治予保肝以养阴，培土以实脾，结合疏肝和络，助运利
水，清热解毒，活血化瘀。

处方：生地黄 20g，枸杞子、北沙参各 15g，麦冬、当归
各 10g，金铃子、白术各 15g，白扁豆、生苡仁、糯稻根、垂
盆草各 30g，云茯苓 15g。服 10 剂。

复诊：根据临床主诉，配以参苓白术散或资生丸化裁。辅
以板兰根、虎杖、石见穿等出入。一度所现胸前胃脘隐隐不
适，临时加入活络效灵丹，香苏饮，即愈。如此治疗约半年，
黄疸早退，自觉症状无甚不适，精神食欲基本复常，消化功能
虽差，大便已能成条。其间曾鼻衄、牙缝渗血。治法原意，加
强养阴止血，保肝健脾。

处方：女贞、旱莲各 15g，炮黑姜 3g，川军炭 5g，干地黄
30g，丹皮参各 10g，枸杞子 15g，北沙参、党参各 15g，怀山

药、仙鹤草、藕节炭各30g，另配资生丸1瓶。服14剂。

药后出血控制，大便恢复正常，症状若失，腹水及脾肿大均不明显。继续扶脾养肝为要。

处方：潞党参、台白术、带皮苓各15g，炙甘草5g，干地黄、枸杞子各15g，当归10g，山药15g，白芍15g，垂盆草30g。服20剂。

考虑长期调治，予丸药缓图。

处方：潞党参、紫丹参、北沙参各100g，参三七60g，干地黄200g，丹皮60g，赤白芍各100g，全当归、枸杞子、川楝子各100g，生鳖甲200g，黄精180g，穿山甲100g，王不留行100g，三棱、莪术各60g，茜草根、黑山栀各100g，川郁金120g，醋炒柴胡60g，单桃仁100g，红花、青、陈皮各60g，生白术100g，焦楂曲各120g，苡仁200g，猪茯苓、炒白术各100g，白扁豆120g。

先将上方药物研成细末，另用垂盆草、绵茵陈、虎杖根、青绿豆各300g，加水煎取极浓汁泛丸。日服3次，每次5g，开水送下。

前后共约1年余时间，先以汤剂继而丸药缓图。从辨证而论，已复正常，从辨病分析，病根犹在。故须继续持久接受治疗，长期以中医药保肝护肝为要。

【按】肝硬化证，并伴有乙肝、腹水、脾肿大，症见便溏及出血倾向。从中医方面分析，肝阴已耗，肝木侮脾，脾运失健，脾气衰弱。以益肝扶脾，养血活血，补气助运为主。症情逐步好转，趋向稳定。从物理及实验室检测，病情均有改善，大部分已转正常，当属可喜之事。肝硬化是一种慢性肝脏病。早期临床表现以肝区疼痛，腹部不适，食欲不振，大便不调为主症，可归属于"胁痛"、"肝郁"、"癥瘕"、"积聚"等范畴。晚期临床表现为面色黧黑，皮肤姜黄，腹胀如鼓，筋露脐突，则属于"鼓胀"、"单腹鼓"之类。久病往往出现本虚标实，错综复杂的证候，预后不良。该病员初起无明显自觉症状，体检时发现已酿肝病，及时以中药长期调治，着眼于将病根消除，并防患于未然。治疗始终以一贯煎之柔肝养阴、四君子汤之扶脾抑木为主，配以随症加减，疾病治愈，迄今健在。

十三、肝痈胆胀
（肝脓肿、胆囊炎、胆石症）

聂某，男，34岁。1988年12月因连续发热，右上腹及右肩背疼痛，可疑巩膜黄染，血象白细胞及中性均高。经抗生素等治疗后，诊断为肝脓肿，脓腔位于肝右叶，约4.3cm×4.9cm×5.1cm，疑似阿米巴肝脓肿。未曾作肝穿刺，治疗2月余，症状减轻，而肝脓肿未消，然后转用中药为主。先以四妙汤益气活血、清热解毒为治。

处方：生黄芪30g，生银花、当归各15g，甘草5g，红藤、鹿含草、败酱草各30g，皂角针、野菊花各10g，生苡仁30g。

按上方加减化裁，连续治疗3个月，经第二人民医院B超提示：肝右后叶见2.1cm×2.2cm×1.9cm低回声区，诊断为右肝后叶脓肿吸收期，胆壁毛糙。再进原意，结合疏肝理气、清利湿热之法，继续调治，采用方药为四妙汤合五金汤为主。于1989年底B超复查，肝脓肿已自然吸收而愈。于1991年9月，因右上腹部常有反复隐痛伴腹胀，大便不实，再行B超检查，提示：胆囊炎，胆结石。再来门诊，因服煎药手续麻烦，要求配制丸药，予利胆消石，疏肝和络，健脾助运法。

处方：生鸡内金、广郁金各 200g，金铃子、海金沙、延胡索各 100g，青陈皮、北柴胡、全当归、赤白芍各 60g，台白术、怀山药、白茯苓、苡仁、苏噜子、麸枳壳各 100g，炙甘草、煨木香各 40g，真川连 40g。

先将上方药物研细末，再将大叶金钱草，鹿含草各 300g，白扁豆、莲子肉各 250g，加水浓煎取汁，与药末拌和均匀，泛成小丸，晒干装瓶，日服 2 次，每日早晚食后约半个小时，各取 6g，温开水送下。

【按】肝脓肿，中医名称为"肝痈"。胆囊炎、胆结石则谓"胆胀"。总结病机，乃湿热瘀结，酿成脓肿，肝郁不舒，胆液失畅，结聚成石。方以四妙汤，益气和营，清热解毒；红藤败酱汤排脓化瘀，消肿止痛；五金汤疏肝利胆，消石排石。加减参苓白术散，逍遥散，目的在于健脾调肝，理气助运，以辅药力之不足。注：五金汤（自订方）药物：鸡金末（吞服），郁金，金铃子，海金沙，大叶金钱草。

十四、胃脘痛（萎缩性胃炎）

曹某，女，54 岁。1991 年 6 月 16 日初诊。自诉胃纳不多，口味不佳，消化较差，大便溏薄不实，口渴咽燥，头晕气闷，疲惫怯力，常感掌灼内热，多年来久治不愈。刻诊面白唇红，形气羸瘦，舌质光红而绛，不立苔，舌体微胖，舌津干涸，脉象细弱。为胃津不足，脾阴亏耗之证。治从养胃生津，益阴健脾着手。

处方：南、北沙参各 15g，麦门冬 10g，制黄精、京玄参

15g，怀山药30g，生苡仁15g，白扁豆30g，生山楂15g，佛手干10g，川石斛15g，炒知母10g，砂仁3g（后下）。服7剂。

二诊：舌光红不立苔，津液尚存，仍有口干，饮水不多，胃纳略醒，消化不良，大便易溏。脾阴亏虚，胃津不足，中运失健。继续养脾益胃。

处方：怀山药30g，白扁豆15g，制黄精15g，陈皮10g，砂仁3g（后下），枳实、白术各15g，北沙参15g，麦冬10g，枸杞子、焦山楂各15g。服14剂。

三诊：舌质光红微苔，津液尚润，仍有口干，大便常溏，腹胀食少。治法仍以养阴和胃，健脾助运。

处方：南、北沙参各15g，麦冬10g，川石斛、怀山药、白扁豆、麸炒枳实各15g，陈皮10g，大腹皮、焦楂曲各15g，砂仁（后下）、煨木香各3g，苡仁15g。服14剂。

9月22日，复诊。舌质原来绛红，现在转为正红，已布微苔，口渴有所好转，食欲尚好，大便溏薄时作时止，继续益胃健脾，原法守治。

处方：南、北沙参各15g，麦冬10g，玉竹、山药、扁豆各30g，玄参、桑寄生、桑椹子、枸杞子各15g，川石斛30g，鸡内金、新会皮10g。

续服煎药二月左右，病情大有改观。舌质绛红由深转淡；薄苔微布，津液已泽。大便已能成形。形容瘦削，似现丰腴，但喉间黏痰引恶，颈项强。仍为脾阴亏虚，胃津久耗，脾气虚馁，运化乏能。虽获转机，无奈体质久虚，恢复较慢。继以益胃汤、沙参麦冬饮、参苓白术散、香砂枳术丸化裁，配制丸药。入冬按蛰藏之旨易以膏滋调补，如是连续四年，获得圆满效应。

143

【按】总揆病例，阴津亏损，脾胃不和无疑也，治之棘手。如偏重滋阴生津，难免湿阻气机，脾运不健，产生胸闷胃胀，气堵纳呆，或便溏不实之症；若一味燥湿运脾，理气消胀，犹恐更伤阴津。故不偏不倚，掌握分寸是该病治疗的关键所在。匪益脾护阴，养胃生津，助运理气，养心柔肝等结合调补，莫能取胜。

附丸方：

①生晒参、太子参、紫丹参、京玄参各 100g，南北沙参、天麦冬各 60g，肥玉竹、怀山药、制黄精、白茯苓各 150g，炙甘草、陈乌梅各 60g，焦白术、麸枳壳、焦山楂、焦建曲、生熟地、枸杞子、炙黄芪、白扁豆各 100g，山萸肉、全当归、淡苁蓉 60g，春砂仁 30g，制首乌 100g。

②真枫斛、川银耳各 60g，白文冰 150g。

先将①方药物拣去杂质，筛净灰滓，共研极细末。继将②方药加水浸渍一宿，浓煎数次去渣，药汁浓缩，并与冰糖拌和均匀，再与①方药末捣拌，泛成小丸，晒干装瓶，每日 3 次，食后各取 4g，温开水送下。

十五、哕证合并心痛
（呃逆、心绞痛、慢性心衰）

李某，男，63 岁。原有慢支、肺气肿、高血压、冠心病、心绞痛、慢性心衰、隐性糖尿病。1978 年 4 月 8 日，100 医院会诊：呃逆 10 天，连声不断，有气不相续之状，不得卧，胸膈痛，阵发心痛，甚则汗出肢冷，平时活动气短，便秘 3 天未解，腹部不适，苔黄白滑，罩焦黑，口中浊臭，脉沉濡。心脉血瘀，胃浊痹阻，逆而不降，正虚邪实，治以温脾通下，开痹降逆。

处方：红参末 3g（吞服），生军 12g（后下），制附子 10g，干姜 5g，炙甘草 5g，真川连 3g，制半夏 10g，瓜蒌实 30g，枳实 12g，厚朴 5g，川桂枝 10g，沉香屑 3g。

复诊：服药 2 剂，大便连通 7 次甚畅，呃逆得止，呼吸困难，气短，胸闷，多汗，溲溺不爽，苔腻黑化，脉濡尺软，下虚上盛，命门火衰，肾纳无权，心肺气血失衡，标证已解，当从本治，以纳肾敛肺，镇逆化浊。

处方：医门黑锡丹 12g（包煎），川桂枝 6g，五味子 6g，沉香屑 3g，补骨脂 12g，菟丝子 12g，炙坎炁 1 条，陈皮 6g，姜竹茹 15g，红参末 3g（吞服），参三七末 2g（吞服）。服 5 剂，好转可续服 5 剂。

【按】本例肺肾失纳，心脉血瘀久病，瘀浊痹阻，胃失和降，发为哕证。新病旧疾，虚实互病，乃予温脾汤以温阳通下，小陷胸汤以涤痰宽胸，再合降逆和胃之药，并养正与祛邪并进。两剂药后，腑气通畅，诸症随平，素来心、肺、肾病，本虚已甚，转从本治，以纳肾敛肺，养心和胃，镇逆化饮为治。

十六、哕证
（膈肌痉挛合并上消化道出血）

宗某，男，63 岁。原有高血压、动脉硬化、十二指肠球部溃疡，时有头晕倾斜感，步履不稳，龙钟状态已 20 年。患者因呃逆频作住入市二院，要求会诊。呃逆频作半月，已数昼夜不停，呃时呕恶泛吐，上腹饱胀不适。至今先后三次大便，前两次深褐色咖啡样，隐血阳性；昨又一次，凤垢不多。今日起呃逆呕恶稍减，苔黄厚而腻，口秽浊气喷人，脉右濡左弦，上消化道出血并膈肌痉挛。乃中焦湿浊食滞气郁内结，清浊升降失职，浊气上逆，故呃逆呕恶，浊气不行，则腑气不通，前昨大便通后，呃逆有所好转，但络伤血溢于下，并发便黑出血。此本虚标实，以实为主，予导滞降浊，调气和中为急。

处方：枳实 12g，厚朴 5g，制军 10g，半夏 10g，生姜 5g，茯苓 15g，瓜蒌 15g，陈皮 6g，竹茹 15g，绿萼梅 10g。2 剂。

复诊：上消化道出血并顽固性呃逆、呕吐已 18 天，症情稍有好转，舌苔仍为腻浊垢厚，脉弦滑带数，大便又干结不畅，以急通腑滞，导下降逆，予大承气汤加味。

处方：枳实 12g，厚朴 10g，生军 10g（后下），元明粉 12g（冲），制半夏 10g，陈皮 6g，干菖蒲 6g，代赭石 30g。1 剂。

三诊：大便前昨各通 1 次，尽是宿垢，量多，有溏有块，色褐，隐血弱阳性，呃逆已少，不再连续，舌苔渐化根黄，脉弦，瘀浊湿滞阻遏阳明，腑垢虽下未畅，胃浊仍有上逆，再予清热祛痰，开结导滞。

处方：姜炒川连 3g，半夏 10g，瓜蒌实 30g，枳实 12g，厚朴 10g，生军 10g，陈皮 6g，竹茹 15g，代赭石 30g，刀豆子 15g。2 剂。

【按】本例高血压、动脉硬化、胃病史 20 年，最近住院因呃逆频繁，并发上消化道出血，咖啡样便，乃胃浊瘀滞，气机阻遏，升降失司所致。以导滞降浊，调气和中，首先以小承气汤合小半夏加茯苓汤为治。2 剂后，效果不著，改予大承气汤加味，1剂而便通量多而畅，呃逆呕恶大减，无如积垢太多，继予小陷胸汤合小承气汤加味。再服2剂，转趋稳定好转。先后会诊3次，服药3剂，症情缓解，再2次以理气和中，消积化浊，以善其后。

十七、噎膈（胃底贲门癌）

陆某，男，66岁，农民，1992年7月初诊。患者初诊时，由家属陪同，暗示曾于近日行胃镜检查，诊断为胃底贲门癌。因本人拒绝手术治疗，即转来门诊求治。自述吞咽障碍，甚则饮水亦须徐徐咽下，否则反胃呃逆。形瘦，面色黧黑。舌薄脉涩，大便常常干结不通，胁下痞块重按能触及，推之不移。乃痰气郁阻，瘀结津枯，咽下哽塞。首选方药当为启膈散加减治之。以启膈和胃，益气养阴，祛痰化瘀，降逆除呃。

处方：北沙参、紫丹参、太子参、象贝母、广郁金各15g，砂仁3g（后下），陈皮10g，竹茹15g，公丁香6g，柿蒂15g，生姜3片，制半夏10g。7剂。

1周后复诊，自觉饮食渐有顺利感，流质及半流质摄入，较为通畅，大便已能日通，但仍有呃逆泛恶感。用药拟予原法加减之。主方为启膈散加旋覆代赭汤、小半夏加茯苓汤等。

处方：北沙参、紫丹参、白茯苓、象贝各15g，制半夏10g，陈皮、旋覆花（包煎）各10g，代赭石30g，太子参15g，生姜3片，郁金15g，铁树叶30g。服14剂。

2周后复诊，诸症渐瘥，已能进入软食，并见食量逐渐增加，5周后已能增加到每日8~9两粮食；原来大便艰结、胁下痞块亦已消失，形气较前丰腴润泽，自觉情况良好，唯呃逆时多时少未能全解。于年底再次 CT 复查，胃底贲门癌如故。经治症情虽然缓解，无如潜在隐患存在，根治非易也。续以启膈散、丁香柿蒂汤祛痰开结，降逆和胃，加减地黄丸，滋补肝肾，扶助本元，酌加化瘀消癥、破滞削坚之味，配成丸药徐图，或入冬膏滋进补，交替调治。

附方药：北沙参、紫丹参、太子参、象贝、郁金各 100g，春砂仁 30g，橘皮、竹茹各 100g，公丁香 60g，柿蒂 100g，生姜 50g，制半夏、金铃子、赤芍、生熟地、当归、枸杞子、麦冬、黄精、怀山药、泽泻、山甲片各 100g，生鳖甲 200g，桃仁 100g，䗪虫 50g，生丹皮 100g，蜣螂虫 50g，铁树叶 200g，参三七 100g。

两年后，随访病家，症情仍属稳定，西药已数年未曾服用。在家中能做些轻便劳动，饭量与常人相仿，二便较调。

【按】噎膈病，上逆为噎，中阻为膈。患者老年气血两虚，痰瘀中阻，气滞升降失调为患。CT 复查示：胃底贲门癌存在如故，癥未曾削除，但亦未见扩散转移之象，且症状若失，病人痛苦得以解除，形气逐渐复原，可算得初见成效矣。患者用药始终以《医学心悟》启膈散主治，数月来未有变动。所变动者，结合化痰祛瘀、散结降逆、除哕润肠之剂，随证酌予加减也。

十八、肾劳、癃闭、关格
（慢性肾炎、尿毒症）

俞某，男，34 岁。慢性肾炎、肾性高血压、尿毒症病史已久，肾功能衰竭一直不得纠正，最近血压 158/98 mmHg，血：CO_2CP 18.8%，NPN 171，Cr 804.5μmol/L，于 1978 年 3 月中旬初诊。近日来恶心呕吐，食饮后甚，稍食即感脘胀，大便欲解不行，小溲如闭，导尿，面色晦滞惨白，虚浮，畏寒疲乏，舌胖质淡，苔厚而腻。口甜尿臭，脉沉濡，神思恍惚如清若蒙，脾肾阳气衰惫，水毒上泛，浊阴不化，证属肾劳、癃闭、关格。治以温脾泄浊，补阳益肾。

处方：①红参末 5g，生军末 3g，玉枢丹末 1g，分 3 次吞服。

②牛膝 15g，车前子 30g，制附子 6g，生干姜各 3g，熟地 20g，砂仁 3g，山萸肉 10g，茯苓 30g，泽泻 15g，吴茱萸 3g，制半夏 10g，六月雪 30g，藿香正气丸 30g。3 剂。

复诊：呕吐已止，小便甚少，继续导尿，神志已清，大便连通不畅，食欲渐强，能下床活动，仍予原方去吴萸、半夏、藿香正气丸，加蟋蟀干 6g，九香虫 6g，省头草 10g。5 剂。四月份开始进行血液透析，5～7 天一次，先后已经 7 次。因局部肿胀化脓肿痛，并发热，急予控制感染而停止血透。血 NPN、Cr、BUN 均降低，在此期间，中药以益气温肾，化气泄浊，排气解毒为法，续治一个半月。精神食欲好转，而面色惨白如故。

三诊：症情尚稳定，大便日行 2～3 次，精神委靡，舌淡苔厚，口腻带甜，口中尿臭不觉，唯面色惨白不变，HGB 48g/L。乃浊邪水毒逗留不化，精微耗损太过，肾虚精伤，骨髓抑制，导致严重贫血。当此酷暑炎热外迫，更恐元气不支而变，仍以益气温肾，填精补血，健脾泄浊为法。

处方：红参末 3g，紫河车粉 3g，生军末 3g（三末并和分两次服），生黄芪 30g，当归 10g，生姜 3g，砂仁 3g，熟地

149

20g，萸肉 10g，菟丝子 15g，牛膝 15g，车前子 30g，仙灵脾 15g，鹿角霜 10g，阿胶珠 10g。

上方已服 20 剂，症状若失，精神食欲均好，华色不转。复查：HGB 62g/L，NPN 103，Cr 539.3μmol/L，CO_2CP 31.9%。

四诊：上方略作增删又服约 1 月，症情一直稳定无反复，血透停止已三个半月，昨日复查肾功，NPN 85，Cr 663μmol/L，HGB 60g/L，CO_2CP 15%，续从上方中去红参、紫河车、生军三粉末，加六月雪 30g，白花蛇舌草 30g，生山楂 30g，黑大豆 30g。10 剂。

【按】本例属肾劳、癃闭、关格危证，先以温脾泄浊、补肾助阳为治，予玉枢丹、吴茱萸汤、温脾汤、济生肾气丸为治，3 剂后呕吐减轻，去芳香化浊、和胃降逆之吴萸、半夏、藿香正气丸，加蟋蟀干、九香虫、省头草的通窍利水，并进行人工肾血液透析，一个半月中先后七次因局部感染而停止血透，血透时肾功能暂时好转，停止血透后即回复上升。在此期间，中药仍上法加减守治，症状好转，精神食欲尚好，唯形气惨白无华，显系严重贫血，HGB 48g/L。转以益气温肾、填补精血、健脾泄浊之济生肾气丸与当归补血汤合紫河车、阿胶、鹿角霜等治疗月余，症情稳定，形气仍然惨白，实验室检验肾功能差，血红蛋白低，二氧化碳结合力更低，尿毒合并酸中毒存在，再配纠正酸中毒药物以治。

150

十九、肾劳、肝阳
（慢性肾炎、肾性高血压）

周某，男，52岁。1990年10月初诊。10余年前因腰痛而尿检，发现大量蛋白、管型尿，以及红细胞时多时少，中西医药治疗以来，病情不稳定。今春起一直在本院专科门诊或住院治疗，血压持续高峰不得下降，180～218/113～143 mmHg，眼底Ⅱ级动脉硬化，胸透心脏呈靴形，右心室肥大，ECG示左室肥大伴劳损。血生化，NPN、Cr、Th均升高，尿蛋白（＋＋）～（＋＋＋），红细胞（＋）～（＋＋），颗粒管型及脓细胞少数。症状：头晕，腰酸腰痛，有时胸闷，曾多次发病夜间阵发性呼吸困难，胃脘亦有不适感。诊断：慢性肾炎、肾性高血压、氮质血症、心功能不全。舌红，尖刺，苔薄黄，脉洪滑，治疗以滋肝益肾，摄精敛阴，泄浊排毒，强心柔脉。治疗半年左右，诸症及理化检验结果均有所改善，血压最高203/143 mmHg，最低143/90 mmHg，西药降压亦鲜效。血生化检查比前有好转。

病机：少阴不足，精微流失，精血两伤，肾阴更虚，木少滋荣，肝阳上亢，升越不潜而血压升高。阴精不能上奉于心，心营心气受病，更加浊邪内留，胸阳失展而痹。精亏浊留，郁聚而成氮质，久则而成尿毒。兹届冬令拟膏滋标本为法，仍以滋肾柔肝，息风稳压，益气养心，开痹宽胸，泄浊排毒，以首乌汤、定风珠、生脉散、瓜蒌薤白半夏汤、冠心二号方加减化裁。

膏方处方：①制首乌240g，桑叶120g，女贞、旱莲各

249g，桑椹子 120g，菟丝子 120g，生熟地各 240g，生鳖甲 240g，牡蛎 240g，赤白芍各 180g，太子参 180g，麦门冬 120g，五味子 90g，瓜蒌实 180g，薤白头 240g，制半夏 120g，紫丹参 180g，川芎 90g，红花 90g，降香 90g，生黄芪 180g，杜仲 180g，制黄精 180g，海参 240g，茺蔚子 180g，豨莶草 240g，川军 60g，绿豆衣 240g。

②生晒参末 60g，参三七末 60g。

③陈阿胶 240g，龟板胶 120g，鹿角胶 120g，哈士蟆 60g，冰糖 750g。

制法：先将①方水浸一宿，浓煎数次，去渣，药汁并和再煎至滴水成珠。调入②方药末，拌和均匀。再将③方胶糖溶入，文火收膏，贮缸，日服 2 次，早晚各 1 匙，滚开水冲烊服。

患者膏滋药服 4 个月左右，症情较为平稳，血压约每周测 1~2 次，常在 150~180/90~113 mmHg，血生化有所好转，NPN 40，Cr 247.5μmol/L，尿蛋白（＋－）~（＋），颗粒管型、红血球少数或偶见。因煎药麻烦而厌服，要求再配膏滋，参照原方略作增删，续配壹料。自初夏至深秋，又服约半年，轻度头晕头痛，偶发胸闷气短，阴雨寒冷气候稍作腰酸。血压亦较稳定 150~158/90~98mmHg。血生化变化不大，精神形气好转。

【按】本例属之肾劳，肝阳，为阴阳两虚偏阳虚证，肝肾两虚，浮阳亢越，浊阴上犯，发似胸痹，水毒氮质，久成尿毒，冬令以膏滋标本并治，调补兼施，治疗近乎 1 年，症情减轻，血压虽仍偏高，已有稳定倾向，慢性疾患，欲速则不达也。

二十、皮水、关格
（肾病综合征、尿毒症）

戴某，女，26 岁。慢性肾炎迄今 5 年余，反复浮肿，尿蛋白为主，常有管型及红细胞出现。中西用药众多，难于治愈。1992 年 4 月初诊，因伤风感冒，浮肿又起，尿少。10 多天来，伤风已愈，浮肿未消，先自足跗部开始，遍及四肢身肿，按之凹陷，肌肉有聂聂跳动之感，尿少身重神倦，心泛欲呕，口秽舌腻，脉象沉濡，不欲纳食。尿常规：蛋白（＋＋＋），颗粒管型（＋），偶见蜡样管型，少数红白细胞。血肾功：Cr 632μmol/L，NPN 70mg/dl，CO_2CP 22%，血压 143/90 mmHg。诊断：慢性肾炎，尿毒症。脾肾阳气不足，脾病为主，水气潴留于四肢皮肤，聂聂动者，阳气被郁，邪正相争也，水湿结聚，氮质常留，清浊相混，升降失调，症属皮水，拟予内外并治。内服益气温阳利水，外用（灌肠）泄浊排毒通利。

处方：①木防己 10g，生黄芪 30g，白茯苓 30g，川桂枝 10g，甘草 3g，水姜皮 6g，白术皮 30g，大腹皮 15g，桑白皮 15g，黑、白丑各 6g，黑大豆 30g，六月雪 30g。5 剂。

②制附子 20g，生大黄 20g，生牡蛎 60g，元明粉 20g（冲），将上方三药加水 500ml，先浸一二小时，浓煎至 200ml，冲烊元明粉，待温，保留灌肠。每日 1 次，10 次为一疗程。

复诊：5 剂服后尿量渐多，由数百毫升增至 1500ml，浮肿已退约半，舌苔稍化，口秽呕恶若失，续予原方去黑、白丑、桑白皮，加玉米须 30g，金匮肾气丸（包）30g。7 剂。

又服 7 剂，与外用保留灌肠 10 次已经结束，嘱暂停 1 周

下篇　疑难病症验案

后，继续灌肠一个疗程。内服煎药续予前方，再加怀牛膝15g，车前子15g，又服1周，症情稳定好转，尿量在1800～2000ml之间，浮肿消退已近一旬，精神、食欲好转，复查尿蛋白（＋＋）～（＋），管型，红、白细胞均不见，尿比重1.013，血：Cr 292.61μmol/L，NPN 28.6，CO_2CP 32%。继续内服药，转以温肾实脾，益肺固卫，祛湿排浊。

处方：怀牛膝10g，车前子15g，制附子6g，熟地15g，菟丝子15g，生黄芪15g，防风己各10g，白术15g，川桂枝6g，茯苓皮30g，六月雪30g。

保留灌肠方再用一疗程。

【按】患者皮水，已向关格症发展恶化，症以脾肾阳虚，脾病为主，脾虚湿胜，水毒潴留，精浊升降失调，予以内服外治并进。内服煎药以益气温阳利水为法，防己茯苓汤，五苓饮加味，药后尿增肿减，继予原治之中，加强肾，火土合德，水肿消退而至稳定，随后用防己茯苓汤减量，加益肺固卫，温助肾阳之玉屏风散、济生肾气丸（汤）合方以巩固之。同时，外治治疗以泄浊排毒通利之保留灌肠方。每日1次，10次为一疗程，间隔灌肠时间是一个疗程结束，停止1周再复查，尿毒症象有好转，可继续使用，本例共3个疗程，无副反作用，此种结肠透析法，可降低血中氮质潴留。

二十一、痹证、慢性淋证
（肾源性骨病、多囊肾）

丁某，女，66岁。肾盂肾炎史30年，近3年频发，长期脓尿，白细胞（＋＋＋）～（＋＋＋＋）。尿培养：绿脓杆菌

154

多数。下肢浮肿，溲溺混浊，肾功能不全，造影为双侧多囊肾，膀胱镜检膀胱轻度梗阻。1978 年 5 月初因全身骨节疼痛，尤以腰酸背痛，胸肋痛，胸闷呕恶，痛剧少寐，检查痛处有骨质突出，右尺骨下 1/3 有增生，各关节均有触痛压痛，活动受限。右前臂正侧位片，右尺骨远端 1/3 横行骨折。验血：K^+ 0.54mmol/L，Na^+ 59.6mmol/L，Cl^- 29.62mmol/L，Cr 291.73mmol/L，NPN 78，血钙 1.09mmol/L。类风湿胶柱试验及抗"O"阴性，AKP 51.6 单位。诊断：肾源性骨病，多囊肾，肾功能不全，慢性肾盂肾炎。住院 1 月，效果不著。出院后来诊，症状如上，舌苔黄腻，脉细濡，由湿热浸淫，煎熬成为膏浊，精气流失，湿流关节，治先祛湿蠲痹，解热止痛。

处方：川桂枝 10g，赤白芍各 15g，知母 10g，净麻黄 5g，制附子 5g，干姜 5g，生、炙甘草各 3g，萆薢 15g，防风己各 10g，车前子 30g，5 剂。小活络丹 6 片（分三次服）。

复诊：疼痛减轻约半，溲溺较清，续予原方再服 7 剂。

三诊：骨节疼痛大减，左侧肋背痛若失，动作明显好转，常感腰酸怯力，多次尿检阴性，NPN 53，Cr 159.12mmol/L，老年肾精亏耗，气血失调，治加益肾活血，祛湿舒筋。

处方：川桂枝 10g，赤白芍 15g，知母 10g，当归 10g，熟地 15g，鸡血藤 30g，川芎 6g，女贞、旱莲各 15g，益母草 30g，桑椹子 15g，秦艽 10g，地龙 10g。服 7 剂。稳定好转又服 7 剂。

【按】本例痹证，劳淋，由湿热久羁，逗留下焦，内渗筋骨关节，当时以全身骨节疼痛突出，故予祛湿蠲痹、解热止痛为先，以桂枝芍药知母汤合小活络丹主治，获效较著。因久病肾虚精血亏耗，湿热留注筋骨，故将前治之方减剂，加入益肾

下篇　疑难病症验案

养血，采用益肾汤合桂枝芍药知母汤加减以调之。以后两次复诊，症状若失，各项检验正常。

二十二、血虚（严重缺铁性贫血）

张某，男，81 岁。1989 年 5 月初诊。患者耄耋高龄，严重贫血已久。经诊断为缺铁性贫血。虽经长期中西药治疗，并反复多次输血，补充铁质，仍然不能达到满意的效果。血红蛋白最低为 40 ~ 50g/L。形瘦骨立，面无血色，倦怠懒言，指端发麻。时感气闷心慌，下肢轻度浮肿。原有慢性前列腺增生，夜尿频繁达 10 次之多，伴腰酸足弱。近月来又增胃肠功能紊乱，便溏泄泻。舌白根腻质淡，脉象濡弱伴结代。拟先予养血益气，填精补髓。

处方：当归 10g，大熟地 30g，五味子 5g，女贞、旱莲、鹿角霜、白术、炙黄芪、党参各 15g，怀山药 30g，制首乌 15g，桑椹子 15g，陈皮 10g。7 剂。

二诊：血红蛋白有上升趋势（98g/L），而红细胞数低下，小溲有时频数，舌腻质淡红，脉细弱。续以原意补血益肾，兼以固脬。

处方：当归 10g，熟地 30g，枸杞子 15g，煨益智 15g，怀山药 39g，淫羊霍 15g，鹿角霜 10g，怀牛膝 15g，车前子 30g，女贞、旱莲各 15g。另配金匮肾气丸 2 瓶。连服半月。

三诊：血红蛋白有所提高（120g/L），自觉症状不显，面色有所好转，再以原法守治。

处方：炮、干姜各 3g，焦白术、党参、茯苓各 15g，炙甘草 6g，山药、扁豆各 30g，补骨脂 15g，煨肉果 10g，焦楂曲各 15g，薏苡仁 30g，红枣 7 枚。

连续中药治疗约半载，复查血红蛋白已 110～120g/L。面色亦泛红润充荣，尿次明显减少，大便较前成形。诸如腰酸肢软，倦怠乏力，亦基本消除。自述从服中药开始未曾再行输血。近四年中间歇以丸药、膏滋轮流调服。最近作血检提示：HGB 100g/L，RBC 3.61×10^{12} L，WBC 4.4×10^9/L，N 79%，L 20%，M 1%。

【按】缺铁性贫血，其特征为低血红蛋白性小红细胞性贫血，大多患者是出血过多，铁质摄入量少，以及钩虫病等。中医属血虚范畴，如此严重血虚者，在八秩老人当属少见。《灵枢》说："中焦受气，取汁变化而赤，是谓血。"老年肾元本衰，骨髓功能受抑，更因脾胃功能不良，影响铁质吸收。因其发病缓慢，血虚长期不能纠正，往往采用补铁、输血而鲜效者，今按照中医辨证为脾肾两虚，精血衰少。命门火衰，火不暖土，火土不能合德，先后天俱虚，此肾虚累及于脾，久病也有损于肾，故以填精温肾、益气养血以治本。方以右归丸、巩隄丸、青娥丸、四神丸、理中汤、参苓白术散随症加减调治，药治时间虽然较长，但疗效稳定，血象冉冉上升，诸症亦随之消退。

二十三、虚劳（真性红细胞增多症）

刘某，男，63 岁。曾有急腹痛及便血病史。1976 年 6 月 23 日初诊。常有后脑勺胀痛，甚则连及颈项，伴头晕，牙周常发浮痛、衄血、掌红，手足心热，颈及面部红丝缕缕，口苦作干，舌黄边红，脉洪尺弱，阴囊及皮肤有湿疹搔痒，余正常。由精神过用，喜食膏粱厚味，加之年逾花甲，肾阴暗耗，精血内亏，阴虚生内热，热炽又耗阴伤血，当前以阳亢内热症象为著，拟降火滋阴为主，玉女煎加味。

处方：大生地 15g，生石膏 20g，牛膝 10g，黑山栀 10g，桑叶 10g，菊花 10g，知母 10g，元参 10g，地肤子 15g，白鲜皮 15g，羚羊角粉 0.3g，广角粉 1.5g（二粉并和吞服）。

复诊处方：①生、熟地各 12g，山茱萸 10g，枸杞子 12g，牛膝 10g，龙胆草 2g，当归 12g，白芍 12g，明天麻 10g，吴茱萸 2g，生龟板 30g，胆星 3g，白鲜皮 15g，地肤子 15g。上方煎药，可间歇服 20～30 剂。

②羚羊角粉 10g，广角粉 20g，全蝎 10g，僵蚕 20g，蝉衣 10g，蜈蚣 3 条，守宫 10g，麝香 1g。上药研细粉，分 30 天服。

1976 年 12 月 20 日，据患者来信述病转方。服上方以来，症情好转，各项检验均较稳定，唯在劳累以后，尚有头晕之感。亦予拟方以滋肾育阴，清肝息风，并通络抗凝结合。

处方：①生、熟地各 12g，山萸肉 10g，枸杞子 12g，丹皮 10g，泽泻 10g，黑山栀 10g，当归 12g，女贞、旱莲各 15g，白芍 12g，生龟板 30g，生牡蛎 30g，藏红花 1.5g。上方有效亦可间歇服 20～40 剂。

②羚羊角粉 5g，犀角 5g，全蝎 10g，僵蚕 20g，蝉衣 10g，蜈蚣 3 条，露蜂房 20g，西血珀 10g，麝香 1g。共研极细末，分 30 份，隔日 1 份，开水吞服。

随访三年余，病情稳定无复发，亦未再放血。各项检验正常。

【按】头为诸阳之会，凡五脏精华之血、六腑清阳之气，皆上会于头，今肾水不足，水不涵木，肝失濡养，木火上扰清空，阳亢风动，以致头脑痛胀，牵引后项，伴有头晕；久痛入络致瘀，故痛有定处，气盛而又血燥，则面色红润。并见血丝缕缕，牙周浮痛，有时衄血、掌红、手足心热、口干舌燥等；热盛风生湿郁，现皮肤瘙痒、阴囊湿痒等阳常有余、阴常不足之象。治从标本兼顾，凉血清肝，息风解痉，化瘀通络，本是合理，肾精阴血不足，乃受病之本，尚须结合滋肾益阴并治。

二十四、虚损
（慢性粒细胞性白血病）

李某，女，31岁，1994年1月16日初诊。患者半年前，因头晕乏力，面容略现萎黄，但无发热出血等症状，白细胞异常增多而转入血液科病房住院，并诊断为慢性粒细胞性白血病。西药常规处理以"马利兰"口服治疗。粒细胞白细胞一度控制在正常值范围。药后，病者出现消化道反应明显，如胃脘不舒，纳谷不香，心烦汗出。月事紊乱或淋漓不尽，或愆期停歇。胸骨处隐隐作痛。舌质及指甲均呈紫褐色。苔薄而白，中剥，脉象细弱，后转服中药调治。检验血象：HGB 89g/L，WBC 6×10^9/L，N 77%，L 23%，PLT 76×10^9/L。予滋水养肝，益气和卫，举元升清煎剂7剂。

处方：党参15g，炙黄芪、白术各15g，炙升麻6g，当归、黑山栀、丹皮、陈皮各10g，原生地30g，茯苓15g。续配7剂。

复诊：血检 HGB 70g/L、RBC 2.5×10^{12}/L、WBC 0.39×

10^9/L。慢粒血象为低，形气精神尚好，舌中剥纹，质紫气，脉来细弱，续以气血双补。

处方：炙黄芪 15g，当归 10g，生地黄 30g，丹皮 10g，丹参、太子参、北沙参、玄参各 15g，麦冬 10g，女贞、旱莲各 15g，荆、防风各 10g。再服 7 剂。

三诊：血象偏低，自觉皮肤干燥，稍有头晕，胸骨隐隐作痛。治法继守原意。

处方：炙黄芪、熟地黄、杞子、女贞、旱莲、紫丹参、桑椹子、白芍各 15g，当归 10g，制首乌 30g。连服 14 剂。

四诊：周围血象 HGB 85g/L，WBC 4.2×10^9/L，N 65%，L 35%，PLT 80×10^9/L。自觉皮肤仍然干燥，月经淋漓旬日未尽净，原有胸骨隐痛已消失，治法继续补血、凉血、散血、止血为主。

处方：炙龟板、熟地炭 30g，川黄柏、炒归身各 10g，炙黄芪、赤白芍、女贞、旱莲、椿根皮各 15g，陈棕炭 6g。再服半月。

随症施治约半年，感觉良好，无明显脾肿大，无胸骨痛，饮食消化复常，唇舌及指甲由紫褐色转为淡红色，形气红润稍胖，月经渐趋正常。血检复查：HGB 100g/L，RBC 3.2×10^{12}/L，WBC 4.2×10^9/L，PLT 90×10^9/L。均较稳定，在常值之间。为巩固疗效，彻底消除病根，冬令再予膏滋进补。

处方：生黄芪 300g，当归 150g，生地 300g，丹皮 100g，山萸肉、甘杞子 150g，知母 100g，元参、水牛角片、生鳖甲、香青蒿、白薇、赤、白芍各 150g，生、炙甘草各 60g，补骨脂、南杜仲、北沙参、紫丹参各 150g，小川芎 100g，六月雪 300g，大熟地、怀山药、白茯苓、生苡仁各 300g，川黄柏

100g，砂仁 40g，陈皮 100g，焦三仙、女贞、旱莲各 150g。再用下列药品（收胶时加入）：人参粉 40g，紫河车粉 40g，水飞青黛 40g，参三七末 40g，清阿胶 500g，鹿角胶 50g，龟板胶 50g，白文冰 500g，真蜂蜜 250ml。

【按】该证病机为肝肾本虚，气阴内亏，属"劳损"一证。由于疏泄失司，血瘀郁热上泛于舌，其华在爪。故现瘀紫明显而持续不退。因服西药反应较大，而转入中医内科。经滋水养肝、举元升清、益气和卫、凉血化瘀为法，通过一个阶段治疗，症情趋向稳定，始终无明显发热、出血、脾大等症象出现。最近髓象复查比之以往有所好转。

二十五、虚劳
（阵发性睡眠性血红蛋白尿）

周某，男，34 岁。发病 2 年来，尿如酱油褐色，多在夜间溺出，夜尿次数较多，面色皮肤萎黄乏华，神倦怯力，舌质淡苔薄白，脉软细弱。辨证为脾肾两虚，精血流失。治以补肾固摄下元。

处方：怀山药 30g，熟地 15g，山萸肉 10g，五味子 5g，菟丝子 15g，赤石脂 30g，党参 15g，白术 15g，黄精 15g，人中白 10g，阿胶珠 10g，二至丸 30g。

连服 2 周，尿色转淡。再服 2 周，尿色清澈如常，面容肌肤渐呈红泽。继守原方，又服 1 月，酱油色尿未再出现，夜尿次减。尿检：路氏试验阴性。血检：血红蛋白从 30g/L 增至 60g/L 以上。一般良好，前方去参、术，加参苓白术丸 30g。再服月余，症情稳定。嘱以原方守治 1 月，以资巩固。

161

【按】本例尿血，由脾肾两虚，脾乏统血之权，肾无固摄之能，阳气衰惫，血寒不能循经，络脉伤损而血下溢；尿血发于夜间而次多者，正是阳衰阴盛之征；尿血色如酱油，亦精血败浊转而下注之象也。故用无比山药丸（《千金方》）加减为主，补肾以固摄下元；合参、术、黄精益气健脾，使之统血有权；再加人中白、阿胶珠补血止血。服药 4 周，即获显效。连治 2 月，酱油色尿未有再发，面色肌肤亦渐转红泽。仍取原法守治 2 月，症趋稳定。

二十六、虚劳（再生障碍性贫血）

程某，男，42 岁。1971 年患再生障碍性贫血，休息治疗 3 年，缓解后恢复工作。1974 年又因烦劳过甚，感心悸乏力，周围血象明显下降，血红蛋白 42g/L，红细胞 2.02×10^{12}/L，白细胞 3.25×10^9/L，血小板 40×10^9/L。收住院。形神憔悴晦黄，贫血貌，心悸乏力，右肩及左下肢酸痛，有时关节作响，阵发头痛，痛在前额及两颞部，间有肝区隐痛，四肢不温，舌淡胖，苔薄腻，脉濡软。辨证为脾肾两虚，肝肾不足，气血俱衰。治以补益心脾为主，柔肝养阴为辅。

处方：炙黄芪 15g，白术 15g，党参 15g，当归 15g，生姜 5g，炙甘草 5g，枣仁 10g，柏子仁 10g，龙眼肉 1g，仙鹤草 30g。

治疗 3 周，自觉心悸、头痛、眩晕若失，肩肢酸痛已微，食欲精神好转。再以原法，加入补肾。前方去枣仁、柏仁、白术，加山药 15g，杞子 15g，地黄 15g，芍药 15g。又服 1 月，诸症尽除，形神气色均有好转。血检：红细胞 2.8×10^{12}/L，

白细胞 $4.5 \times 10^9/L$，血小板 $70 \times 10^9/L$（2 次）。出院时处方两张，一是右归饮合当归补血汤加减，二是左归丸合归脾汤化裁，交替服用，每日 1 剂，连服 3 月，症情稳定，1 年后随访，血象基本复常。

【按】本例虚劳，由于长期烦劳，精神过用，形气俱耗，损及心脾，累及肝肾，气虚不能生血，血虚无以生气，久则损阴伤阳，形神两衰；血虚阳亢，头痛时作；心肝失养，心悸胁痛；筋脉失营，肩肢酸痛等症随之而起。先以归脾汤加减，益养心脾为主。3 周后症状减轻，续以原意加入补益肝肾。住院两月，形神、症状及血象均获好转。出院时以素有肾虚不足，处方两张，亦以补肾为主，阴阳气血并调，从而趋向稳定之效。

二十七、虚劳（多发性骨髓瘤）

徐某，男，46 岁。1993 年 2 月 7 日初诊。患者初起头昏乏力，二三年来症情逐渐加重而住院。经反复检查诊断，为多发性骨髓瘤，并接受化疗。出院后于 1993 年 2 月 7 日来诊，诊得严重贫血，肾功能衰竭，面色晦黄虚浮，精神不振，食少恶心，口腻有尿臭味溢出。脉象沉弦，久病脾肾两虚，水毒逗留，治法先以益脾健中为主。

处方：党参 15g，茯苓 30g，白术 15g，怀山药 30g，苡仁 30g，砂蔻仁各 3g（后下），陈皮、制半夏各 10g，生姜 3 片，黑大豆、白花蛇舌草 30g。10 剂。

二诊：药后贫血貌依然，胃纳好转，恶心减少，治法着重健脾养胃，再加泄浊排毒。

处方：上方去苡仁、砂蔻仁、二陈、大黑豆。加白扁豆、赤小豆、玉米须、真川连、紫苏叶等。10剂。

三诊：诸症好转，唯夜尿量多次勤，大便常溏。脾肾两虚，气血衰弱。治以益肾缩泉、补脾固肠之缩泉丸合四神丸。

处方：煨益智15g，怀山药30g，菟丝子、桑螵蛸各15g，煨白果10g，五味子6g，破故纸15g，玉米须、赤小豆各30g，紫苏叶10g，真川连1.5g。10剂。

四诊：因夜尿仍多达六七次，大便溏薄依然不解，治法加强补火暖土、益肾温阳为主，加减治之。

处方：大熟地15g，制附子6g，山萸肉10g，怀山药30g，煨益智、菟丝子、桑螵蛸各15g，五味子6g，赤小豆30g，补骨脂15g，炮黑姜5g，河车粉4g（另吞）。另配：四神丸2瓶。

连服两周，大便成形，尿次减少，再次进行化疗，精神食欲明显好转，稍有腰酸，面色未曾转动。尿检：蛋白质（+）。血检：WBC 2.5×10^9/L，RBC 1.5×10^{12}/L，HGB 49g/L，红白细胞锐降。治法原意之中偏重补肾壮骨，填精益阴。

处方：大熟地30g，当归、鹿角片各10g，仙茅、仙灵脾、骨碎补、补骨脂、杜仲、桑寄生各15g，炙黄芪30g，红枣7个，龙牡各30g，香砂六君丸30g（包煎）。10剂。

于1993年6月20日检验，周围血象如下：WBC 4.1×10^9/L，RBC 1.62×10^{12}/L，PLT 103×10^9/L，尿检：尿蛋白（+）。再次恢复化疗，自觉已无明显不良反应，饮食尚可，形气精神均有好转，唯痰中有时带血，咳嗽一二声，肩胛部常有酸痛。继续大补气血、平调阴阳，俾得功德圆满。

处方：党参15g，黄芪30g，白术15g，当归10g，熟地黄

30g，枸杞子 15g，丹皮 10g，赤芍、补骨脂、桑寄生各 15g，黑大豆 30g。

迄今病者自感一般无不良反应，华色有所好转，略带晦滞，肌肉稍现丰泽，尿常规渐趋正常，尿蛋白少数。周围血象：HGB 70g/L 左右，RBC 2×10^{12}/L 以上，饮食二便均好，恢复工作已一年半，并无疲劳之感。边服药，边工作，劳逸结合，精神情绪保持怡悦开朗。目前续配丸药调治之中。

【按】此证在中医学中，病机属脾肾虚劳，阳气衰败，气血大损，予温阳益肾、填精补髓、养血益气、健脾和胃为主，结合活血化瘀、祛浊排毒。治疗整整一年半，煎剂、丸药、膏滋三者轮流交替运用，按不同时期的主要矛盾，突出重点，变通施治，综合统筹，奏效满意。

附：丸药及膏滋药主方如下：

河车大造丸、龟鹿二仙汤、右归丸、四神丸、附子理中汤、五参汤、一四汤加三甲、豹骨、金狗脊、蛇舌草、大黑豆等。

现在周围血象稳定，原来每次化疗，必须输血。自服中药以来，早已停止输血。近时血常规：WBC 4×10^9/L ~ 6×10^9/L，红细胞 2.5×10^{12}/L ~ 3×10^{12}/L，血红蛋白 75 ~ 90g/L，血小板 65×10^9/L ~ 85×10^9/L，髓象复查两次稳定。肾功能肌酐、尿素氮均升高，用药以大补精髓气血为本，温肾理中辅之。

二十八、瘿瘤（淋巴瘤）

王某，男，57 岁。1993 年 5 月 13 日初诊。颈颌部淋巴结此起彼伏，大小不等，质硬而欠活动，按压微痛。发现后经国外专家作有关的实验和物理检查，确诊为淋巴瘤。自觉症状轻微，舌体嫩胖质淡红，微泛紫气，苔薄白腻，脉象细滑，形气尚佳，眠食亦可。由操心烦冗，过于劳累，精气暗耗，痰火内盛，久则瘀郁，结聚而成瘿瘤。予化痰消瘀，软坚散法。

处方：海藻 30g，昆布 30g，海浮石 30g，生牡蛎 30g，夏枯草 30g，生黄芪 15g，党参 15g，白术 15g，白茯苓 30g，制半夏 10g，橘红 10g，大贝母 15g，郁金 15g。

20 剂后去郁金、橘红，加黄药子 15g，炙甲片 10g，小青皮 6g。又服 20 剂后，颈颔淋巴结消失，感觉良好。再予前方略作增换，又服约 3 个月。

复诊于 1993 年 11 月 2 日。颈颔淋巴结消退已数月，未再复现。每 1～2 月全身各项检测均正常范围，工作、饮食、起居正常，舌脉持平。淋巴结现状虽消，尚须继续巩固。前一段治疗以祛邪为法，今后当以标本兼顾，渐至养正益元、滋阴养血、益气和阳治本为主。达到养正即所以祛邪之目的。

处方：大熟地 15g，鹿角片 10g，炙甲片 10g，生黄芪 30g，当归 15g，金银花 15g，炙甘草 5g，夏枯草 30g，白芥子 3g，生牡蛎 30g，西洋参 10g，白茯苓 15g。并予生鳖甲 30g，紫背天葵子 30g，山慈菇 6g，参三七 6g，白术 15g 等随症加减，又间歇服药半年余。

【按】患者瘿瘤，为阴气不足，痰火结瘀、结聚而成。先予祛痰消瘀，软坚散结，以消瘿五海丸为主。经治后瘿瘤消退，为巩固成效，继予养正与祛邪并治，以养正为主，予阳和汤合四妙勇安汤结合消瘿五海丸加减。以温阳补虚，滋阴活血，结合祛痰消瘀。清热解毒，标本兼施。一年多来经检查现代医学之各项体检指标、反复体查均属正常，未有反复，自感工作虽忙，仍能支持，其余一切如常。目前治疗已经 2 年，完全以中药调治。为继续巩固疗效，尚须间歇服药。

二十九、震颤（肝豆状核变性）

张某，男，38 岁。1992 年 8 月初诊。患此病史 5 年，久治未效，初起有四肢粗大感并有节律之震颤，逐渐加重，角膜边缘有绿褐色圈，血清铜降低，肝功能及蛋白质代谢障碍。诊断：肝豆状核变性。诊时手足震颤，右侧更甚，携物脱落，碗筷常坠，腿足肌肉强直，步履亦感不便，在情绪波动时尤甚，精神呆滞，舌语略謇，有时唾涎不能自控流出。苔白质红，脉细弦。由于肝肾不足，阴血内耗，阴虚血燥生风，津液炼痰，风动阳扰，发为震颤。久病必瘀，瘀阻络道，故而迁延不愈。治以滋益肝肾，育阴潜阳，养血祛风，祛痰利窍，并合虫类药物以搜风通路。

处方：生龟板 30g，生鳖甲 30g，生牡蛎 30g，当归 10g，生、熟地各 15g，麦冬 10g，白芍 15g，五味子 6g，白僵蚕 10g，陈胆星 6g，蜈蚣 1 条，全蝎 6g。10 剂。

1 月后复诊，服药无不良，震颤稍减轻，动作感灵活，舌语已清。故将上方连服 30 剂。现在大便干结，脉弦而劲，药症尚合，无如难以速效。加强滋阴养血润肠。

处方：大生地 30g，熟地黄 15g，鲜首乌 30g，女贞、旱莲各 30g，当归 15g，生白芍 30g，陈胆星 6g，枸杞子 15g，五味子 6g，僵蚕 10g，全蝎 5g，龟板 30g，牡蛎 30g。10 剂，如症情平稳，可以间歇续服 20 剂。

167

以后多次复诊，在上方基础上略作增删。如大便通润去首乌；无唾涎外流去胆星、僵蚕；肝火内盛加黑山栀、龙胆草；手足颤感加羚羊角、钩藤；腿足屈曲不利加牛膝、海风藤。连续治疗将半年。后两次复诊时只症状有所减轻，但尚有波动，疗效不够理想。

【按】本例震颤属肝肾阴虚，血燥风动，久病精血更耗，瘀阻络道，以大定风珠主治。并养血搜风，祛痰通络，连治数月。虽无不良，亦少明显疗效。患者正在壮年，患病已久，且不愈，使之情绪低下，焦躁，自在情理之中，影响疾病之好转恢复，亦必然矣。

三十、黄疸、鼓胀（肝豆状核变性）

赵某，女，9岁。1988年4月14日儿童医院会诊。患儿以溶血危象入院，因有肝功受损、黄疸、腹水，经 K－F 环铜蓝蛋白测定及明显家族史而确诊为肝豆状核变性。除用青霉胺排铜，其余西药基本不用。初诊为巩膜皮肤黄染，尿色深黄，腹胀腹水，左上腹部似有癥积，神软不欲食，大便一般，苔薄，脉濡。肝脾湿热，瘀郁而黄，气滞水聚，腹胀而大，水泄不畅，则为鼓胀。治法清热祛湿，利水消胀。

处方：茵陈30g，川桂枝6g，猪茯苓各15g，泽泻15g，白术15g，黑山栀10g，川黄柏10g，片姜黄10g，厚朴6g，稻根须30g。

服药3剂，尿量增多，尿色清淡，腹水减少，已思饮食。嘱原方再服5剂。

二次会诊，皮肤已无明显黄疸，巩膜仍有微黄，腹软，腹水基本消退，腹块仍能摸到，精神食欲渐复。湿热瘀积未消，续守原意。再予以硝石矾石散合治。

处方：①茵陈 30g，黄柏 10g，黑山栀 10g，猪茯苓各 15g，白术 15g，当归 10g，桃仁 10g，三棱、莪术各 6g，青皮 6g，甲片 6g。

②火硝石、烧矾石各 40g，研末，装瓶密封。每日服 2～3 次，每次 0.3g，大麦汤送服。

煎方日服 1 剂已连服半月，散剂连续服，住院 37 天。复查肝功能正常，三蛋白比例恢复正常，白、球蛋白无倒置，总胆红素及直接胆红素尚有偏高，血清铜 66.66μg/dl～171μg/dl（正常值 200 左右）。出院后继续来诊调理。

5 月下旬起症情稳定若失。仅巩膜微黄，尿色淡黄，肝质较硬，脾肿 2 指多。拟柔肝养血，健脾益气，利湿清热，化癥消瘀。

处方：当归 10g，赤、白芍各 10g，党参 15g，白术 15g，茯苓 15g，炙甘草 4.6g，生鳖甲 30g，青皮 6g，三棱、莪术各 6g。

随症加减法，保肝加沙参 10g，麦冬 10g，枸杞子 15g；疏肝理气加金铃子 15g，五味子 10g；轻度黄疸加茵陈 30g，滑石 30g，虎杖根 30g；湿重加白术 15g，厚朴 6g，苡仁 15g。以上加减法间歇治疗 3 个月。硝石矾石散续配一料，连续共服半年之久。

随访迄今 6 年，病情一直稳定，已至发育年龄，月经已于前年来潮正常，现在面色红润，发育正常，已在初中读书，功课也能胜任。各项检验每年 1 次，均正常。

【按】患儿黄疸、鼓胀，而且鼓病在短短之数天内突然腹胀腹水，迅速增长，出现危象。当务之急予利水消胀，以茵陈五苓散主治。仅3剂药即中病而尿量增多，得以腹水渐退。再5剂即腹胀腹水得消。继予原法治疗外，再加硝石矾石散合治。方中火硝石，味苦咸，能入血分消坚积。矾石入血分以胜湿，用大麦粥汁和服，意在护胃，以减少西药之副作用。达到去瘀消癥功效。同时以养血保肝，益气扶脾与利水祛湿之剂同用，获相得益彰之效。在症情缓解后，多次配服丸药。以一贯煎、归芍六君汤、六味地黄汤加减化裁，调理巩固成效。

肝豆状核变性两例，后例表现为肝硬化、黄疸、腹水；前例属神经系统疾病，表现为扑翼性震颤，亦可谓肝性昏迷前的神经精神症状。而中医则属两种病证，不同病机，不同治疗，则归之辨证论治矣。

三十一、阴斑劳损
（系统性红斑狼疮）

朱某，女，35岁。怀孕近8个月时，发现皮肤有散在斑点，关节疼痛，至8个半月时早产。产后数天即发高热不退，体温持续39℃～40℃，诸药乏效，邀余会诊。证见皮肤斑点明显，面部红斑较密，面如满月虚肿，气色少华，热盛时颧红升火，形体瘦削，肌肤甲错，神倦懒言，胸闷，不欲食，咽无红肿，舌体胖，质淡红，脉细虚数，重按微弱。诊为系统性红斑狼疮。此由产前营虚积热，产后百脉空虚，阴盛于内，虚阳外浮。治以气血双补，温阳和阴。

处方：皮尾参、真枫斛各10g，浓煎频饮。炙黄芪30g，当归 15g，生、熟地各 15g，赤、白芍各 10g，怀山药 15g，炙甘草 5g，麦冬 10g，苁蓉 10g，制附子 5g，肉桂 5g（分两次后下），炙升麻 5g，生鳖甲 30g。

3 剂药后，热退。手腕部又出现对称性圆形红斑，舌质淡红，苔薄中纹，脉细软。气阴亏损已有转变之机。续守原意，加养阴化斑之品。

处方：党参 15g，黄芪 15g，当归 15g，生、熟地各 15g，丹皮 10g，玄参 15g，知母 10g，紫草茸 10g，苁蓉 10g，山药 15g，赤芍 15g，肉桂 3g。

服 8 剂后，皮肤褐红斑块，虽未续发，但亦未消退。余症不显，守方续服 2 周，皮肤斑疹大部消退。又服 2 周，斑疹完全消退。出院后，嘱交替常服十全大补丸和六味地黄丸，以资巩固。

【按】本例产前已有皮肤损害，关节疼痛，产后复加高热不退，并有左下肺炎、心肌受损、狼疮性肾炎等，显系多系统病变。此为产前营虚蕴热，产后百脉空虚，气血大亏，虚阳浮越，络脉损伤，心脾肝肾受损，症属阴斑劳损。予十四味建中汤加减，服药 1 剂见效，再剂退热。连服 12 剂后，诸症虽减，但斑疹未退。续守原意，再取化斑汤意，又治 1 月，症状痊愈。各项物理及实验检查，除尿常规尚有波动外，其余均在正常范围。在整个治疗期间，均中西药并用，故获捷效。

三十二、风痹（系统性红斑狼疮）

毛某，女，26 岁。在某院诊断系统性红斑狼疮，狼疮性肾炎（肾病型），狼疮性间质性肺炎（霉菌性），狼疮性心肌

171

病，住院治疗9个多月罔效。出院后来诊，反复高热，热退不净，关节酸痛红肿，皮肤感染并损害，色素沉着，两颊潮红如蝶形，伴有气急、咳嗽咯痰，痰中找到霉菌，活动气短，只能一侧高枕倚息而卧，腰酸浮肿，情绪忧郁，纳呆，面如满月。舌胖边齿痕，苔薄白，脉细数。辨证为心、肺、肝、肾俱病而虚，皮肤关节受累，风湿郁热，耗气伤营。时值暑令，治以益气养阴，健脾利肺，清暑解热。

处方：太子参15g，麦冬10g，五味子5g，玉竹15g，紫菀10g，杏仁10g，丹参15g，苡仁30g，土茯苓30g，葶苈子5g，大枣5枚，甘露消毒丹30g，黄芩5g，野蔷薇10g。

服药3周，体温渐趋下降，气急渐平，咳嗽多痰，痰中仍有霉菌，心悸食少。继续原意，再合益气化瘀，祛风通络。

处方：①南北沙参各10g，麦冬10g，生地15g，黄精15g，黄芪15g，元参15g，丹参15g，丹皮10g，苡仁30g，土茯苓30g。

②青蒿10g，白薇、白前各10g，蕾梗10g，黄芩5g，桔梗5g，甘草5g，橘红10g，竹叶10g，野蔷薇10g，参苓白术丸30g。

上两方交替服，每日1剂。同时配服白花蛇、蜈蚣、地龙各5条，水蛭、白人参、参三七各30g，共研细末，分30天吞服。

治疗1月，症趋稳定，热退，气急咳痰已除，皮肤损害渐好，两颊蝴蝶丹尚存，关节痛亦解，食欲精神好转。痰培养3次均阴性。心电图正常。胸片未见活动病变。尿蛋白（++++）→（+），肝功正常，白、球蛋白比4.0/2.5。在两月治疗中，原服地塞米松8片/日，现减至5片/日。平时较易感冒。治法再进一筹，稍作调整。

172

处方：①生熟地各 15g，当归 10g，山药 15g，杞子 15g，仙灵脾 10g，太子参 15g，麦冬 10g，五味子 5g，虎杖 30g，二至丸 30g。

②黄芪 15g，防风 10g，白术 15g，玉竹 15g，元参 15g，桔梗 5g，甘草 5g，砂仁 3g，野蔷薇 10g，冬虫夏草 5g。

上两方仍交替服，每日 1 剂。

治疗 3 月，感冒发热近 2 月未发，一般良好，关节稍有酸痛，轻微足肿。地塞米松续减至 2 片/日。时已入冬，改服膏滋，代替煎药，长期图治。采方用左归丸、河车大造丸，参苓白术丸、三蛇丸、玉屏风散等加减配制。

【按】本例为多系统病变，累及心、肺、肝、肾四脏，以及皮肤、关节等部，病情复杂。良由五脏柔弱，气血亏损，阴阳俱虚，风寒湿气乘虚外袭，侵及脏腑经络而病，当为风痹之属，损心、损肺、损肝、损肾之症。时在炎暑，内外相迫，更加耗气伤阴，连续以益气健脾、养阴清肺，祛暑解热、搜风通络为治。初治 3 周，其效不著。尔后始终以振奋胃气为法，促使纳化好转。遣方以沙参麦冬汤、参苓白术散、生脉散、蒿芩清胆汤等方化裁加减。同时以蛇、龙搜风通络；与参、蛭益气化瘀，配成药末，和煎药共服，方获得症情好转，胃纳增加，各项检查除尿有蛋白外，余均转正常。患者心情振奋，药效更加明显。在以后治疗中，续取上法加减，又治月余，症趋稳定。激素由 8 片/日递减至 2 片/日。入冬改以膏滋调补以治肾为本，用左归丸合河车大造丸，补肾填精，结合有效前方，参合运用，长期调治，症情迄今未反复。前后病期 6 年余，现已参加工作 2 年多。

三十三、脾劳（重症肌无力）

范某，男，59岁。1991年2月初，发现左眼睑下垂，朝轻暮重，倦怠乏力。经胸部X片及CT提示：胸腺瘤，重症肌无力。于4月份行胸外科手术，术后仍有声低、眼睑下垂、右上腹麻木感。服西药新斯的明（12mg，3片/日），一度好转。于7月中旬又发生胸闷、气急、咳嗽。X胸片提示：右肺野外带有包裹性积液，心包影稍增大，经治吸收。于当年11月初来诊。刻诊胸闷气怯，讲话声音先响而后渐渐低沉，疲乏怯力，两手抬举无力，睁眼即易下垂。舌苔白腻，脉细濡弱。重症肌无力仍存在，西药已辍服，转以中药调治。手术后气血大伤，脾气衰弱，宗气下陷，故予张锡纯升陷汤主之。

处方：生、炙黄芪各15g，桔梗、炙升麻、炒柴胡各6g，知母10g，党参15g，山萸肉10g，菟丝子、枸杞子、桑椹子各15g，仙鹤草30g。

上方服用1月，上述症状大获好转。翌年4月，胃痛不适。胃镜检查，诊断为中度慢性萎缩性胃炎，伴肠化活动期。见症，胃脘胀痞不舒，伴嘈杂似饥，稍食能缓，目疲声嘶比之以往略轻。舌薄苔腻，脉象濡弱。亟宜升陷汤合黄芪建中汤，补益脾胃，升清降浊为主，结合理气疏肝调之。

处方：炙黄芪30g，川桂枝6g，白芍药30g，桔梗6g，生姜3片，红枣6枚，甘草6g，饴糖2匙（冲服），炙升麻6g，柴胡6g，知母6g。再服1周。

根据症状灵活化裁，如胃痛颇甚则掺入丁香烂饭丸、川椒目等；兼有泛恶吞酸则可益左金丸；便溏不畅则加香连丸、焦三仙之类。投药中肯，连续治疗 50 天，诸症若失，随访病家反应良好。

【按】"重症肌无力"从其症状分析，可从中医"脾劳"作探讨。一派脾虚气弱、宗气下陷之象。脾主肌肉，脾虚则发生肌无力症；又因脾虚不足，生化不及则精微转化无能，营血灌注不足，脾主运化，脾气虚弱，则水湿停滞不化，阻遏气机，中运失健，胃气不和，升降失职，乃致中虚胃病之症；宗气大虚，心肺受累，乏于贯脉络肺，故现气急胸闷，咳嗽声低音哑之象。拟升陷汤合黄芪建中汤，寓益气升陷、建中和胃、健脾理气、升清降浊于一体。药症相符，获效显著。患者于日前专程前来告慰，已经三年，病体早复，一切如常。

三十四、痿证（重症肌无力）

余某，女，30 岁。1980 年产后，初感易于疲乏，3 月后开始发现面肌无力，眼疲欲合，甚至难以睁眼，咀嚼、吞咽及语言诸肌亦有困难之感，四肢筋挛，不能自控，腰膝以下，几乎瘫痪，活动无力，多处诊断为重症肌无力。3 年来靠注射新斯的明维持。刻诊症如上述，外形发育尚好，精神苦恼，舌红苔少，脉来细数。治以补益肝肾，健脾益气。

处方：熟地、龟板各 30 克，黄柏 5g，知母、锁阳、肉苁蓉、当归各 10g，怀牛膝、党参、黄芪各 15g，薏苡仁 10g，砂仁 2g。配合应用新斯的明。

21 剂药后，自觉精神改善，眼皮、咀嚼、吞咽、语言诸症有所好转，腰脊仍然不举，下肢瘫软筋挛，治宗原法，偏重补肾益精，强筋清湿。原方减熟地、薏苡仁为各 15g，去苁蓉、党参、砂仁，加生地、巴戟、鹿角霜各 10g，仙灵脾 15g。又服 28 剂后，并加用治痿膏（自拟方：精羊肉 1500g，猪脊筋 60 条，牛筋、牛骨髓各 250g，煎煮极烂如糊状，用两层纱布滤去渣滓，溶入陈阿胶、鹿角胶各 250g，冰糖 500g，文火收成膏滋），早晚各取一汤匙，开水冲烊服。治疗 1 月，诸肌痿弱无力有明显好转，腰脊、下肢活动渐渐有力，此际新斯的明用量递减，渐至停用。原方续治月余，症趋稳定至缓解。治痿膏续服 1 料；健履片（我院自制方：熟地、龟板、黄柏、知母、当归、锁阳、金狗脊、牛骨，即《丹溪心法》健步虎潜丸加减方）一日 3 次，每次 4 片；十全大补丸 6g，一日 2 次。再服 2 月，以资巩固，随访 2 年无反复。

【按】本例痿证，由产后致虚，肝肾精血亏耗，阴虚内热，脾胃气虚，津液气血俱损，故肢体痿、肌无力。以虎潜丸加减为主。方用熟地、龟板，滋阴潜阳；知柏清泄相火；合牛膝、锁阳、苁蓉温肾益精；当归养血活血；参、芪、薏、砂健脾益气。经治 3 周，已获小效，仍守原治加强补益肝肾，续治 4 周，再参合"精不足者补之以味"，以血肉有情之品，大补精血，配成膏滋，以强筋壮骨、补益肌肉，作较长时期调治，同时新斯的明用量递减至停用。连治 3 月，症情缓解。虽愈而未敢足恃，继予治痿膏、健履片、十全大补丸续治 2 月，使气血津液充足，脏腑功能恢复，筋脉骨髓得以濡养，有利于疗效巩固。

三十五、痹证（多发性肌炎）

邓某，男，45 岁。7 年前患疟疾病后，感四肢、胸膺、背部肌肉疼痛，逐年加重，经肌肉切片确诊为多发性肌炎。每日用强的松30mg治疗显效，减量则肌肉疼痛麻木又甚。于1983年3月来诊。其症每遇寒冷疼痛加剧，夜间尤剧，不能自转侧，易汗、怯寒、倦怠乏力，查其面如满月，脑轰颧赤，舌胖紫气，苔白腻，脉沉濡。属营气亏耗，寒湿乘袭肢体肌肉，治以补气养血，祛湿除痹。

处方：生炙黄芪各30g，桂枝10g，赤白芍各15g，生姜5g，大枣5枚，当归10g，熟地15g，白术10g，薏苡仁、豨莶草各30g。

服药14剂，肌肉疼痛减轻约半，背部隐痛，胸胁压痛感，原方续服14剂，嘱强的松减为20毫克/日。药后诸症大减，阳虚证象明显好转，精神、体力逐步复常，强的松再减为10毫克/日，中药在原方中加入祛风通络之品。

处方：生、炙黄芪各15g，桂枝5g，赤、白芍各10g，生姜3g，大枣5枚，薏苡仁30g，当归、白术、乌梢蛇各10g，小白花蛇1条，蜂房5g，甘草5g。

又服21剂，激素自停，无异常反应，唯劳动后感肢体易倦，背脊肩臂隐痛，胸前不适感，病根未除，继守原方隔日1剂，再治2月，随访年余，恢复工作如常。

【按】本例痹证（属血痹、肌痹），特点为肌肉疼痛，兼有麻木、重着，脾胃主肌肉、四肢，营卫气血俱虚，风寒湿邪乘袭，郁滞经络之间，致肌肉失养、筋脉失营，阳气不得流通，故四肢、胸背肌肉疼痛。虽有面如满月，脑轰颧赤，为长期服激素后的假象，故以益气温阳，调营行痹，黄芪桂枝五物汤为主，方中重用黄芪，不但补气，更能固卫，又可活血；桂枝通阳，辅以芍药除痹；姜、枣调和营卫；复合归、地，滋阴补血；术、薏、豨莶健脾祛湿治风。服药4周，初见成效。再加二蛇、蜂房搜剔逐风、通利经络加强蠲痹之效。又治2月，强的松在治疗期间逐步递减，乃至停服。迄已年余，未再复发，并恢复工作。

三十六、肌痹（硬皮病）

仇某，女，18岁。初起下肢散在红斑，1月后逐渐扩大，遍及全身呈圆形黄褐色硬斑，间有紫红，皮肤紧张而增厚，肌肤甲错如蛇皮，麻木不仁，有时奇痒难忍，面色萎黄，身体瘦弱，常伴头晕头痛，心烦焦躁，咽干而红，舌淡红苔薄黄，脉细软数。月经量少，气怯乏力，病已二年多，确诊为硬皮病。用肾上腺皮质激素为主治疗，见效不著。近来病情有进无退。此为少太二阴不足，阴阳俱虚，营卫气血亏损，内有瘀热壅滞。治从温阳行痹，滋阴润燥。

处方：生、炙黄芪各20g，桂枝10g，白芍20g，生姜3g，大枣7枚，全当归15g，生地20g，女贞、旱莲各15g，地肤子15g，白鲜皮15g，乌梢蛇10g。另服猪肤膏（干猪肉皮2500g，用水浸软、洗净，刮去油脂，入锅内文火炖烂，加白蜜1000g，调匀成膏）。早晚各取1汤匙，开水冲服。

治疗半月，红斑转淡，瘙痒减轻，但余症如前。续取原方去地肤子、白鲜皮，加制首乌20g，玄参15g，大枫子10g。仍与猪肤膏同服，又治1月，硬斑瘙痒已愈，肌肤粗糙有所软化，一般大部变软，自感润滑，手足尚有部分粗糙，但无圆红硬斑，月经已变正常。继予滋肾养血、益气护阳、祛风除湿三种成药（猪肤膏、黑归脾丸、三蛇丸）交替连服3个月，诸症悉除病愈。1 年后随访，未见再发。

【按】硬皮病属中医血痹、肌痹范畴。由于体质虚弱，感受风邪，营卫不调，卫虚则肌肤受邪，营虚则内生瘀热，久则气血两亏，阴阳俱损，故治以黄芪桂枝五物汤为主。重用黄芪补气；桂枝助阳；辅以芍药除痹；姜、枣调和营卫，共奏助阳行痹，调行气血之效。硬斑紫褐，皮肤增厚甲错，麻木不仁，奇痒难忍诸症，乃血燥气虚，风胜湿盛；加归、地、贞、莲、首乌、鲜皮、枫子、地肤等以养血祛风，清热除湿。更仿《伤寒论》猪肤汤意，以滋阴润燥。经治半年，病愈未发。我院陈松龄老中医治疗硬皮硬斑、肌肤甲错或皮肤干裂粗糙，用猪肤汤治之有良效，余仿之治疗硬皮病故而获效。

三十七、尪痹（类风湿性关节炎）

顾某，女，57 岁，1992 年 7 月 5 日初诊。类风湿性关节炎，患病多年。四肢关节畸形肿胀，尤以指、趾为甚，疼痛难忍，反复轻重不已。现在仍服强的松、雷公藤治疗，疗效不著。于 7 月初来诊，症如上述，关节僵硬，活动欠利，面色萎黄而晦，眠食尚可。舌白质紫，脉象沉涩。先拟祛风湿、舒筋活络、调营和卫的桂枝芍药知母汤加减。

处方：桂枝 6g，白芍药 15g，肥知母 10g，净麻黄、制附子各 6g，熟地黄 15g，当归 10g，丹参 15g，炙乳没各 5g，伸筋草 30g，干地龙 10g。

二诊：类风湿，关节肿胀畸形。疼痛减轻，面色乏华。治宜养血祛风，舒筋活络，补益肝肾。

处方：熟地黄 15g，当归 10g，枸杞子 15g，桂枝 6g，赤白芍各 15g，知母 10g，海风藤、络石藤、伸筋草各 30g，地龙、羌独活、秦艽各 10g。

三诊：关节肿胀明显消退，疼痛若失，关节畸形依然，面色萎黄无华。风湿袭络，肌腠受害，治法原意。

处方：当归 10g，大熟地 30g，桑寄生、川断肉各 15g，威灵仙 10g，油松节 30g，鸡血藤、鹿含草各 30g，干地龙 10g，女贞、旱莲、炙黄芪各 15g。

四诊：类风湿近阶段症情稳定不发，关节肿胀畸形好转，疼痛缓解多多。目前强的松及雷公藤，已逐渐递减服用，症状无波动。继续滋益肝肾、柔养筋骨、祛风逐湿、舒理关节合治。嗣后，拟守前意，再加镇痉祛风之蛇类药物配成丸药徐图。丸药调服期间，强的松及雷公藤用量继续减少，直至停服。家属述病转方，言及症情愈趋稳定，疗效满意。

附丸方：川桂枝 60g，赤白芍、肥知母各 100g，净麻黄、制附子各 60g，生白术 100g，炙甘草 150g，全当归 100g，大熟地 150g，厚杜仲、怀牛膝各 100g，蜈蚣 5 条，金狗脊 100g，白花蛇 5 条，乌梢蛇 100g，蕲蛇肉 100g，威灵仙 100g，桑寄生、生黄芪、薏苡仁各 100g。

先将以上药物共研细末。另用陈松节、伸筋草、鸡血藤各 300g，均切碎加水浸渍后，煎取浓汁，和入黄酒 200ml，与药末拌和均匀，泛成小丸，晒干装瓶。日服 2 次，早晚各 6g，开水送下。

【按】类风湿性关节炎，中医称尪痹。当属"痹证"顽症之一。多因正气不足，卫气不固，风湿乘虚侵入人体，流注筋脉关节，气血运行不畅，久则瘀郁障碍，故肢节疼痛不已。痹病日久，肝肾亏损，筋骨失养，关节者，骨之所属，筋之所束，又遭外风入伤筋骨，风湿相搏，故关节肿大，僵直而痛。此与现代医学所谓自身免疫性疾病在病理机制方面，似有不谋而合。在治疗方面，先以祛风胜湿之桂枝芍药知母汤，继合滋益肝肾、补气养血之三痹汤加减，随症再配祛痰化瘀、通经活络、舒筋消肿等药物调治。在强的松与雷公藤递减至停服，迄今亦无反复，也可谓是中西结合之成功经验矣。

三十八、腰背痛（肥大性脊柱炎）

宋某，女，42岁。1994年3月7日初诊。审阅病史，X摄片示：①腰椎退行性改变，第五腰椎骨质增生，椎间盘突出；②颈椎退行性改变，生理弧度消失，后缘唇样突起，诊断为肥大性脊柱炎。初诊时以脊柱强直疼痛为主要症状，腰部尤著，甚至俯仰不利，步履维艰。曾有一度下肢瘫痪，颈项牵强有增无减，活动受限。多年来反复头晕头痛，曾经晕厥3次，不省人事。近时腰背痛、头巅痛、眉棱骨痛痛势加剧，伴畏寒喜煖，腿足软弱抽动，不能久立多走。月经方过，量少色淡。舌胖，苔薄，脉濡。肝肾两虚，肾督受损，治法温肾散寒，活血止痛。

处方：大熟地、鹿角片各10g，白芥子、制附子、淡干姜各3g，当归10g，牛膝、金狗脊各15g，炒桑枝30g，威灵仙10g，炙乳没各3g。10剂。

二诊：腰背痛，颈项畏寒，头皮疼痛，诸症均有好转。舌胖边齿痕，苔薄，肾虚不足，继续温肾壮腰。

处方：鹿角霜、当归各10g，熟地、桑椹子、金狗脊、甘杞子、白蒺藜、怀牛膝、南杜仲、桑寄生各15g。10剂。

三诊：服温阳补肾、祛寒除湿药后，腰背痛连及肢体续有好转。舌边齿痕，苔薄。治法继续原意。

处方：鹿角霜15g，熟地30g，生地黄15g，丹皮10g，赤芍、金狗脊、补骨脂、川断各15g，桑枝、苡仁各30g。10剂。

四诊：服益肾补督药后，腰背痛大转，怕冷亦有好转，喉间时有白色黏痰，头皮眼眶尚痛。脉象细弱尺部软。肝肾不足，督脉为病，继续原法。上方去生地、丹皮、桑枝，加当归10g，潼蒺藜15g，杜仲15g，玉竹30g。10剂。

治疗经月余，诸症皆瘥。拟作较长期调治，继续原意化裁，再合调养气血、添精益神为法，配成丸药渐图之。

丸方：炙龟板、大熟地各100g，黄柏、知母各60g，鹿角霜、全当归、生地黄各100g，山萸肉60g，怀山药100g，金狗脊、补骨脂、怀牛膝、川断肉、甘杞子、沙苑子、制半夏、化橘红、小川芎、蜈蚣、白僵蚕各60g，全蝎30g。

上药共研细末，再将钩藤200g，鸡血藤、首乌藤各200g，石决明、苡仁各300g，加水浸透，煎取浓汁去渣，药汁调和，再煎极浓汁，将药汁与上药末拌和均匀，泛成小丸，晒至干透装瓶，防潮。日服2次，早晚各取6g，温开水送服。

秋后丸药服完，再来复诊，病情大好，诸症悉平。续配丸药巩固之。

【按】肥大性脊柱炎是退行性病变表现之一。本例病症殊为典型，曾作牵引理疗一阶段治疗，收效甚微，至于手术治疗，又感顾虑重重，故转中医药治疗。总之病由肝肾阴亏，督脉并病，筋骨失养，气血周流受限。经云"肝主筋"、"肾主骨"，肝肾不足则筋骨疼痛不已。腰为肾府，肾阳虚衰则腰酸如折，活动妨碍，伴畏寒怕冷，溶溶如坐水中；头巅为督脉之顶，督肾亏损则斯病作矣。督脉与百脉之会相遇，头晕头痛、眉棱骨疼痛顿作。肾精不足，血海空虚，月水色量不佳，不无有因。方以右归丸、龟鹿二仙丹、青娥丸、钩藤汤、六味地黄丸等为主，温肾壮督，滋肝养阴，祛痰化浊，舒筋活络，甚是妥帖，胜券在握焉。

三十九、头风（垂体占位病变）

姚某，男，63岁，干部。1990年5月初诊。1982年时确诊为高血压，冠心病。常有浮肿胸闷，心悸气短。三年后突然出现头痛、畏光、复视等症，反复发作。经上海华山医院诊断为垂体占位性病变，蝶鞍陈旧性出血。并于同年12月接受手术治疗。术后一度好转，能看书阅报，诸症改善。近来作CT复查示有转移之象。院方安排再度手术，而患者未予考虑，故来就医，拟予中药为主治疗。患者自述头脑晕胀而痛，目眩酸胀而畏光，浑身倦怠乏力，好睡嗜卧，面色萎黄。舌苔薄黄，质嫩红，脉细弦。予息风化痰、平肝滋肾之半夏天麻白术汤合磁殊丸为主。

处方：制半夏15g，明天麻15g，白术15g，胆星6g，远志6g，菖蒲6g，陈皮10g，僵蚕10g，白茯苓15g，紫丹参15g，龙牡各30g，磁碟丸30g（包煎）。7剂。

治疗3周，尚无不良。复诊处方再守原意，参以化瘀通窍、祛浊和络之品。如川芎、红花、赤芍、参三七之类。半月后，上述症状均得缓解，唯心胸懊恼不抒，似有窒痹之感。再予五参汤益气养心，化瘀祛痰，加入虫类搜剔之品，祛风镇痉，开窍行痹为法。

处方：太子参 15g，紫丹参 15g，南、北沙参各 15g，参三七末 4g（吞服），川桂枝 6g，西赤芍 15g，全蝎 5g，蜈蚣 5g，水蛭 5g，守宫粉 5g，猪茯苓各 30g，制半夏 15g。

再治 3 月后以上症状基本缓解，为了作较长期调治，修配丸药图治，以滋养督肾，息风平肝，化瘀通络，祛痰宁心为法，综合治理，以建王道之功。

丸方：生熟地各 100g，山萸肉 100g，仙灵脾 100g，淡苁蓉 100g，鹿角片、赤芍、补骨脂、金狗脊、北沙参、潞党参、枸杞子、紫丹参、参三七、远志肉、制半夏、巴戟天、陈橘皮、明天麻、生白术、猪茯苓、白僵蚕各 100g，西洋参、陈胆星、川芎、连尾全蝎、蜈蚣、守宫粉、制水蛭各 50g，藏红花 15g。另用磁石 600g，牡蛎 600g，昆布 300g，海藻 300g，煎汤取浓计泛丸。

4 个月后，丸药服完，再来复诊。原有胸闷心悸、气短浮肿之症未曾复发，头目尚清，畏光复视等症仅有小发，并已恢复工作 3 月，经常出差奔波，尚能胜任，唯感精神倦怠乏力，嗜卧欲寐，体格更见肥胖肚壮，面色㿠白无华。要求再配丸药长期调服。续以效方略为增删，配成丸药缓治。后经华山医院 CT 复查：垂体占位病变陈旧性病灶存在，无扩张及转移现象；心脏疾患及高血压病亦属稳定状态。嘱各项检测须定期复查。

【按】此例病症在中医学可属"头风"范畴。良由久病肝肾阴虚，肾督亏损，阴虚阳亢，风阳上扰清空之窍，不利头目为病。久病入络，血瘀凝聚，痰浊上蒙，堵塞清空，胸阳亦为瘀阻，心气心脉不利，郁而为痹。采取煎丸并进，始终以滋益肾督，息风平肝，祛痰化瘀，益气通络，并配用虫类搜剔之品，虽然疗程较长，可获效稳定，同时高血压、冠心病病状亦平，可谓达到相得益彰之功效。

四十、头风痛（顽固性头痛）

吴某，女，59岁。1992年7月初诊。年龄未满花甲，头痛已逾五十余载。反复频作，偏右为甚。数年来每日数发，愈发愈甚。每逢金秋季节，桂花盛开之时，头痛更剧，如劈如裂相仿。唯服用止痛片，方能缓解，每日必服止痛片，亦连服了数十年。后逐渐发展加重，即使顿服止痛片2~4片/次，亦无济无事。发时伴恶心呕吐，坐立不安，手颤失寐，大便常易结，须数日一行。曾经于1983年及1984年时行脑电图检查提示：轻度弥漫性异常。血压有时偏高，阵发心律失常，心悸心痛。于1989年时，拟诊为冠心病、颈椎病、血管神经性头痛。于1992年7月初次门诊，症状如上所述，舌黄腻，脉细弦。患者痛苦容貌，要求以中药暂时缓解痛势，或减少痛程，对彻底消除病根，不抱很大希望。此肝阳上亢，肝风旋扰，肝逆胃寒，痰浊内盛。拟钩藤饮、左金丸、温胆汤为主，宗平肝息风、祛痰宁心之意。

处方：钩藤（后下）、生白芍各15g，生石决30g，枸杞子15g，白菊花10g，白蒺藜15g，淡吴萸3g，真川连3g，制半夏、陈皮各10g，姜竹茹15g，枳实15g，明天麻15g。10剂。

二诊：头痛已基本控制，不须再服止痛片，但头晕目眩，泛恶频频虽瘥未已。暂去滋肾养肝药，再予吴茱萸汤、黄连温胆汤、小半夏加茯苓汤损益治之。自中药治疗以来约半月余，睡眠已安，头痛仅偶然而作，发作时且只一杯浓茶入肚，片刻

185

之间即行自解，少有眩晕、耳鸣、心烦，余症均平。数年来并无反复，精神食欲保持旺盛状态，面貌焕然一新。近年来，仍以丸药间歇调治，以建养血通络、息风平肝、和中化浊、温胆疏肝、祛痰定志之功。

丸方：当归、生熟地、枸杞子、赤白芍、明天麻各100g，白附子、陈胆星、小川芎各50g，羌、独活各100g，红花50g，全虫30g，僵蚕100g，首乌150g，桑椹子、女贞、旱莲、紫丹参各100g，火麻仁、瓜蒌实各150g，酸枣仁100g，珍珠母、灵磁石各300g，生姜50g，青葱30g，僵蚕50g，真川连30g，淡吴萸30g，首乌藤300g，钩藤150g，党参、姜竹茹、枳实、苁蓉、滁菊、萸肉、茯苓各100g。

【按】本案头痛，历经数十年不愈，实属罕见病例。其痛势进行性加甚。每逢发作，坐卧难安。只得依靠大剂量止痛药片暂时缓解，以后逐渐失效，病人痛苦万状，家属束手无策，对疾病治愈失去信心。转来中药治疗，奏效出乎意料。证属肝逆胃寒，浮阳上亢，阳扰风动，脑失所养，以致反复头痛不已。久痛必留瘀，瘀阻脑络更使久病难愈。予平肝镇逆，和胃祛痰，养血润肠，复方图治，数十年沉疴终于获愈。

四十一、头痛
（肾上腺皮质醇增生症）

马某，女，18岁。偏右头痛4年，近年来每月数发，发则呕吐不食，经前尤甚，右眼视力模糊，嗜睡，发胖，体重67.5kg，多食。经某院检查，头颅摄片和造影显示肾上腺增生，尿17羟类固醇增高。诊断：肾上腺皮质醇增生症。舌淡红苔薄，脉弦滑。证系冲任两虚，阴阳失调，痰浊蒙扰清空。治以祛痰化浊，养血平肝。

处方：半夏10g，天麻10g，白术15g，茯苓15g，泽泻15g，生姜3g，川芎5g，当归10g，芍药15g，决明子30g，磁石30g。加服祛脂片（本院自制方：由皂荚、明矾、神曲配制而成），日3次，每服0.5g×4片。

服药2月，头痛明显减轻，但在经期时小有发作，经量少愆期，视力已复正常。复查尿17-羟、17-酮均降低，血糖、胆固醇等均复正常。续予制半夏10g，枳实10g，竹茹15g，川芎5g，当归10g，地黄15g，芍药15g，太子参15g，决明子15g，木香5g，磁石30g。后以本方略作增损，续治4月，与祛脂片同服，诸症若失。经前有时偶发头痛，腹痛，体重减轻7kg（8个多月），前治有效，拟方将半夏天麻白术汤、大定风珠、八珍汤、逍遥丸等方化裁，配成丸药，长期连服半年，同时服祛脂片，症趋稳定。

【按】本例属头痛范畴。以其肝郁不疏，冲任失调，肥人气虚，多湿多痰，痰浊蒙扰，清阳不展，阴阳气血失衡，肝肾亦为不足，风阳亦易骚动。治以半夏天麻白术汤祛痰化湿，升清降浊；四物汤养血调经；决明、磁石明目清肝。再加祛脂片减肥祛脂。服药2月，症情大减，经期头痛亦仅小发。尿17-羟、17-酮渐趋正常，继予温胆汤清化痰热；归芍六君气血双补；再合清肝明目，祛脂减肥。又经4个月治疗，症状悉除，体重渐减。改配丸剂，连治半年，与祛脂片同服，症趋稳定。

187

四十二、阳虚劳损（阿狄森病）

周某，男，26岁。患肺结核病4年，1年前急性发热并感染性休克后，皮肤由原来黄色渐转黯黑，面部更加深褐，口腔、齿龈黏膜及四肢、腋窝、胯间等处尤为显著，呈块状或瘀斑样棕黑或蓝黑色素沉着，隔1～2月常突发高烧，无规律。发热时检血常规及肝、肾功能正常，水试验及促肾上腺皮质激素试验阳性，尿17－羟2.8，17－酮2.3，符合阿狄森病。1982年8月初诊，无发热，体征如上，精神疲乏，厌食作恶，畏寒肢冷，尿清，消瘦，血压105/60mmHg，舌体胖，质淡，紫薄苔，脉沉细涩。乃阳衰阴盛，寒凝血瘀，脾肾两虚，治以温壮肾阳，益气安中。

处方：熟地、怀山药、枸杞子各15g，山萸肉、杜仲各10g，制附子6g，上肉桂3g（分2次后下），陈皮10g，生姜3片，红枣5枚，参苓白术丸30g（包煎），另服金液丹6g，分2次吞。

服药28剂，精神、食欲、畏寒诸症均逐有好转，外部色素沉着改善不著，口腔黏膜紫褐色泽稍淡，1月来无发热，但有头晕、心悸、食后腹胀。原方去姜、枣、陈皮，加木香5g，砂仁3g。又治1月，面容皮肤色素由棕黑转为棕黄，口腔、齿龈块状瘀斑消失，由于食欲消化健旺，消瘦形态改善，改服金液丹4g，金匮肾气丸、参苓白术散各10g，均一日量，分2次服。连投2月后，肌肤色素转为棕黄透红，上述各项实验检查正常，嘱将以上三药，再服1月巩固。

【按】本例阳虚劳损，系由大病之后，脾肾两伤，以肾伤为主，肾阳不足，命门火衰，火不暖土，出现疲乏，虚软，畏寒肢冷，厌食作恶，尿清，舌胖紫，脉沉涩等，皆阳气衰惫，阴寒厥逆之象。肾色属黑，阳衰瘀凝，又见肌肤、黏膜色素沉着之黄色而变棕黑。病久涉深，更加阴寒凝滞，口腔黏膜又现紫褐斑。治以右归为主，方中熟地、萸肉、枸杞、杜仲温肾而填精养血；附、桂补肾而温阳祛寒；山药、参苓白术丸补中以益脾养胃；更配金液丹补火扶阳，使之火土合德，共奏脾肾双补之效。金液丹出自《太平惠民和剂局方》，一味硫黄（加水煮透，火煅研末）、麦粉（与硫黄比例为1：0.5）糊丸，米饮送下，本例连服4个月，无毒副反应。既助温肾填精，又辅暖脾添薪，可谓"益火之源，以消阴翳"也。

四十三、消渴（尿崩症）

王某，女，24岁。5~6年来口渴多尿，经多处确诊为尿崩症。近月病情加重，烦渴不已，饮水昼夜达4500~7000ml，最多竟至11500~14500ml，尿多时仅10余分钟1次，24小时多达6000~8000ml，尿色清白，尿比重最高不超过1.007，神情焦躁，头晕，心悸，腰酸，怯寒，懒言乏力，食少便溏，日行2~3次，腹鸣无痛，月经量少，发育不良，消瘦面㿠，皮肤干涩粗糙，舌红苔薄，咽红干哽，脉象细弱。始以补肾填精，养阴固肾效。再究病史，认为肾虚指征虽然突出，但还有脾虚症象，更由脾胃损伤，纳化无权，阴火炎上，火土不能合德，故单独治肾乏效。转以补脾升清为主，结合补肾固摄。

处方：炙黄芪30g，白术、党参各15g，陈皮10g，炙甘草、炙升麻、柴胡各5g，桔梗3g，益智仁、仙灵脾、菟丝子各 15g，另用六味地黄丸 15g，分 3 次吞服。

服药 14 剂，烦渴多尿减少约 1/3，大便成形，效不更方。续服 14 剂后，渴饮多尿继续减轻，食欲增加，大便复常，诸症相应好转。原方加黄精 15g，麦冬 10g，再服 1 月，诸症若失。其间 4 次尿比重测定均在 1.015 以上。续守原方，改为隔日 1 剂，间隙时吞服补中益气丸、六味地黄丸各 5g，一日 3 次。又服 3 个月，患者体型体重、气色肌肤、精神体力等均趋正常，随访半年，已参加轻度劳动，2 年多未再复发。

【按】本例属消渴范畴，由于肾阴亏损，肾气不固，脾胃气虚，阴火上乘，肺津不布，则口渴恣饮；水液直下，故尿频量多。病久涉损，阴损及阳，脾肾更虚，单独治肾乏效，转以治中为主，中气立则邪自退。方以补中益气汤之益气升阳，用芪、术、参、草益气补脾；当归养血活血；升、柴酌加桔梗升清举陷；陈皮理气和中。再合菟丝、益智、仙灵脾固肾助阳；六味地黄丸滋阴补肾。方后再加黄精、麦冬养胃润肺。守方为治，连续 2 月。好转后煎药与成药交替再服 3 个月，使中州健旺，纳化吸收复常，治节、作强功能恢复，阴阳气血谐和，诸症消退而愈。

四十四、内风（舞蹈病）

谢某，男，9 岁。1975 年患舞蹈病。经用中西药及针灸等法治疗后好转，1976 年初病情又见加重。诊时症见颜面抽动不停，频频眨眼，手指牵动，甚则呈舞蹈状，并有抬肩颤动，不能自主，甚而昼夜不休，舌薄，脉细弦，发育神色一般。辨证为先天不足，肝肾阴血亏虚。治以养血与祛风并进。

处方：生地 15g，当归 10g，芍药 15g，女贞子 15g，首乌 15g，白附子 5g，僵蚕 10g，全蝎 3g，地龙 10g，豨莶草 30g。

初服 1 周，略有减轻。再服 1 周，颜面抽动明显好转，手足、两肩颤动及眨眼均有减少。续治半月，一般动作近于常人。此后，服药与针灸继续治疗 3 月，除左拇指尚有牵动外，余症尽除。续以六味地黄丸、人参养营丸调治。症情基本缓解。

【按】本例属内风证。由先天不足，肝肾阴血并亏，血虚生风，风阳骚动；更因受惊发病。所谓"惊则气乱"，气血紊乱，痰气交结，其病甚矣。治以地、芍、归、女贞、首乌养血柔肝滋肾。古有"治风先治血，血行风自灭"。合白附、蚕、蝎、龙、豨莶化痰祛风通络，标本兼治。再与针灸协同治疗。治仅 1 月，症情基本缓解。其后继续治疗 3 月，症情趋向稳定。

四十五、肾虚不约（遗尿）

严某，男，13 岁。1994 年 10 月 9 日初诊。患儿发育不佳，身长体重处于低水平。面黄少华，形气瘦弱，智能稍差。据告，十年来尿床，每夜必遗。久而久之，习惯已成自然。本人羞愧而自卑，失去信心。家长尚存侥幸之心，希望在发育年龄解除病根。然而病情愈趋严重，来此门诊。先以固脬益肾之煎剂投药 1 周。

处方：五倍子 6g，覆盆子、菟丝子、煨益智各 15g，怀山药 30g，炙升麻、桔梗各 6g，苡仁、熟地各 15g，乌药 10g，甘草 6g。

二诊：症状如上，再宜原意。

处方：熟地黄 15g，萸肉 10g，山药 30g，茯苓 15g，五倍子 6g，菟丝子、炙黄芪各 15g，炙升麻 6g，桔梗、五味子 6g，沙苑子 15g。14 剂。

三诊：尿床有所好转，其余如故，肾气虚弱。继续固脬益肾法。

处方：五倍子 6g，煨益智 15g，怀山药 30g，乌药 10g，桑螵蛸、覆盆子各 15g，炙升麻、桔梗各 6g，大熟地、沙苑子 15g。14 剂。

因病时已久，更值少年发育生长时期，拟配丸药以平补脾肾、补气益血、固脬止遗为法。既巩固疗效，又促进发育，提高智能，获益彰之效。

丸方：桑螵蛸、远志肉各 60g，九节菖蒲 40g，潞党参 60g，大熟地 100g，山萸肉、五倍子，煨益智各 60g，怀山药 150g，菟丝子、破故纸各 60g，北五味 40g，白茯苓 100g，生白术 60g，炙升麻 40g，煅龙牡各 100g，炙龟板 100g，川黄柏、桔梗各 40g，炙黄芪 60g。

先将上药碾成细末，另用真蜂蜜（炼蜜）300ml，拌和上药调匀，炼蜜为丸，如梧子大，晒干装瓶，日服 2 次，早晨及傍晚前各取 5g，温开水送下。

医嘱：①晚上尽量吃干饭，少饮水。②脚上盖被不必太暖。③白天不能疲劳过度。④晚上，避免看紧张、刺激电视片。

四个月后，丸药服完。家长面呈喜色，诉说患儿遗尿之事，十去八九。仅有偶然一二回。健康状况及学习成绩，亦有所提高，隐曲之患可望消弭。

四十六、红皮病
（冠心病合并皮肤病）

孙某，男，75 岁。1994 年 2 月 27 日初诊。患者古稀高龄，因心律失常，皮肤瘙痒，汗出如漓。初次门诊，自述曾经多次住院，作动态心电图示：频发室早，部份二、三联律，以及 ECG、心脏彩超等，诊断为冠心病。时感心速、心慌、气短、足跗浮肿，目前已经消退。同时皮肤粟疹样瘙痒，脱屑纷纷而落。肤色潮红赤色，俗称"红皮病"。并盗汗、自汗不分昼夜，衣被湿透，如被雨淋一般，平昔神疲怯力，眠食一般，大便经常干燥秘结。舌薄质红有裂纹，脉象弦滑而劲伴结代。老年心衰，气血两耗，先以强心益气，敛汗固表。

处方：太子参 30g，麦冬 15g，五味子 6g，生黄芪 15g，麻黄根 10g，煅龙牡各 30g，防风、地肤子各 10g，赤白芍各 15g，赤小豆、茯苓皮各 30g。10 剂。

二诊：心悸、心慌、气短好转，汗出、瘙痒如故，治以养心益气，凉营散风，敛汗固阴。

处方：太子参 15g，麦冬 10g，五味子 6g，当归 10g，生地黄 30g，生黄芪 15g，枸杞子 15g，生首乌 30g，煅龙牡、浮小麦、碧桃干各 30g，红枣 7 枚。14 剂。

三诊：再以益阴敛阳以加强清火泻心为主。

处方：全当归 10g，生熟地、生黄芪各 15g，川连 3g，黄芩、黄柏、柏子仁各 10g，白芍 15g，麻黄根 10g，龙骨、牡蛎各 30g。14 剂。

四诊：连续滋阴泻火，益气固卫，药后诸症已有好转，药症相符，毋庸更弦。上方当归六黄汤续守，再加炙甘草、紫丹参15g，银花、女贞、旱莲各15g，乌梢蛇10g。

此方连服3周后，自汗、盗汗、皮肤潮红瘙痒、脱屑已获基本消退。心速、早搏未已。舌薄质红，脉滑数。治法转以养心整脉，益气祛风。

处方：太子参30g，麦冬15g，五味子6g，龙牡各30g，白芍、肥玉竹各30g，丹参15g，苦参6g，北沙参15g，首乌藤30g，荆芥炭10g，炙甘草10g。10剂。

转方：家属述病，红皮病色素已退，瘙痒、脱屑基本控制，唯心悸心速尚有轻重，治法着重养心益气调服。

处方：甘麦大枣汤加生脉散，加磁石、茯苓、柏子仁、玉竹、丹参、郁金、二至丸。

在以后的调治中，症状基本稳定。随症施治，治有侧重。常用药物除上述尚有川桂枝、老生姜，酸枣仁、制首乌、枸杞子、夏枯草、丹皮、决明子、海桐皮、蝉衣、地龙、黑山栀、野菊花、连翘、桑椹子、川石斛、潼蒺藜、瓜蒌实、苁蓉等。冬令蛰藏之候，予膏滋调补。以滋肾益阴，养心宁神，清火解毒，祛风抗敏，结合养血润肠、滋柔肌腠为法，再进一筹，作标本兼顾之治。（膏滋方从略）

【按】本例病者，初次门诊，似乎既有心血管系统的内科病变，又有皮屑搔痕脱屑的外科疾患，二者之间难以统筹兼顾。审理病史，详察病状，揣摩病机，方得其中缘故。皆与君主之官"心"者休戚相关。心气不足，心脉失调，则为心律不齐，早搏心悸，心慌气短，脉象结代，弦滑而劲，其动如"豆"；汗为心之液，心阴虚损，气虚卫弱，阴不敛阳，则现汗出淋漓，衣被尽湿；又因心营暗耗，心阳偏亢，血虚生风，虚风袭腠，则成皮肤潮红，搔痕难忍，脱屑如霜；符合"诸痛痒疮、皆属于心"之说。阴虚火旺，血热风燥，心火上盛，肾水不足，致大便干燥艰行。故治病当从"心"着手。滋心阴、清心火、养心血、调心气、复心脉、敛心汗，不失为最明智的选择。

四十七、仲景方治疗心病

（一）温经通脉

胸痹心痛属于胸膈间病，多因上焦阳虚，阴邪上逆，闭塞清旷之区，阳气不得宣通使然，故可用桂枝汤及其类方主治。桂枝汤具有宣畅之功，晋唐之时即用以治疗"卒心痛"。桂枝加芍药汤原治太阴虚寒腹痛，《本经》"芍药……破坚结"之说，即用此方治心痛、胃痛、腹痛，果屡奏效；桂枝加葛根汤原治太阳病兼项强及柔痉者，而转治心痛，可谓古方新用；瓜蒌桂枝汤原亦系治柔痉之方，清代王朴庄"瓜蒌能使人心气内润"之论，用治胸痹兼有痰气郁结，胸阳不宣者，也颇有效。

张某，男，58岁，干部。心前区疼痛反复发作已半年。心电图提示冠状动脉供血不足。诊断为冠心病、心绞痛。近旬来心痛频发，日发5~6次。痛时胸闷、气急、脘腹如胀，缓解后但觉倦怠乏力，时有悸烦。血压143/90 mmHg。舌淡红，略呈紫色，苔薄腻，脉细濡。中医诊断属心痛。为脾胃不足，气血两亏，宗气不能贯注心脉，心气郁滞而痛闷俱作。治以温经通脉，缓急止痛。以桂枝加芍药汤主之。

处方：川桂枝 10g，赤白芍各 15g，干姜 3g，大枣 5 枚，炙甘草 5g，丹参 15g，降香 5g，草豆蔻 5g，苏噜子 15g。

服上方 5 剂，心痛明显减少，脘腹已和。续进上方 7 剂后，诸症消失。再以益气和营等法调治半月，未见反复。

（二）宣痹通阳

这是胸痹心痛的主要治法，临床证候不同，治疗方法亦有所异。瓜蒌薤白白酒汤为治疗胸痹主方，而瓜蒌薤白半夏汤与瓜蒌薤白桂枝汤则可治胸痹之有心痛彻背者。选用以上三方治疗冠心病心绞痛属于痰浊痹阻者，疗效肯定。对兼有瘀血症者，可配合活血化瘀药。

崔某，女，55 岁。咳喘胸痛已 3 年余，气候转冷易发。曾诊断：①肺气肿，②冠心病可疑。入冬两月来，咳喘不已，时轻时重，胸脘痞满，逆气撞心，胸痛连胁，心悸气短。舌淡，泛紫气，苔白，脉沉弦。血压 128/75mmHg。心电图提示：不全性右束支传导阻滞。中医诊断属胸痹。为痰浊气滞，胸阳痹阻，心肺不利所致。治宜宣痹通阳，泄满降逆。予瓜蒌薤白桂汤加减。

处方：枳实 15g，薤白 30g，桂枝 10g，厚朴 5g，瓜蒌 20g，郁金 15g，降香 5g，制半夏 10g，橘红 5g，煅代赭 30g。

复诊：服上方 15 剂，胸胁满痛随减，咳痰见爽，气喘渐平，能倚息而卧。再予原方去郁金、降香，加旋覆花 10g（包煎）、赤芍 15g，丹参 15g，以降逆和络。

三诊：上方服 7 剂后，胸痹症状若失，仅在活动时气闷。

舌淡红，脉弦。转以橘枳姜汤加味，以宣通降逆，理气和中。调理半月，诸症全除。复查心电图为大致正常。

（三）温通助阳

上焦阳虚属阴寒极盛的胸痹者，或阳气不足、血脉运行迟缓所致的心动过缓症者，可以用桂枝汤类方治之。用桂枝去芍药汤治疗胸中阳气不足，但尚无痰涎水饮，或瘀血相搏的胸痹；用桂枝去芍药加附子汤，治疗阳气不足的心动过缓而脉迟无力者，或治阳虚阴凝的心动过缓者；以桂枝去芍药汤或薏苡附子散，治疗发作性胸痹心痛剧烈而反复不愈者，屡屡取效。乌头赤石脂丸主治"心痛彻背，背痛彻心"，属阴寒痼结的剧烈心痛甚则额汗肢清者，此方辨证明晰，应用得当，则效如桴鼓。尤其用于剧烈心痛夜间易发，有明显"日中慧，夜半甚，平旦安"规律的阳虚阴盛者，多获良效。上述诸方中附子的用法是，温阳止痛多用炮附子，痛剧而伴肢冷汗出者则用乌头。

金某，男，58岁，职员。冠心病、心绞痛已5年，多次住院。入冬以来，频发心区疼痛，痛势日益增剧，已1月余。常须多种药物救治，痛势方缓。发病多在夜间，少则每夜发作2~3次，多则6~7次，伴胸闷、心悸，脘痞嗳气，额汗肢清，每次发作虽用药救治，心痛仍长达5~10分钟始可缓解。舌胖，舌面淡紫，脉沉涩。血压、血脂正常。心电图提示：左束支完全性传导阻滞，冠状动脉供血不足。属心痹。辨证为上焦阳微，阴寒凝聚，心气抑郁，心脉不通，痹闭致痛。治宜温阳通脉，逐寒止痛。予乌头赤石脂丸加味。

处方：制乌头 5g，制附子 5g，干姜 5g，蜀椒 5g，赤石脂 30g，赤芍 15g，丹参 15g，桂枝 10g，枳实 10g，制乳、没各 3g。

服上方 1 剂，痛发减少。服上方 5 剂，疼痛未见复发，唯活动时仍感喘息短气。转以益气强心。

处方：党参 15g，制附子 5g，麦冬 10g，五味子 5g，丹参 15g，降香 5g，远志 10g，郁金 15g，玉竹 15g。

调治半月，疼痛未见复发。心图电复查：不全性左束支传导阻滞。

（四）温阳化饮

由于心脾阳虚，水饮上乘阳位，气血循环失常，而致胸痹、短气、心悸、怔忡等症者，以温阳化饮的苓桂术甘汤、茯苓甘草汤、茯苓杏仁甘草汤等主治。以上三方应用时，必重用茯苓 30g～60g，既可健脾利水，又能宁心止悸，阳振水运，悸痛自除。

王某，男，44 岁，教师。阵发心悸已五六年，发则心率达 200 次/分以上，时常送急诊救治。心电图多次提示：阵发性室上性心动过速。最近一个月中已发作 3 次，较重，与工作紧张有关。自觉惊悸、气短、易汗、畏寒、乏力、呕恶。诊见体形肥胖，面白微晦。苔白滑腻，脉滑带数。血压正常，血脂偏高：Ch 5.7mmol/L，TG 2.8mmol/L。中医诊断属惊悸。因阳气不足，水饮内停，上逆凌心所致。治宜温阳化饮，宁心定志。茯苓甘草汤主之。

处方：茯苓 30g，炙甘草 10g，桂枝 10g，生姜 3g，党参

15g，制半夏10g，橘红5g，泽泻30g，远志10g，石菖蒲5g。

服上方7剂，症状消除，续守原方。再服7剂后，停药半月，已恢复工作，惊悸未见复发。

（五）通阳平冲

肾阳气受损，水气上乘，逆气上冲，可致惊悸，甚则奔豚，用桂枝汤、桂枝加桂汤、苓桂味甘汤等主治。伤寒误治伤正，心阳受损，逆气上冲，状如奔豚。桂枝汤不但治卒心痛，还治心阳虚变的冲逆证，加桂则成桂枝加桂汤，既可解表，又可治心肾阳虚的奔豚。对心阳不足，肾水无阳以化，水停下焦、上逆犯心的惊悸冲逆证，用苓桂甘枣汤，治惊悸冲逆伴有肾气虚表现者用苓桂味甘汤，颇能收效。以冲逆证必须重用桂枝20～30g，以温通心阳而降冲逆。

王某，女，46岁，教师。两年来月经延迟，经前后脐腹疼痛，气冲心胸，惊悸，心慌，苦闷欲死，咽如炙脔。经多方诊查，诊断为更年期综合征。脐腹下痛，脐间筑筑跳动，动气上冲胸咽，并恐惧紧张，悲伤欲哭。如斯症状，一月中常持续半月余。血压、血脂、心电图、胃肠道钡透等均未见异常。舌胖，质淡红，苔薄白，脉沉细。面色苍白无华。中医诊断属奔豚、脏躁。因阳虚阴盛，冲任两亏，心肾受损，水气上冲致病。治宜通阳平冲，养心安神。桂枝加桂汤主之。

处方：川桂枝20g，芍药15g，干姜3g，大枣7枚，炙甘草15g，淮小麦30g，当归10g，远志10g，磁石30g（先煎），代赭石30g。

二诊：服上方5剂，症情好转，月经临潮，经色转泽。原方加逍遥丸 30g（包煎），续服 7 剂。

三诊：经后奔豚之症已除，尚感心烦、睡眠不酣，转以甘麦大枣汤养心益脾调治半月而安。1 月后随访，奔豚未见复发。

（六）通阳潜镇

心阳虚损，心神浮越，甚则亡心阳所致之心悸怔忡，自汗盗汗，烦躁惊狂等，用桂枝加龙牡汤、桂枝甘草龙牡汤、桂枝去芍药加蜀漆牡蛎龙骨救逆汤。具体应用中，对因心阳虚损而致心悸怔忡，并有心律失常、心动过速或房颤者，用桂枝甘草龙牡汤主治。若心动过速或房颤发作而伴有惊悸不安者，则用桂枝去芍药加蜀漆牡蛎龙骨救逆汤主治。桂枝加龙牡汤不但治心阳不振而又心血不足的心悸怔忡，并且对自汗、盗汗，梦多等症状颇有效。应用以上三方时，其中炙甘草均重用，每剂用达 15～30g，意在益气通血脉而收调整脉律之效。

营某，女，68 岁。胸闷心悸三年余，曾在某院诊断为冠心病、房颤。经多方治疗，症状稍减，但房颤未消失。近月来头晕、心悸、气怯等症加重，伴胸脘气闷、纳少、心胸懊侬，莫可名状，夜间更甚，起卧不安，曾服潘生丁、狄戈辛等西药亦不见减轻。苔薄，脉细，至数不调。心率 120～130 次/分，心律不齐。血压 158/90 mmHg，心电图提示：房颤，ST－T 改变。辨证为心阳不足，心气不匀，心神失养之怔忡。治以通阳潜镇、养心安神。桂枝去芍药加蜀漆龙骨牡蛎救逆汤主之。

处方：桂枝 10g，蜀漆 10g，龙骨 30g，牡蛎 30g，炙甘草 15g，党参 15g，麦冬 15g，五味子 5g，干姜 3g，大枣 5 枚。

200

二诊：服上方 7 剂后，胸闷心慌明显好转，脉律较前整齐，但夜间心悸仍作，疲乏气短等症仍有。舌体胖，舌质淡红，苔薄。原法有效，续进 7 剂。

三诊：至 3 周后复诊时，自诉心悸等症消失，稍有胸闷、倦怠乏力，脉偶结代。复查心电图为正常心电图。再进上方 15 剂，以资巩固。

（七）温经化瘀

"心主血脉"。心痛而有血瘀者，温经化瘀法则是治疗瘀血证的一个重要方法。用当归四逆汤、当归四逆加吴茱萸生姜汤、温经汤等治疗上焦阳虚所致的胸痹心痛，屡获佳效。当归四逆汤本治血虚寒厥。若素体血虚而又阳气不足，复因寒邪凝滞，气血不畅所致的胸痹、心痛，脉细微者，加吴茱萸、干姜。温经汤原治妇人冲任虚寒兼有瘀血的崩漏者，借治胸痹、心痛，证属气血两虚、寒凝血瘀者，用以养血温经。对久痛不愈者，加用虫类药物。

陆某，女，44 岁，职员。心痛，发时如锥针刺状，一般约 2～3 分钟后缓解。天寒时肢端苍白冷痛，月经衍期，量少色淡，经来隐隐作痛。血压、血脂正常。运动前正常心电图，运动后（二级梯）可疑阳性。诊断：①冠心病（可疑），②心绞痛，③雷诺氏症。半月来，因天冷而阵发心前区疼痛，日发 1～3 次不等，前用诸药无效。发时伴胸闷、心悸、气短、四肢常冷、面色乏华、唇淡。舌质紫，苔白，脉沉细而涩。心律齐，心率 76 次/分。中医诊断为心痛、寒厥。辨证为血虚寒凝、血脉不和、心脉瘀滞。治宜温经化瘀、祛寒止痛。当归四

201

逆加吴茱萸生姜汤主之。

处方：当归 15g，桂枝 10g，赤白芍各 15g，北细辛 3g，木通 5g，炙甘草 5g，吴茱萸 5g，淡干姜 5g，乳香 3g，五灵脂 10g。

二诊：服上方 5 剂，心痛已仅偶发，痛势也较前轻，但肢端不温，着寒疼痛，活动后气急。前方有效，续进 7 剂。

三诊：心痛缓解已四五天，四肢转温，舌苔薄白，脉细弱。阳气渐复，寒凝得解，唯气营两虚。再予益气养血之品调治两周，症情稳定，未见反复。

（八）益气复脉

治疗心阳不足或心之阴阳俱虚所致的心悸怔忡，用桂枝甘草汤、炙甘草汤、新方炙甘草汤。桂枝甘草汤用桂枝为君，独任甘草为佐，以补心阳，心阳得复，悸动可平。用之治疗心悸怔忡，以交叉双手按其心胸悸缓为特征者，效捷。将炙甘草汤化裁，用炙甘草、桂枝、党参、丹参、苦参、玉竹、生姜、大枣，自名为"新方炙甘草汤"，用治心悸怔忡，疗效甚佳。又于新方炙甘草汤中加黄芪、饴糖、芍药，名"建中复脉汤"，以加强补中益气之功，对脾胃虚弱、宗气不足所致的动悸结代，颇有效验。

诸某，男，47 岁，职员。胸闷心悸四个半月。心电图提示：房颤。曾用狄戈辛 0.25mg/d，连用 3 日而未奏效。此次自觉心悸、胸闷，活动后加甚来诊，神疲乏力，稍有畏寒，面色萎黄，大便不实。舌胖而嫩，质紫，脉息不匀。血压 143/90 mmHg。心律不齐，心率 110～120 次/分。抗"O"、血沉、

202

酶谱等均正常。辨证：脾胃气虚、宗气不足、心气虚弱、心脉不畅而成病。治宜温阳益气复脉。建中复脉汤主之。

处方：生黄芪20g，白芍20g，党参15g，炙甘草15g，干姜3g，大枣6g，丹参15g，玉竹15g，龙骨30g（生煎），牡蛎30g（先煎）。

服上方7剂，症状较前明显改善，胸闷心悸仅偶尔发作，脉律较前整齐，脉数偶伴结代，神疲乏力之症亦较前减轻，面色较为红润。续进原方半月，胸闷、心悸、早搏等症消失，复查心电图已正常。

（九）助阳建中

心悸与心胃疼痛，常因脾胃虚弱，营卫之气不足，不能与吸入之清气相合，以致宗气化生乏能，无以贯注心脉，心胃同病所致。用小建中汤、黄芪建中汤、内补当归建中汤、大建中汤等治之。小建中汤以饴糖为主，取甘能补中，但必得桂枝温通心脾之阳，乃能中虚得复，可用治阵发性室上性心动过速，用其方治心胃疼痛而并中虚表现者，多得良效。若虚劳病而气血阴阳俱不足者，可用黄芪建中汤补中所以缓急迫。黄芪益气，以助建中。常用黄芪达 30～60g。对中虚而兼寒凝心痛者，常用大建中汤治之；对有气虚血瘀者，常用内补当归建中汤，即小建中汤加当归以补血活血。

虞某，男，62岁，医生。有高血压史已10余年，并有冠心病、心绞痛、胃痛史5年余。多次心电图检查示：左心室肥大伴劳损。上消化道钡透未见异常。心前区疼痛加剧4天来诊，痛引胃部，日发5～6次，胸闷脘痞，嘈杂嗳气，喜温欲按，得食能缓，尤喜甜食，心悸气怯，常喜叉手按心，头晕乏力，面色萎黄。舌淡胖，泛紫气，苔白，脉濡弱。心率68次/分，偶有早搏。血压165/98 mmHg。胃窥镜检：浅表性轻度胃炎。当时再行心电图检查，提示：不全性左束支传导阻滞，左室肥大伴劳损。中医诊断为心胃痛。因脾胃中虚，宗气不足，不能贯注心脉，心胃同病所致。治宜助阳建中、益气活血。小建中汤加味主之。

处方：饴糖2匙（冲服），芍药30g，桂枝10g，良姜5g，炙甘草5g，党参15g，丹参15g，降香5g，草蔻仁5g。

二诊：服上方7剂，心胃痛已减轻，但昨起又较剧，气怯疲乏更甚。治守原法，加强益气，原方中加蜜炙黄芪30g，续进7剂。

三诊：心胃痛已基本消失。5年后随访，心胃痛未见复发，已恢复工作3年余。

四十八、黄芪建中汤治疗心律失常

心律失常属中医"心胃同病"类，采用益气建中法，以黄芪建中汤主治之，取得一定的效果。

（一）病态窦房结综合征

俞某，女，51岁。1979年夏起胸闷，头昏，心悸，脉搏慢，因症状加重，于同年10月住本市某医院。当时最慢心率50次/分，ECG示：窦性心率过缓，窦性心律不齐，窦性静止。阿托品试验后：窦性心律不齐，结性逸搏，最快窦

性心率 88 次/分。诊断为病态窦房结综合征。住院治疗 20
余天，症状好转，但心率改善不多，出院后数天又反复。于
同年 12 月中来院门诊，症状如上，还有食欲不旺．神疲乏
力，面色萎黄略带虚浮，舌紫气，苔薄，脉细迟（脉搏 52～
56 次/分）。辨证属脾胃中气虚馁，故而面黄虚浮，食少神
疲，脉象细迟，以致生化不良；宗气不足，胸中阳气郁痹则
胸闷、心悸；清阳不升则头昏；气以运血，血以养气，气虚
鼓动血液无力，故心搏缓慢。治以益气建中，气旺而宗气
足，宗气足则血运畅，结合温经扶阳，助其动力，用黄芪建
中汤合麻黄附子细辛汤主之。

处方：生黄芪 30g，赤白芍各 15g，桂枝 10g，炙甘草 5g，
大枣 5 枚，饴糖 2 匙（冲），生麻黄 5g，制附子 5g，细辛
1.5g，干姜 5g。

二诊：服药 1 周，脉率增加（52～72 次/分），症状好转，
食欲仍然不旺，阳气渐有转机，当是鼓动之萌始，无如中虚一
时难复，继续原治，以一鼓作气推动血运，前方加丹参 15g，
制香附 12g，以活血理气。

三诊：连服 2 周，以益气建中，温经扶阳，脉率稳定，休
息时最少 56 次/分，平均脉率至 60 次以上，现诊 68 次/分，
症状若失，胃纳增加。此脾胃生化之机得复，宗气有源，心脏
鼓动有力，血运乃得畅遂。原方去麻黄附子细辛汤，温经扶
阳，守以益气建中，行气活血，仍用黄芪建中汤合丹参饮
为治。

四诊：停用温经扶阳药 1 周，症情脉率稳定无改变，足证
心阳已展，血脉流畅。因久虚之体，仍应守中以巩固成效，续
用原方再服半月。

205

【按】本例经中药治疗一月中，其心率的改善，较为明显，特别是在三诊后除去兴奋心阳、温运血行之麻黄附子细辛汤，而脉率稳定不减，足证脾胃中虚不足，营卫之气衰弱，不能与吸入清气汇合以贯注心脉而行气血，因此血运无力，心搏缓慢，胸中阳气阻痹，升降浮沉斡旋无权，经心胃同治后获效较捷，心电图复查正常，心率66次/分。

（二）阵发性室上性心动过速、早搏

顾某，男，41岁。1967年在运动间突然发生心速，数分钟自行缓解，后每年有多次类似发病。1975年下半年起，因工作劳累而频繁阵发心速，至1978年初几乎每日频发。多次住院，ECG示：阵发性室上性心动过速。开始时压迫颈动脉窦或眼球或进气等法有效，以后频发时失效。经住某医院已20余天，予多种治疗病情未获控制，发作时间短则半小时，长则连续10余小时，症状为心悸，气短，头晕，胸闷压迫感，严重时精神烦躁，已经有过多次跳窗越墙等各种精神症状。日发数次或10余次不定，每发心率均>200次/分，发病前先有频繁早搏。于1978年4月来本院初诊，发病时情况如上，缓解时神情淡漠，动则短气，稍有心慌胸闷，面色淡黄，舌边齿痕，质淡紫气，苔薄，脉濡弱伴结代（早搏最多20次/分），血压及血脂正常，X线心肺（－）。辨证：思虑劳倦过度，心脾两伤，宗气戕乏，清旷之区失调，气逆膻中，神无所归，气乱而阵发性心悸不安；久病气血两亏，不能养心，发为气短，心悸，胸闷；血虚无以上华，故面黄乏华；心气不匀，血运失常，则又伴发结代，舌胖质淡紫气，脉濡弱，均气血不足之象。法以益气建中，养心益阴，黄芪建中汤合生脉散主之。

处方：炙黄芪30g，白芍30g，桂枝5g，生姜3g，炙甘草15g，大枣5枚，太子参30g，麦冬10g，五味子5g，丹参15g，饴糖2匙（冲）。

二诊：服药2～3天后发病即减少，至1周时未再心速发作，但早搏存在，或多或少，原来卧床，现已轻度活动，舌脉如上，脉率稍缓56次/分，未现结代。是乃脾胃元气渐充，心神得安，唯心气久虚，血脉凝涩，故仍结代时现，续守原治中去丹参，加柏子仁10g，淮小麦30g，以养心安胃。

三诊：服药7天中，心速发过4次，程度比前减轻，持续时间不超1小时，每次发作仍以早搏先导（平时早搏已不再出现）。患者认为服初诊药较好，同意照服。

四诊：本周心速早搏均无发病，精神面色已转活泼，体力活动复常，舌脉亦好。病情虽获控制，而心胃久虚未复，仍守原治，再服15剂。

五诊：治疗1月余，频繁阵发心速与早搏缓解已3周多，一般良好，本人急于返里，要求配成丸药，乃将前方15剂剂量，饴糖炼丸，日服2次，每次6g，以作较长期调治巩固。半年后曾联系一次，以后未再复发。

【按】本例阵发心速伴早搏，病史11年，逐年加剧，据《素问·平人气象论》曰："胃之大络，名曰虚里……盛喘数绝者，则病在中。"即虚里动甚急促如喘而有间隙如绝之状，其病在膻中，由中气不守而然。加之劳累思虑过度，心失所养，神不潜藏，故气乱而心悸促数不宁。所以治本在于建立中气，配以补气养阴，使脾胃气旺，宗气有源，乃能上贯心脉而气血流畅。是以辨证中病，服药仅有2～3天即获初效，数年

207

顽疾，经治疗 1 月余得以控制。

（三）心肌病、室性早搏

赵某，男，42 岁。1974 年 6 月起病，阵发心悸，胸闷，ECG 示：室性早搏。早搏一直频繁发作，运动试验阴性，心向量图正常，抗"O"一度 625 单位，后来复查正常，血沉 2mm/h，血脂及血压正常。1978 年 7 月 ECG 示：频发室性早搏，二联或三联律，交界性逸搏，窦性节律。胸片示：两肺清晰，主动脉中度扩大，心横径向左右扩大，肺动脉较平坦，心尖触及膈面，诊为心肌病。数年来早搏时轻时重，频繁时 30 次/分，常在体力活动或体位不正时，休息或卧床时亦有间发，几乎发无休时，仅早搏次数多少而已。经长期中西药治疗，疗效不稳定。自 1978 年 7 月到 1978 年 10 月单用中药以小建中汤、炙甘草汤、生脉散、补阳还五汤等加减治疗 3 个月，逐步好转，早搏一度消失，恢复工作。冬春曾以膏滋、丸药调治，有一阶段工作劳累紧张，亦能支持。1979 年夏又频发早搏 1 月多，同年 8 月再度诊疗，症状如上，平时还有易饥之感，饥时发甚，食则减少，脉象细涩、结代频繁，20～30 次/分，多时脉象迟涩，面色黧黑，舌薄紫气。辨证：久病不复，心脏损伤，气血两衰，气来不匀，心脉瘀滞，乃致结代频作，胸闷心悸；心肺气血不足以供养中州，中气生成乏源，心气心脉循环不得畅遂而致气衰血涩，故在饥嘈时加甚，纳食后减少，当以益气建中，养血复脉，黄芪建中汤合新方炙甘草汤主之。

处方：生、炙黄芪各 15g，赤、白芍各 15g，桂枝 10g，干姜 5g，炙甘草 15g，大枣 5 枚，党参 15g，丹参 15g，苦参

15g，玉竹15g，饴糖2匙（冲）。

服药7剂，症状减轻，早搏减少。三诊时将炙甘草一味加重至30g，再服7剂，早搏有时消失，原方守治。每周一诊，续诊6次，服药2月后，早搏基本消失。今冬又以膏滋药调整，迄今半年未发。1980年胸片复查：心影略向左右扩大。ECG示：与8个月前比较，原来ST－T波低平已恢复正常。

【按】本例心肌病，顽固性早搏，从1978年夏迄今一年半，采用益气建中为主，获得显效，足证顽固疾病需要较长期的调治，才能达到稳定巩固。

心律失常从中医学中探求，认为脉的搏动，是生命活动的一个征象，平人一呼脉再动，一吸脉亦再动，呼吸不已，脉动不止，其动力来自胃之大络"虚里"。虚里是心脏的搏动区，心主血脉，所以称谓脉之宗气。《医门法律》中说："上气之虚，由胸中宗气之虚，故其动之应手者无常耳。乃知无常之脉，指左乳下之动脉而言；有常则宗气不虚，无常则宗气大虚，而上焦之气始恹恹之不足也。"因此，虚里部位的某些异常搏动，就是心脏的速率或节律的不正常，即发生功能或器质性的心脏病变。再从其病理机制说，《伤寒论集注》中载："结代之脉……皆气血两虚，而经隧不通，阴阳不交故。"它归纳为经隧不通或阴阳不交二条，实际上其他心律失常亦是如此。《内经》所谓心藏神，心主血，按心神的调节，体现在阴阳之动静，心血的循环端赖气血之流畅。据此心律失常的发病原理不越两端：一为《内经》所谓"宗气不下，脉中之血凝而留之"，而导致经隧不通，血行失度，相当于冲动传导失常所引起；二是《素问·举痛论》所说"惊则心无所倚，神无所归，虑无所定，故气乱矣"，致使阴阳不交，调节失常，相

209

当于冲动起源失常所引起。然而两者间的关系，既有区别，又可互为作用。

心律失常的辨证，根据临床脉证表现，偏属于中虚不足者，均以黄芪建中汤为主治疗，旨在取其益气建中，能使阴阳平调，脾胃健运，营卫协和，气血充旺。在临床使用时，还得随证变通，如黄芪补气炙用，气虚甚者重用，益气固表生用，气衰血瘀亦生用，《别录》谓其"能逐五脏间恶血。"阳气偏虚者重用桂枝，生姜易干姜；阴分偏虚者，倍用芍药。早搏频繁者甘草加量 15 ~ 30g，《别录》谓甘草能"通经脉，和血气。"蜜炙后更可加强温中补益作用。饴糖（麦芽糖）缺货常以麦芽 30g 代之。

心律失常中最多见的早搏，中医统称之谓结代脉。张仲景《伤寒论》曰："脉结代，心动悸，炙甘草汤主之。"该方沿用迄今，确有一定效果；因某些药源较紧，我们将方中的地黄、麦冬、麻仁、阿胶四药改为玉竹、丹参、苦参，订名为新方炙甘草汤。其中玉竹以滋阴养心、生津润肺；丹参以益心活血、安神定志；苦参新的功用主治心律失常，其临床疗效尚好。

四十九、皱肺丸治疗慢性肺源性心脏病

慢性肺源性心脏病（以下简称肺心病）在迁延期、代偿期或缓解期时，作者常用古方皱肺丸（或作汤剂）治疗，取得较好效果。

肺心病属中医"肺胀"、"支饮"范畴。症状为喘息、短气、咳唾、虚满等，由于水饮上迫于肺，肺气不得宣降，久则肾气摄纳无权所致。因肺胀、支饮均有肺气壅滞而使胸廓间隙膨满的形态变化，为此，我们从古籍方书中找到许多首皱肺丸，遴选其中三首，作为治疗主方。而且认为凡称皱肺，事非偶然，皱肺的"皱"字，顾名思义，有收敛皱瘪之意，使其原来已经失去收敛扩张功能的肺叶，恢复正常的浊气呼出、换取清气吸入的吐故纳新作用。由此推想古人，当时已对本病有所认识，而且专为此而设方，定以皱肺之名。现经十余年来的临床实践证明，认为确有疗效，可谓名副其实的了。现将三首皱肺丸方，分为益气皱肺、养阴皱肺、祛瘀皱肺三个方面。

（一）益气皱肺法

《百一选方》皱肺丸（药物：人参、五味子、桂枝、紫菀、款冬花、杏仁、羯羊肺），为补益肺气、摄纳肾气、平喘止咳、化痰蠲饮之良方。药性和平，久服无妨。本方使用，一般无外感时服用为宜，或虽有外感而不甚，可酌配辛散以治之。若易于感冒者，可合玉屏风散以益气固卫；若痰多食少，可合六君子汤以健脾化痰；若喘促短气，慌张气怯，声低息短，乃肾虚不纳故也，合二味黑锡丹（吞服）以温壮下元，摄纳肾气；若虚浮喘嗽，短气少气，合参蛤散以补益肺气，纳肾平喘。我院自制皱肺片就是从皱肺丸衍化而来。组成药物为党参、五味子、桂枝、紫菀、羊肺，另加丹参、远志、沉香、补骨脂、羊睾，以增强皱肺纳肾、养心化瘀、填补精血之效。它的制法是，先将羊肺、羊睾洗净烧煮极烂，其他八味共研细末，拌匀烘干，轧成 0.5g 药片，日服 3 次，每次 6 片，连续服用 3～6 个月。作为冬病夏防，防治结合。对肺心病缓解期治疗 100 余例，取得多数减轻症状或减少发作的功效。

（二） 养阴皱肺法

《证治准绳方》皱肺丸（药物：款冬花、知母、秦艽、百部、紫菀、贝母、杏仁、阿胶、糯米、羊肺），适用于肺结核、矽肺、支气管扩张等继发的肺气肿、肺心病患者，多属气阴两虚，偏阴虚证者。为滋阴补肺、清热润肺、补血治痨之方。若喘息短气，胸满气咳，可合人参胡桃汤以益肺纳肾；若阴血亏虚，面㿠神少，短气虚喘，可合贞元饮以养血滋阴；若阴虚多痰，可合金水六君煎以滋阴化痰；若肾虚气喘，肺虚失敛，可合都气丸或麦味地黄汤以敛肺纳肾，滋阴止嗽。

（三） 祛瘀皱肺法

《普济方》皱肺丸（药物：五灵脂、柏子仁、胡桃肉等分，研末为丸，木香甘草汤送服），适用于肺心病、低氧血症时出现喘息短气，咳嗽痰浓，心悸，紫绀，胸满胸痛，或肝肿压痛，颈脉怒张，虚肿尿少等气血瘀滞，或气虚血瘀之证。本方功能能活血化瘀，敛肺平喘，常与六紫汤合用（作者验方，药用紫苏子、紫菀、紫丹参、紫沉香、紫石英、紫衣胡桃肉，或加紫河车，名七紫汤）以化瘀平喘，止咳化痰，敛肺温肾，养心纳气。两方合用，疗效更好。

以上治疗，多先作汤剂服用，俟症情稳定，除采用皱肺片巩固治疗外，还结合其他防治措施，如防寒防冻，体育锻炼，精神愉快，劳逸结合，饮食宜忌等综合治理之。

五十、强心益气汤治充血性心力衰竭

强心益气汤系自订验方，十余年来，以中医辨证与辨病相结合的理论为指导，在主治充血性心力衰竭方面取得了初步效果。

强心益气汤药物组成：万年青根、老红参（或生晒参、党参、西洋参、太子参）、炮附子、麦门冬、五味子。方中万年青根为主药，现代药理研究其有较强的强心利尿作用，与参附汤之益气扶阳，具有上助心阳，下补命门，中培脾土之功，合生脉散之益气养阴，敛汗生津，使气复津生，汗止阴存，总收强心利尿，回阳固脱，益气敛阴之效。

（一）心痹病

张某，男，60岁。高血压病史10余年，半年来夜间阵发性呼吸困难已经5次，均急诊住院控制。近旬来每夜或凌晨突发胸闷气憋，咳喘不得卧，烦躁心慌，立即坐起，轻则1个多小时自平，重则五六个小时用药后渐缓，平时活动心慌短气，稍有咳痰。于1982年3月入院。体征：肥胖，面红，唇甲轻度紫绀，舌质暗红，苔厚腻，脉弦滑数伴代脉。听诊心率120次/分，早搏3～5次/分，心尖区Ⅱ级舒张期杂音，肺底部少数干啰音。血压158/98mmHg，血脂：胆固醇6.24mmol/L，甘油三酯3.52mmol/L。胸片示：主动脉增宽，左心扩大，肺气肿。心电图示：室性早搏，左室肥大劳损。诊断：高血压，高脂血症，高心病合并心衰。中医辨证属心阳衰弱，心脉不通，瘀浊痹阻。治以强心益气、通阳宣痹。

处方：万年青根30g，红参、附子、麦冬各10g，五味子3g，桂枝、枳实各10g，生姜3片，沉香屑3g，代赭石30g。

服药3剂，咳喘憋闷已减半，脉率92次／分，律齐，血压128/90mmHg。症情已有明显减轻，用药剂量亦相应减量，其中红参改用党参15g，万年青根、附子、桂枝均用量减半。又服2周，心衰控制，症状消退，血压仍不稳定，波动在128～158/83～98mmHg，门诊随访半年，心衰无复发。

【按】心痹病，《素问·痹论篇》有"心痹者，脉不通，烦则心下鼓，暴上气而喘。"指出了这是由心脉不通而引发的，乃阳气衰弱、胸阳痹阻所致，晚间发作较多者，正由此因。故《素问·脏气法时论》中说："心病者，日中慧，夜半甚，平旦静。"阳衰阴盛之故也。患者又是肥盛之躯，气郁多痰，瘀浊痹阻，心脉不通，故暴发心下鼓，上气喘。予强心益气汤之强心利尿，温阳扶阴，合桂枝生姜枳实汤之辛温通阳，宣痹化浊，再配沉香、代赭石以镇冲降逆，使心阳得展，阴霾乃消，气行血运，瘀浊随化，心衰得以控制。血压尚不稳定者，随症调治而安。

（二）心咳病

王某，女，35岁。风心病史10余年，劳动后气喘心悸，常感冒，最易诱发咳嗽痰血，咽痛，胸痛，气闷气促，1周来不能平卧，1984年5月入院。体征：呼吸困难，喜倚息而卧，颧红唇绀，舌质紫红，舌下瘀筋屈曲粗紫，脉细数，脉搏118

次/分。听诊心尖区收缩期杂音Ⅲ级，肺底细湿啰音。下肢轻度浮肿。心电图示：各导联P波增宽，呈二尖瓣型P波，左心房肥大。诊断：风心病、二尖瓣狭窄、心衰。中医辨证属心脉瘀阻，肺气壅塞，心肺络伤，血从外溢。治法强心益气，化瘀平逆。

处方：万年青根30g，生晒参、麦门冬各15g，五味子、炮附子各5g，紫苏子15g，紫菀10g，紫丹参15g，紫沉香3g，紫石英30g，紫衣胡桃肉15g。

服药5剂，咳嗽轻，痰血止，心痛解，咽喉润，脉率缓。原方去生晒参，加太子参15g，万年青根减量为15g，麦冬10g。续服10剂，心衰控制。继以玉屏风散、人参胡桃汤合方调治半月而安。

【按】本例风心已久，反复感冒，肺邪犯心，心脉瘀滞，肺气壅塞，心肺络伤，发为心咳。如《素问·咳论》说："心咳之状，咳则心痛，喉中介介如梗状，甚则咽肿喉痹。"后世《兰台轨范·咳嗽门》引《外台秘要》说："心咳，咳而吐血。"故见咳喘同时，心痛咯血，咽痛嗌肿等症，均由心脉瘀阻、肺脏瘀血所致；久病不已，影响到心肺呼吸循环机能，气血痹阻，流行不畅，而现颧红、唇紫、舌紫、脉涩等象。前者以强心益气汤之强心利尿，益阴护阳，配六紫汤（验方：紫苏子、紫菀、紫丹参、紫沉香、紫石英、紫衣胡桃肉，加紫河车，又名七紫汤）化瘀平喘，合用则使气旺而心脉畅遂，气顺则肺气肃降。从而血循常道，气血谐和，心衰乃能控制，然本例诱发之因，多由感冒，乃心肺不足，卫外不固，失其屏障作用，因而外邪易侵，后以玉屏风散合人参胡桃汤之益气固卫化瘀，治疗半月后，间歇续服2月余，1年来得以安然若平。

（三）肺胀病

冷某，男，58岁。老慢支常年咳嗽咯痰，时轻时重，已10余年。近3年来，咳而作喘，胸胀气粗。5天前因感染，畏寒发热不退，体温38℃～39℃，加重喘咳，不得平卧。痰浓而稠，不易咯出，喉间痰鸣，面目、下肢浮肿，目睛胀突，焦躁不安。体征：颈脉充盈，唇甲紫绀，舌胖紫红，苔黄口干，脉浮数而促。听诊心率120～128次/分，呼吸音减弱，肺底密集性啰音，肺过度充气。X线肺纹理增深。心电图示：肺型P波，QRS电轴垂直位，低电压。诊断：慢性支气管炎、肺气肿、肺心病。辨证为肺胀伏饮，复感外邪，痰浊瘀热，阻遏心肺。治以强心益气辛散解热，化痰平喘。

处方：万年青根30g，太子参15g，制附子5g，麦冬10g，五味子5g，净麻黄、杏仁各10g，生石膏30g，生甘草5g，生紫菀10g，海石、蛤壳各30g，象贝15g，鲜竹沥30g（分2次冲服）。

2剂后复诊，微汗热退，咳痰渐爽，倚息而卧，余症好转，续服2剂。三诊时感染、心衰基本控制，转以清气化痰、益肺降逆法，调理善后。

【按】肺胀犯心，复感于邪，触动伏饮，饮邪阻肺，肺失宣肃，痰瘀水气更加阻遏不能化运，乃现上气咳喘，胸胀烦躁，发热痰稠，紫绀水肿等症。予强心益气汤以强心利尿，扶正祛邪；麻杏石甘汤以清热宣肺，肃降平喘；再配清化痰热之紫菀、竹沥、蛤、贝等药。始服2剂，即表解而伏饮有化，再2剂而表里趋和，感染、心衰得以控制，此标本兼治之法也。

肺胀病有虚实之别，仲景以脉浮大滑数有力，上气烦躁，声高息短，或兼目睛胀突为实证；若脉浮大无根，气喘胸胀，声低息短，或兼虚浮水肿，则为肺肾失纳，虚阳上越之虚证，此又与慢支、肺气肿、肺心病相似也。因虚而易感邪，本虚标实之证也。故扶正即所以祛邪，祛邪即得以安正，标本同治之法，从而取得捷效。患者平时常用镇咳、祛痰、平喘等西药，此次合并感染后加用多种抗生素未效，故在本病急性发作中，中西药一直并用。

（四）心水病

陆某，男，62岁。患慢支、肺气肿病史20余年，2年中气急，咳喘，时咯血痰，胸闷，心悸，水肿，已急性发病多次住院。近时心衰加重，喘肿无法控制。入院时面色晦黯虚浮，端坐呼吸，唇甲紫绀，颈脉怒张搏动，肝-颈回流征（+），肝大压痛。舌淡胖紫气，脉沉细数。全身凹陷水肿，胸水、腹水征（+），腹围86cm，尿量一直甚少，利尿药已无效。听诊：房颤心律，120次/分左右，两肺底湿啰音。心电图示：房颤，肺型P波，洋地黄作用。诊断：房颤，肺心病合并右心衰竭。住院将3个月，顽固心衰一直未能控制，近时精神更加委靡，静息时亦呼吸气促，病情日趋危重。中医辨证属水邪泛滥，射肺凌心，元气日益衰惫，不能行水、消瘀。治以强心利尿、温肾镇逆、益气化瘀为法。

处方：万年青根60g，老红参、炮附子各15g，麦冬10g，五味子5g，茯苓30g，生白术15g，水姜皮5g，白芍10g，沉香屑3g，二味黑锡丹6g（分2次吞服）。同时配合食疗，增强

217

利水消肿作用之金鲤汤（即每日取活鲤鱼 1 条，约 500g，活杀去肠腑、鱼肚内塞满大蒜头，煨煮浓汤代饮，待食欲好转，可将鱼肉和大蒜头作馐）以养胃气。

3 日后，尿量略增，由 300ml 至 600ml 至 1000ml，喘肿稍平。续服原方 5 剂和金鲤汤 5 天，尿量又增至 1500ml，症情减轻约半，精神食欲均有好转，腹围 75cm。将万年青根减量至 30g，附子、红参均 10g，去黑锡丹再服 1 周，尿量稳定增加至 1500～2000ml 上下，喘咳大平，水肿基本消退，腹围减至 62cm。守方红参易党参，药量酌减，调治月余，金鲤汤连服 1 月多，心衰稳定渐至控制出院。住院期间一直中西医药结合治疗。

【按】《金匮要略·水气病脉证并治》指出，喘肿与心有关："心水者，身肿而少气，不得卧，烦而悸，其人阴肿。"故本例心水，由心肺气虚，脾肾阳衰，肾虚纳气无权，水无所主，不足以温煦脾阳，而土不制水，水邪泛滥，更加射肺凌心，以致喘肿不已；气虚血瘀，故见面晦，紫绀，舌紫，颈脉怒张，肝大，脉细数等。病以心肺为主，责之脾肾阳虚，累及于肝。久病顽固，故在药治同时，结合食养促进胃气增长，正是此意。用强心益气汤之强心利尿，益气化瘀；配真武汤温阳化气，渗湿健脾；酌用芍药以疏肝存阴，以达利水消肿之效；并以黑锡丹镇纳肾气，平喘降逆；同时以金鲤汤营养脾胃，亦能利水消肿。相互配合，使气化复常，水气得消；出纳有序，喘息乃平；气行血运，瘀带渐化。从而诸症渐解，心衰渐能控制。本例顽固心衰，久治未效，尔后药物与食疗并进，仅治半月即获显效，可能是食养促进脾运，振奋胃气，从而取得相得益彰之效。

五十一、胸痹心痛的同病异治法（证治十法）

（一）胸痹轻症，理气化饮，同时并进

张某，女，46岁。自诉1年多来，常感胸闷、气短。尤其夜间多梦纷纭，睡觉中时发胸闷气憋，如窒息感，每得惊叫一声，方能松快，胸前隐隐闷痛，嗳气不畅，食少倦怠，喉间腻痰，咯吐不利，心悸早搏，苔白，脉滑时伴结代，体格肥盛。乃气滞多痰，胸阳不展，心气心脉不利，治以理气化饮并进。

处方：枳实10g，陈皮10g，生姜5g，茯苓15g，杏仁、甘草、郁金各10g，薤白头30g，砂仁3g，冠心苏合丸2粒（研细分2次服）。

服药3剂，痛减气松。再服3剂，症状若失，原方减薤白为10g，去冠心苏合丸，续服1周，情况良好，食欲精神恢复如常，随访半载，未再复发。

（二）寒饮犯胃，通阳逐饮，痹结乃消

章某，男，58岁。胸闷、咳喘多痰已10余年。近3年戒烟后有明显好转，冬时多发。半年来胸部时发闷窒作痛，连及两胁，甚则牵引背部，胃脘痞胀，欲作嗳气，心泛欲呕，多涎，舌质淡胖，苔白腻浊，脉沉紧而滑。胸透及胃钡摄片，均

219

未见异常，心电图示 T 波改变。诊断：冠心病，心绞痛。由胸阳痹阻，胃阳不足，阴寒饮邪弥漫胸膈，胃脘气机郁滞使然，中医诊为胸痹，心胃同病。治以通阳逐饮，温中开痹。

处方：枳实 15g，薤白 30g，川桂枝 15g，瓜蒌实 15g，厚朴 5g，生姜 5g，半夏 10g，茯苓 15g，开心果 15g。

二诊：药进 5 剂，胸背胁痛约减其半，逆气胸闷脘痞稍有减轻，原方续进 5 剂，唯瓜蒌加量为 30g。

三诊：病状基本消失，继将本方制小其剂，用其半量，再服 10 剂，诸症平复。今已一年，未再痛闷。心电图复查，大致正常。

（三）气滞胸胃，顺气宽中，以开郁结

沈某，女，54 岁。患者经绝 2 年多，常因情志怫郁而发胸膈满闷，心胃作痛，嘈杂醉心，短气，心悸，长叹息为快，痛甚时胸脘部瘕块攻起，随着痛解而消失。近月来频发，呻吟床第，不欲纳食，舌质紫黯，苔薄，脉濡郁不畅。心电图示：室性早搏，其他检测均正常范围，拟诊心脏神经官能症。由经绝后气血紊乱，冲经不和，加之情志不畅，气郁胸胃，宗气不行。诊为：胸痹，心胃同病。治以顺气开郁，宽中治血。

处方：公丁香 5g，广木香 5g，制香附 15g，三棱、莪术各 10g，甘松 10g，砂仁 3g，丹参 15g，郁金 10g，苏噜子 15g，制金柑 2 枚（早晚各研服 1 枚）。

复诊：药后胸胃满闷疼痛减轻，忧郁恐惧心理经反复思想开导，亦渐感畅朗。胸胃症状若失，已经起床活动，精神转佳，仍有活动短气，心悸心慌，减轻药量，加配养心定志药。

处方：制香附 15g，公丁香 5g，三棱、莪术各 5g，甘松 5g，丹参 15g，远志 5g，干菖蒲 3g，郁金 10g，磁石 30g，朱茯神 10g。间歇再服，诸症悉解。

（四）血瘀气滞，祛瘀行气，必须兼施

刘某，男，63 岁。高血压病史 10 多年，3 年前脑血管意外，以后左肢经常麻木，1983 年心悸、头晕、胸闷、短气，查心电图示：左室劳损，冠状动脉供血不足。血胆固醇 5.52mmol/L，甘油三酯 2.55mmol/L，眼底动脉硬化。同年 8 月，突然发生 3 次剧烈胸痛，含硝酸甘油片始渐缓解。以后 1 月中频发，发时头昏，胸脘痞闷，气短似喘，手足发麻，血压升高。诊为：高血压病，高脂血症，冠心病，心绞痛。近时几乎每日发作，多则日发二三次，疼痛数分钟至 10 余分钟，伴有胸闷气憋，胃脘牵引作痛，痛处拒按，时欲嗳气，甚则欲呕，手足发麻。舌胖紫气，舌下瘀筋粗紫，口唇略绀，脉沉弦滑左涩，精神委靡乏神，气怯短气，体格矮胖。当为阳虚气衰，宗气不足，痰浊瘀阻，血脉郁痹心胃，不通则痛。治以益气宽中，祛瘀通络。

处方：生黄芪 60g，当归尾 10g，桃仁 10g，红花 10g，川芎 10g，赤芍 10g，地龙 10g，乳、没各 5g，生蒲黄 10g，延胡索 15g，公丁香 5g。

复诊：先服 5 剂，有所好转，续服 5 剂后，心胃疼痛明显减轻，胸膈憋闷好转。原方去公丁香，加丁香烂饭丸 30g（包煎），续服 10 剂后，心胃痛缓解，诸症若失，继予制小其剂，均减为半量，调治半月而获全解。退休承担家务劳动，当能胜

任，一直平稳，血压、血脂复常，心电图复查示心肌劳损。

（五）沉寒痼冷，大辛大热，非此不效

牛某，男，54岁。患高血压病已多年，血压经常在150～180/75～105mmHg，同时伴有左臂无脉证，血压在45～75mmHg，1984年时已诊为冠心病。从1985年5月起心痛频繁而剧烈，在部队医院诊为心肌梗死前综合征。此后10个月中，每日发作，少则2～3次，多则7～8次，每发多在半夜（23～24点）疼痛，轻则10余分钟，重则1～2个小时，含硝酸甘油片已渐失效，痛剧时额汗，肢冷，伴胸闷气憋，胃脘难受不适，呕恶，嗳气，有时腹胀，便艰，平时白天基本不发，每至晚间即有恐惧感。去年在沪某医院治疗两月，未获控制。于1986年5月初诊时症如上述，不因天气温暖而症轻少发。面色淡黄，体格肥盛，焦虑神态，素无胃病史，饮食当可。舌体胖边齿痕，质暗红，苔薄白腻，舌下瘀筋紫褐，脉右弦劲，左脉涩而细微，血压右173/75mmHg、左90/60mmHg。脾胃气滞，阻遏胸阳，瘀浊内痹，血脉挛急发生心痛，每发多在夜间，更是阴寒极盛之时，促使痰浊、血瘀、气滞阻隔胸胃，不通而痛。治以温通阳气，辛散阴寒，暖胃宽胸，化瘀祛浊。

处方：制乌头5g，制附子10g，干姜5g，赤石脂30g，荜茇5g，制香附15g，瓜蒌实30g，薤白头30g，紫丹参30g，制乳没各5g，川郁金15g。

先服3剂，即获减轻，再服3剂，夜间已少发，仅1～2次，痛势痛时均有改善。连续服药3周，虽然仍有小发，已不再用血管扩张药，原法略作增删，共治1个半月后，其间已有

3 周未发病，病情渐趋稳定。大剂辛热，必耗元气，转以益气养血，温经通络。

处方：老红参 5g，制附子 5g，当归 10g，桂枝 5g，细辛 3g，干姜 3g，木通 3g，香附 15g，赤芍 15g，陈皮 10g，甘草 5g。

再治 1 月，诸症若失，7 月底时心电图复查示：窦性心律不齐、心肌损害，与前比较，原来 T 波倒置，部分为直立，血压右 150/90 mmHg，左 128/68 mmHg，无脉症亦有好转。乃争益气助阳、养血通脉、和胃理中、补益命门之方。如补阳还五汤、生脉散、理中汤、右归丸加减，配成丸药，作长期调治，随访 1 年，症情基本控制。

（六）心肝失调，实者疏肝，虚者甘缓

沈某，女，50 岁。高血压史已 7 年，血压常在 135～158/90～98 mmHg，头晕目眩，心悸不寐，反复早搏，1 月多来心痛隐隐，胸脘痞闷，食后胃脘不适，似胀如嘈，嗳气，呵欠，此起彼伏，更加情志抑郁不舒，烦躁不宁，舌红，苔薄黄，脉细弦，伴结代。心电图示：频发房早。胃钡透视未见异常。证由情志不常，焦虑抑郁，肝郁失条，心脾两伤，气营亏损，肝郁化火，内脏阴伤津少，心胃同病。治以养心缓肝，和胃解郁，

处方：炙甘草 15g，淮小麦 30g，大红枣 7 枚，芍药 5g，枣仁 10g，生地黄 15g，生牡蛎 30g，合欢花 10g，忘忧草 15g。5 剂。

二诊：药后入睡，心胃症状减轻，早搏减少，前方既合，

223

续服 10 剂。

三诊：症状已若消失，血压 128/75 mmHg，脉象细弦，律齐，继以原方略作增删，再治半月而愈。

（七）胆结犯胸，降逆清热，消瘀开结

宋某，女，71 岁。冠心病，心绞痛病史已 10 年余，冬春时易发心痛，在胸骨中段，痛时窒闷，含硝酸甘油有效。3 月多来右上腹时觉有物搁住，隐隐胀痛引背。B 超诊断：慢性胆囊炎，胆结石。1 周前因劳累之下，又食荤油肥肉，突发剧痛，连及胸背，唯度冷丁能缓解一时，并有呕吐，口苦，胸闷窒塞，脘腹胀痛，大便闭结，舌黄垢腻，脉弦数。显系肝胆湿热郁滞，阻遏气机，升降失调，上冲犯心，胆心互病。治以利胆疏肝，开痹宽中。

处方：鸡金末 4.5g（分三次吞服），郁金 15g，金铃子 15g，海金沙 15g，大叶金钱草 30g，川军 10g，元明粉 10g（分 2 次冲），吴茱萸 5g，生姜 3g，黑山栀 10g，延胡索 15g，枳实 10g，厚朴 6g，青陈皮各 6g。2 剂。

药后大便已通 2 次，量少不畅，疼痛症状稍轻，续方 2 剂。

复诊：先后服药 4 剂，大便已得畅通，上腹痞满硬痛大减，心痛缓解，舌垢浊渐化，精神尚好，原方去生军、元明粉、吴茱萸，加槟榔 10g，丹参 15g，白降香 6g，再服 5 剂，症状缓解。

（八）阴虚滞伤，养阴生津，以潜阳扰

陈某，男，64岁。心前区疼痛，间歇性发作已半月。3天来日发2～3次，痛连胃脘，亦感痞闷胀痛，嗳气则舒，短气胸闷，面赤升火，烦躁口干，舌红少津，苔干黄，脉弦滑数，左甚于右。血压不高，乃阴虚于下，阳亢于上，相火偏胜，心阴耗损，肝体失柔，胃津亏虚。治以养阴潜降，生津和胃。

处方：生地黄15g，当归10g，枸杞子15g，北沙参15g，麦门冬10g，玉竹30g，知母10g，紫丹参15g，川楝子15g，生白芍15g，生龟板30g，生牡蛎30g，真枫斛10g（先煎）。5剂。

二诊：药后心胃稍和，阳亢症象得平，阴津胃液已复，续服原方5剂，再转方时心痛已解，胃脘亦和，唯大便干结，原方中去玉竹、龟板、枫斛，加生首乌15g，瓜蒌实15g，又5剂。

三诊：诸症悉平，心电图复查示陈旧性前壁心肌梗死，心肌缺血减轻，血压正常。患者怕吃煎药，改服首乌延寿丹，复方丹参片，调治月余。随访半年，未发。

（九）中气困惫，和里缓急，培建中州

孙某，男，66岁。冠心病史已有3年。近两月来，频繁发作心胸窒闷而痛，痛连胃脘，发甚时额汗肢冷、胸闷、短气、呕恶不能食，得温按减轻，嗳气稍舒，疲乏神少，舌质暗红，中苔白腻，脉濡而涩。心电图示：冠状动脉供血不足，钡

餐胃透未见异常。历经宣痹开胸、祛痰化浊、活血祛瘀等法，无效。乃重作辨证，认为上述诸症，由于中阳衰惫，阴寒内盛，脾胃气虚，宗气不行，血脉凝滞而痛，现时冬寒频发，更可作为佐证。治以温中补虚，降逆止痛。

处方：老红参 10g，川椒 5g，干姜 5g，饴糖 2 匙（分 2 次冲），吴萸 5g，草豆蔻 10g，生姜 5g，丹参 30g，降香 5g，甘松 10g，公丁香 5g。

复诊：服药 8 剂，心胃痛即获缓解，苔腻不化，多痰引恶，原方去饴糖，加制半夏 10g，陈皮 10g，茯苓 15g。又服 1 周，诸症若失。舌苔当有腻浊，此中阳渐复，血瘀气滞得行，痰浊湿郁留恋不化，转予橘枳姜汤合茯苓杏仁甘草汤、丹参饮三方加味，调治半月而愈。心电图复查示 ST - T 波部分压低。

（十）太阴虚寒，温和祛寒，重在理中

岳某，男，61 岁。高血压 10 余年，1983 年时体检发现隐性冠心病。1984 年 5 月急性心肌梗死。确诊冠心病，陈旧性前壁下壁心肌梗死，室壁瘤形成，慢性肠功能紊乱。同年 7 月初诊时，心前区常作隐痛，几乎每日发作，发时憋闷，活动短气，伴早搏，肠鸣腹胀，大便稀薄，日有 1~4 次不定，晨曦便次为多，腹部凉感，温抚较适，面黄少神，易于疲乏，舌体胖嫩，质暗紫气，苔薄白，脉右濡涩，左细弦。血压 128/90 mmHg，是由脾胃中虚，阳气衰弱，火不暖土，浊阴不化，上犯心胸，宗气不足，心气心脉瘀滞循行不畅，致为胸痹。治以温阳理中，祛浊助运。

处方：制附子 5g，老红参 5g，干姜 5g，潜于术 15g，炙甘草 5g，厚朴 5g，草豆蔻 10g，煨白果 10g，破故纸 15g，紫丹参 15g，砂仁 3g，白檀香 5g。先服 7 剂好转，续方 14 剂。

复诊：心腹闷痛已解，腹胀腹冷及肠鸣均减轻，大便有时成形，次数基本复常，乃脾肾阳气渐复，心阳得运，瘀浊有化，宗气遂行，原方去厚朴、草蔻，加健脾丸 30g（包煎）。续治，稍作增删，治经 1 月余症状消失，精神恢复，活动登楼亦无气短症象，嗣后继予附子理中丸、参蛭散加减，调治。

【按】本组胸痹心痛病例，主症因胸阳痹阻而发为心痛。其由或气滞，或痰饮，或血瘀，或阴寒，并有兼症、合并症的不同而演变为肝郁、脾寒、胆热、阳亢诸症，以致有寒热之变或者是虚实之别。临床随症施治，宗《内经》"虚则补之，实则泻之，热者寒之，寒者热之，下者举之……"故有理气化饮，疏肝解郁，温通开痹，益气化瘀，养阴潜阳，补虚降逆，温阳和中等等方法，但"治病必求于本"，当以宣畅胸阳为宗旨，此亦同病异治法则的应用举隅也。

五十二、玉屏风散的异病同治

"异病同治"是中医辨证论治的常用法则之一。兹就"玉屏风散"一方为例，介绍病案数则于下。

（一）病毒性心肌炎，益气固卫，养心复脉

包某，男，22 岁。于 1990 年 10 月 4 日初诊。患者自述 3 年前，曾经上感，并发高热，而后即出现心速，频发早搏，甚

至出现结代联律，自觉心悸心慌，气憋如窒。诉平昔常易伤风感冒，发则早搏愈增。当时拟诊为病毒性心肌炎。舌边红、苔薄黄，脉弱细伴结代频繁，脉率 20～30 次/分。此乃肺卫不足，宗气不能贯注心脉，而心气损伤之象，当以益气固卫，强心复脉。治予玉屏风散、新方炙甘草汤加减。

处方：生黄芪 15g，防风 10g，白术 15g，太子参 15g，丹参 15g，苦参 6g，桂枝 6g，炙草 15g，玉竹 30g，生姜 3 片，红枣 7 枚，龙骨 30g，牡蛎 30g。

1 周后复诊，早搏明显好转，心悸心慌亦有缓解，胸闷略舒，但有诱发感冒之状，鼻塞流涕，咳嗽一二声。治法原意，参以疏风祛邪。

处方：生黄芪 15g，防风 10g，白术 15g，藿香 10g，葱头 3 个，玉竹 30g，老生姜 3 片，川桂枝 6g，丹参 15g，太子参 15g，炙甘草 15g，桔梗 6g。

2 周后，早搏基本控制，感冒已获清彻。遂以丸药作长期调治，以巩固疗效。成药处方为玉屏风散、天王补心丹、新方炙甘草汤化裁。服药半年后，心电图复查无异常出现，即使气候交替，感冒已少发轻发。随访至今，未见复发心悸早搏。

【按】此例在中医学中属"心悸怔忡"。发病原因为肺卫不足，屏障失司，病邪乘虚而入，干于肺，累及于心脉，心气损伤，阳气失展。治则按"损其心者，益其营卫"为旨。方以玉屏风散益气固卫，炙甘草汤养心复脉。药证相符，疗效卓著。

（二）风湿性心脏瓣膜病，固卫整脉，祛风和络

史某，女，34岁。患者于1989年7月，经超声心动图检查，确诊为风湿性心脏联合瓣膜病（二狭、二闭、主闭）。X线摄片示：心影双侧增大。多次发作急性心衰，均住院抢救，平时频发上感、房颤、早搏、心率较快，杂音 SM＋DM 均为Ⅲ度。今年二月，感冒咳嗽，动则气短，心悸胸闷，口唇紫绀，两手关节疼痛僵硬，腕关节轻度肿胀，指关节活动不利，舌质深红苔薄，脉象散数结代，三五不调。脉痹不已，复感于邪，乃肺卫虚弱，而又风湿犯心，心脏受损，心气心脉循环失常，心营亦有亏损，血脉瘀滞，酿成斯疾矣。

处方：生、炙黄芪各15g，白术15g，防风10g，川桂枝6g，赤、白芍各15g，丹参15g，红花6g，地龙10g，太子参15g，麦冬10g，五味子6g，鸡血藤30g。

服药7剂。上感治愈，诸症随之减轻。以后每周一次复诊，仍以玉屏风散为主。心悸失寐显著者加入生地、柏子仁、炒枣仁、夜交藤、远志、珍珠母等养心安神定志；如胸闷板滞紧束，口唇紫绀严重者，则酌加活血化瘀之剂，另吞参三七末，每日1克；若出现关节肿痛僵硬强直症状，则辅以祛风和络为治，药物如桂枝、赤白芍、当归、地龙、鸡血藤等加减。连续治疗3个月，诸症得以控制缓解。

【按】本病可属中医学的"心痹"、"脉痹"一证。《类证治裁》中明确提出："诸痹……良由营卫先虚，腠理不密，风寒湿乘虚由袭，正气为邪所阻，不得宣行，因而留滞，气血瘀

阻，久而成痹"的发病过程。现代医学称其为心脏器质性病变，虽非药物所能根除，如能合理使用中医中药，亦能使病情得以缓解，或少发轻发，达到相对稳定的目的。本例治疗方案，采用益气固卫、养心整脉、祛风和络之法，病情得以控制，随访年余稳定。

（三）肺门淋巴结核，益气固卫，补肺养阴

王某，男，15 岁。1991 年 4 月初诊。家长述病，于去年起，患肺门淋巴结核。经抗痨治疗半年后，自觉已愈。唯反复上感，日来发热 1 周，刻下热退而未净，尚有咳嗽，食欲不香，动辄汗多，常感疲乏怯力，舌质红，苔薄，脉浮弱。形体素来消瘦，面色萎黄而无华。运用益气固卫、健脾和中、补肺养阴之法则。方以玉屏风散、百合固金汤、异功散等加减化裁治之。

处方：生黄芪 15g，白术 15g，防风 10g，南、北沙参各 10g，干百合 10g，山药 15g，砂仁 3g（后下），楂曲各 15g，浮小麦 30g，桃干 15g，白茯苓 15g，炙甘草 6g。

连服 14 剂。食欲大增，低热咳嗽不复再现。继以原法加减调治月余，形气复常，无感冒复发。

【按】肺结核（包括肺门淋巴结核），中医属"肺痨"范畴。大多由肺卫不足，外邪易袭，肺气受戕，发为咳痰；更因邪火乘金，燥津伤阴，则发为低热、咽干、火升。其咳多呈干咳状。卫阳虚弱则动辄易汗，故以祛邪益卫、固本敛汗之玉屏风散为主，并以养肺滋阴之百合固金汤，参以益气健脾、培土

生金的异功散，更使相辅相成，相得益彰，从而肺气肺阴得和。

（四）过敏性支气管哮喘，扶正固卫，抗敏平哮

吴某，男，14岁。过敏性鼻炎，经常鼻塞打嚏，并伴鼻、眼、耳内等处瘙痒异常。三年来，每届秋末冬初，或闻异气异味，或饮食异性蛋白等，哮喘咳痰必发，发则胸闷气粗，喉闻唏吼连连。今年初秋门诊时，即以玉屏风散为主，配藿胆丸、三拗汤等方药以扶正固本、抗敏平哮、止咳化痰、降逆肃肺。

处方：生黄芪15g，白术15g，防风10g，麻黄10g，杏仁10g，甘草6g，地龙10g，蝉衣3g，僵蚕10g，青葱2支，藿胆丸30g（包煎）。

服药1周，哮喘见平，唯鼻塞依然，每触外邪易发。为巩固疗效，并防患于未然，亟宜标本兼顾，补散并进。去三拗汤加河车大造丸化裁，再治1月，今年秋冬未发。

【按】过敏性支气管哮喘，属痰饮咳喘的"哮证"。患者多为过敏体质，素体肺卫不固，外御失司，一旦气候季节交换，或接触致敏原，则哮喘接踵而发。由致敏物质产生特异性过敏，随后出现变态反应，所谓防不胜防。此例病证肺卫不固，乃肺气不宣，痰浊阻塞气道，肺脏清虚之地变为迷雾之乡，肺气壅塞不通，发为哮喘。治疗以益气固卫，抗敏平哮，得以控制。

（五）紫癜性肾炎，益气固卫，滋肾凉血

李某，男，13岁。1991年1月6日初诊。自诉1988年10月起，两下肢患紫癜治愈后，次年8月底，发现肉眼血尿。尿检：蛋白、红细胞多数。强的松每日量为20mg。望诊：面如满月脸，潮红火升，背如水牛状。长期以来鼻塞流涕，咽喉红痛，时常发作，严重则血尿或显微镜血尿愈明显，住院3月鲜效。舌质红，苔薄黄，脉数。病由卫不外固，加之脾肾两虚，精血流失所致。治当益气固卫、滋肾凉血，摄精敛阴，结合健脾和中为法。

处方：玉屏风散30g（包煎），生、熟地各15g，丹皮10g，怀山药30g，菟丝子15g，猪苓30g，苡仁30g，知母10g，甘草6g，荠菜花30g，板蓝根30g。如尿检红细胞增多，则配炮姜炭、川军炭、赤石脂、旱莲草、女贞子等。出现蛋白尿，或白细胞增多者，可参以菟丝子、沙苑子、仙茅、仙灵脾、覆盆子、生山楂、草薢、石韦等。选用中药治疗，同时嘱其逐步递减强的松用量，逾三月后，强的松已完全停服，而尿检保持正常，肾功能正常，因长期服用强的松所出现的阴虚内热的假象，亦随之而消失。伤风咽红鼻塞等症，仅为轻度偶发。原来因病休学1年，现已恢复上课，虽然学习繁重，尚能胜任，迄今为止从未因病缺课。

【按】无痛血尿在中医属"尿血"。经云"卫气出于下焦"，意即精气闭藏于内，表气封固于外，邪不得凑，同时卫气通过下焦的转化，才能变成具有防御作用的物质。反之若卫

气不能固护于外，则营气难以内守乎内，肾脏统摄无权，精微流失则尿检出现蛋白质及红细胞。"营行脉中，卫行脉外"是人体正常生理。卫弱则营虚，营虚则阴亏，阴亏则生内热，热必伤路，迫血下行，形成尿血；溢于肌肤则发为紫癜。治法当先固卫益气着手，结合滋肾凉血，健脾和营，以冀卫气实则营气足，诸症可望消除矣。

（六）顽固性荨麻疹，益气固卫，凉血疏风

钱某，男，16岁。1991年3月初诊。从去年8月起持续发疹，半年多来，无日安宁，虽经多方治疗，收效甚微，发作则瘙痒难忍，大便常常秘结不通，唇红咽梗，舌薄质绛，脉浮而滑，营卫不和，风气袭腠，拟予益气固卫，凉血疏风为主。

处方：生黄芪15g，防风10g，白术15g，紫草茸10g，丹参15g，丹皮10g，赤芍15g，僵蚕10g，苦参10g，炙草6g，荆芥10g，防风通圣丸15g（包煎）。

服上药第三日起，风疹竟然一扫而清，瘙痒顿失，获效之神速，出乎意料。药证合楔，毋庸更张，原方再服2周而愈。迄今八月，从未复发。

【按】"风为阳邪，百病之长。""风疹"一证亦源于卫气虚弱，营分不和，以致风邪犯肺，化火燥金；因肺主皮毛而出现风疹之状，亦由营分有热，血虚生风，风火搏激，淫于肌腠则成风疹。治疗以玉屏风散散风固卫；加入银花、连翘清热解毒，轻宣透表；荆芥、僵蚕辛散表热，驱邪外出；紫草、丹皮、苦参、赤芍清热凉血，活血化瘀。

（七）系统性红斑狼疮（SLE），益气固卫，随证施治

陈某，女，29岁，苏北泰县人。患者自发病八月以来，来苏住院迄今确诊系统性红斑狼疮。选用环磷酰胺、强的松等治疗鲜效。实验室检查：血中找到狼疮细胞，HGB↓，尿蛋白（＋＋＋＋）、24小时尿蛋白总量8.24～2.04g。近期尿蛋白1～50mg，ANA 1∶1280，周边型1∶80，CIC阳性，低补体血症。自述易于伤风咽痛，目视昏花，头发稀疏，软弱无力，面颊对称性蝴蝶斑，心悸心慌，稍劳即发，骨节酸疼，小便混浊，泡沫多而不散，胃不思纳，苔垢厚而腻，脉细濡而数，病由外卫屏障不固，邪气长驱直入，侵及诸脏。治拟益气固卫，补脾健胃为先。

处方：生黄芪15g，白术15g，防风10g，陈皮10g，党参15g，怀山药15g，炙草6g，苡仁30g，猪苓30g，桑寄生15g，熟地15g，砂仁3g。

服药2周，食欲精神大振，诸症好转，继予益气固卫、补肾固摄。

处方：黄芪15g，防风10g，白术15g，山药30g，熟地30g，当归10g，菟丝子15g，枸杞子15g，金樱子15g，芡实30g，猪苓30g，苡仁30g，龙骨、牡蛎各30g。

又服2周，复查SLE各项指数均有明显好转，尿常规蛋白（＋），血沉略高，舌苔变薄，脉仍细弱，因外地患者急于返回故里，即予以玉屏风散、参苓白术散、左归丸等加减化裁，修配成丸，作较长期调治，再服4月余。于1991年10月再次

来苏复查诊治，自诉病情一直保持稳定。至今感冒偶发，症状若失，再予原意加减，配丸续服。

【按】本例系统性红斑狼疮，可划入阴斑劳损范围，其源总不离乎屏障失司，营卫不和之病因。良由外卫不固，邪毒内侵，正气受戕，日久则病邪由表入里，阳损及阴，虚寒内生，肾阳衰弱，格阳于外，虚阳浮越，故颧赤如斑呈蝶状，且伴有咽喉潮红，又因邪毒流窜经络隧道，寒湿内困而致骨节酸疼，活动有碍，加之肾虚精微不固，下行流失，出现病理蛋白尿。如果湿邪内留，脾胃虚弱，则水湿停滞，运化失健，生化不及，患者多为白腻垢厚舌苔，且口淡乏味，贫血严重状。

"玉屏风散"在临床运用的举偶说明，凡属正虚邪实之各种证候，皆能以此为主方，有机地、灵活地应用于临床。只要明辨病机，分别主次，合理用药，定会得到事半功倍的效验。由此可见，"玉屏风散"不仅是古为今用之良方，也是中西结合的妙药，更具有双向调节性能，表现为补散不拘，虚实并治，标本兼顾，既能发汗又能敛汗，既适用于表现不同的发病期，亦泛用于此类证候的稳定阶段，治病防病融汇一体，以"玉屏风散"主方而达到"异病同治"的良效。

五十三、荨麻疹从肝论治

（一）实证

1. 肝气郁结型

反复发疹，常精神抑郁，性躁激怒，或劳倦后，风团瘙痒更甚，并有气闷叹息，胁肋疼痛，或气撑攻逆，舌苔薄，脉弦。治以疏肝理气。常用柴胡、赤芍、枳壳、香附、川芎、生甘草、菊花、薄荷等。

2. 肝郁化热型

风团瘙痒，色红，头昏目赤，胁痛呕苦，舌边红苔黄，脉弦数。治以清肝泻火。常用龙胆草、黑山栀、淡子芩、生地黄、柴胡、菊花、白蒺藜、金银花、生甘草等。

3. 肝火肠燥型

风疹瘙痒，鲜红，头痛，目赤，性躁易怒，口苦咽干，胁腹胀痛，大便秘结，肛门灼痛，舌红苔黄，脉弦滑数。治以清肝通腑，表里两解。常用防风、薄荷、连翘、银花、当归、赤芍、淡子芩、桔梗、生甘草、大黄、芒硝。若大便不畅，或燥结不下，加更衣片日3次，每次2片。

（二）虚证

1. 阴血不足型

瘾疹瘙痒色淡，头晕目眩，情志抑郁，胁痛隐隐，舌红口干，脉细弦或带数。治以养血柔肝。常用生地黄、当归、枸杞子、川楝子、桑叶、菊花、赤芍、白蒺藜、醋炒青皮等。

2. 冲任不调型

发疹常在月经前期，或经期加重，反复发作，经后消退，发病时伴有胸乳胀痛，腹痛，性躁易怒，月经不调，或量少，苔薄，脉弦，华色不荣。治以调摄冲任。常用桃仁、红花、川芎、当归、生地黄、白芍、制香附、茺蔚子。月经过多，去桃仁、红花、茺蔚子，加炮黑姜、炙甘草、乌药；胸乳发胀，结核触痛，加柴胡、失笑散；腹痛甚，加金铃子、延胡索。

3. 气血两虚型

多见于体弱患者，风团色淡，或白，搔之略呈红色，反复发作，经年不愈，劳累加甚，面㿠，食少，神疲，欲睡，苔多薄润，脉象濡细，治以调补气血。常用生黄芪、白术、党参、当归、炙甘草、广木香、龙眼肉、白芍、生地黄、粉丹皮等。

4. 肝肾阴虚型

瘾疹愈发无定，发时散在不密，颧红，眩晕，腰酸膝软，心烦，盗汗，舌光红，脉细数，治以壮水涵木。常用生地黄、丹皮、山萸肉、怀山药、制首乌、炙龟板、黄柏、赤芍、沙苑子、生牡蛎等。

上述各型，无论虚实，大多数属于慢性。以下药物均可随症选加。有外风侵入，可加荆芥、防风、薄荷、桔梗、羌独活、蝉衣、牛蒡子等；如药、食、气、味过敏所致者，可加紫苏、僵蚕、蛇蜕、地龙、全蝎、乌梢蛇、苦参；如有虫积，可选加使君子、雷丸、榧子、南瓜子、槟榔等；瘙痒不已者，可加白鲜皮、地肤子、乌梅、土槿皮、蛇床子等。

附篇 丸散膏方验案实录

整理者按：应用丸、散、膏、丹等剂型，在治理某些疾病过程中可以发挥显著的功效。并且在封藏节令，按照中医理论认识，综合辨证，制订膏方，由协调脏腑，流畅气血、平衡阴阳，可以减轻疾病，减少发病，达到治凤疾、缓衰老的目的。奚老精于辨证，长于组方，善于遣药，所列膏、散、丸、丹诸方，立论确当，说理透彻，组方有据，用药讲究，读来启悟颇多，效仿可靠，不愧为大家手笔，故集录整理如下，以饷同道。

一、胸痹、心痛（冠心病、心绞痛）

王某，男，51岁。自述1973年夏天突发心前区痛，当即住入医院1月余，症状缓解出院。诊断：冠心病，心绞痛。以后反复发作，1975年春发病时再次住入医院治疗1月多又缓解，据述治疗以中药为主，如冠心一、二号方、复方丹参针等。近一年多来，仍是反复发作，多因劳累紧张为诱因。发时心前区卒痛，痛引背部，牵及左侧肩臂，每发时间甚短，如针锥之刺，日有次数不定，夜间发多，伴胸闷气短、心悸，有时甚至不得平卧。舌薄黄质淡红尖刺，脉细而涩，面色晦暗，口唇发紫，体形魁梧。病机：阳微阴弦，阴寒内聚，阻遏阳气，阳气不布，胸阳郁遏，心气心脉循环失常，久则气滞血瘀，血脉瘀阻，阻滞不通，卒然心痛，痛引少阴脉络。中医诊断：胸痹，心痛。治以化瘀宣痹、通阳止痛为要。以瓜蒌薤白半夏汤、冠心二号方、失笑散三方化裁。

处方：瓜蒌 15g，薤白 15g，半夏 9g，丹参 15g，川芎 9g，红花 6g，赤芍 15g，降香 6g、延胡索 9g，香附 12g，失笑散 15g。

根据以上病情，作进一步分析。本病属冠心病，而以心痛为主症，是由某些原因使冠状动脉壁形成粥样斑块，导致血管腔狭窄，影响冠状动脉之血液循环，使心肌缺血缺氧所致。患者发病之因，大多由于劳累、精神紧张、饮食失节、寒冷等诱发。过去因常发或缓解短时而不加注意，故反复发作，其由不外以上数因诱发。如劳累、紧张导致气机不畅，气为血帅，气滞则血瘀，以致心脉痹阻。饮食膏粱厚味或经常过量饮酒，或饥饱不调均致损伤脾胃，脾虚则痰湿内生，久则上犯心胸，营血心脉受累，乃致血脉运行不畅，诱发心痛。寒冷易致血脉凝泣不行，故常受寒而诱发。因此在本病之发病过程中，心脾是病之本，痰浊、气滞、血瘀是病之标。血脉与胸阳因受痰浊、气滞、血瘀而阻痹，不通则痛。虽然频发，由于阻痹尚浅，故其痛短暂即得缓解；心痛彻背者，以诸阳受气于胸中而转行于背，阳气不运，阴寒内盛，而乘阳位，痹阻气机，血脉瘀滞所致。其痛放射左侧肩臂者，为手少阴心经、手厥阴心包经循行所过之处，今以气血阻滞，故亦牵引而痛矣；同时浊阴上逆，胸阳不布，肺气升降受阻，故见胸闷、短气、心悸，甚至不得平卧。总结诸症，当以通阳宣痹，活血化瘀，祛痰降逆，使气血调和，血脉流畅，则其痛自解矣。但药物治疗同时，还须防治结合，劳逸结合，饮食有节，原则上尽可能少食动物脂肪与其他刺激食物，忌烟及浓茶，不宜多饮酒，生活起居要有规律，保持精神愉快等。

丸药方

以冠心止痛丸、冠心首乌丸（本院方），薤白半夏汤化裁。

红参60g，参三七60g，徐长卿60g，荜茇60g，青木香60g，白檀香60g，制乳没各30g，肉桂30g，公丁香60g，延胡索90g，金铃子90g，五灵脂60g，生蒲黄60g，龙脑冰片9g，炙甘草60g，丹参180g，鸡血藤180g，川芎90g，桂片60g，鳖甲180g，制首乌180g，玉竹180g，黄精180g，当归60g，半夏90g，瓜蒌120g，薤白120g。

上药共研极细末，用黑枣1斤煎浓汁，泛成小丸，一日2次，每次6克，如反复心绞痛发作时，每日可加服1次，缓解后仍恢复为2次，痛甚时并加服以下煎药。

丹参30g，红花9g，川芎9g，赤芍30g，降香9g，枳实9g，薤白头15g，瓜蒌实15g，厚朴4.5g，桂皮9g，沉香3g，延胡索9g，鸡血藤30g。

上方在发病频时服5~7剂，缓解后停服，再发再服，平时只需单服丸药。

二、胸痹、心痛（冠心病、心绞痛）

张某，男，54岁。患高血压、动脉硬化、冠心病、心绞痛史已4~5年。今年以来，应用中医药治疗为主，其间服丸

240

药一料及间歇煎药调治，迄今已9个月。用药常以宣痹化浊、祛瘀止痛为主，在症情减轻时，又与滋肾益阴、柔肝养心为主治之，然症状仍多反复，未得稳定。近时期心绞痛仍有数发，每日发作3~5次，发时短则1~2分，长则需达20余分钟。痛时虽无剧作，但觉心里难受，胸闷气憋，伴有心悸心慌，偶现早搏，症属胸痹心痛。良由体格肥盛，痰湿内蕴，过去操心烦冗，劳累紧张，长期努力，脏气受损，心失所养，气机不畅，以致痰浊气滞，而渐血凝，络脉瘀阻，挛急而发心痛。大凡经之气、络之血，暴痛在经，久痛在络。络脉失养，瘀郁更甚，故此反复频发，经久不愈。虽云"痛则不通，通则不痛"理也，然通之之法各有不同。调气以和血，调血以和气，通也；上逆者使之下行，中结者使之旁达，亦通也；虚者助之使通，寒者温之使通，皆通之之法也。今痛之纠经不解，必有虚实交叉相杂，瘀浊痹阻，久而心血涩少，气机抑郁，甚则心气衰弱，故现胸闷气憋、心慌心悸之有余不足诸症。心阴心阳之虚，必及于肾，阳之久虚，必损及阴，阴之不足又可导致阳亢，易有眩晕升火、睡眠不常等象。当前治疗之法，仍应缓解消除心痛为主，予以辛通祛瘀以流畅血脉，益气养阳以助之使通，再以补肾滋阴，养心宁神，活血通脉，稳压降脂。治法标本兼顾，膏丸并进，使之阳得阴助而通，阴得阳升而化。

1. 丸方

老红参60g，参三七60g，生蒲黄90g，五灵脂90g，荜茇30g，良姜30g，绿水桂30g，紫沉香30g，公丁香30g，薰陆香30g，青木香30g，紫丹参180g，元寸香3g，龙脑冰片9g。

上药研成极细末（净末），加入适量白蜜，泛丸120粒（每粒重6g）或小丸如绿豆大，日服1~2次，每次1粒或6g。

在心绞痛得减轻时，可减为日服 1 次，如痛势不得缓解，可日服 2 ~ 3 次。

2. 膏滋方

制首乌 240g，生、熟地各 150g，天、麦冬各 90g，肥玉竹 240g，生、炙黄芪各 150g，当归片 120g，枸杞子 90g，女贞、旱莲各 120g，五味子 60g，决明子 240g，桃仁 90g，红花 90g，赤、白芍各 90g，地龙 90g，柏子仁 90g，远志 90g，干菖蒲 60g，生鳖甲杵细 300g，龙骨杵细 300g，生牡蛎杵细 300g，生山楂 300g，川郁金 120g，陈阿胶 300g，龙眼肉 300g。

上药除阿胶外，水浸一宿，浓煎 3 次，去渣，再煎至滴水成珠，加入酒烊阿胶，冰糖 2 斤，文火收成膏滋贮罐，候退火气，早晚各 1 匙，开水冲服。

三、胸痹、心痛（冠心病、心绞痛）

赵某，男，62 岁。既往有胃病史。1974 年 10 月反复发作胃痛、腹胀，GI 诊断：食道憩室，十二指肠球体溃疡。曾予温中建中汤得缓解。高血压史 6 ~ 7 年，血压不稳定。1975 年 5 月咳嗽咯血约 10 余天而愈。胸部 X 片示：肺纹理增深，未见活动病灶，心影大小正常。1975 年常有胸前疼痛伴期前收缩，痛时服硝酸甘油片能缓解，日有数发，每次 3 ~ 5 分钟。1979 年 3 ~ 4 月住院，ECG 运动试验阳性。明确诊断：冠心病、心绞痛。出院后迄今仍是反复发作，不能缓解。原来休息在家，一个多月前自动恢复工作。因于过度劳累，于上月 5 日猝发类中风，当时舌强语謇，全身抽搐，血压较高，经急诊诊疗疗而愈。仍有阵发心前区痛，胸闷头晕脚飘，经用镇息与宽胸并进，3 周来心痛几无发作，血压仍然偏高，135～150/113mmHg，舌尖红，苔薄黄，脉象弦劲。按本病之由，以年已花甲，肾之精气衰耗，肾气虚不足以鼓舞诸脏之阳，肾精亏则乏于滋养灌溉诸脏之阴，加之劳心烦神，吸烟饮酒，阴阳气血更加平衡失调。肝肾之阴不足，心胃之阳亦衰，故阴阳错杂，诸症乃发。胃病在诸症之先，服药以温中建中，能获减轻，当属中气虚弱，胃阳衰乏，不能消谷，营卫、宗气之生化源泉匮乏，以致胸中阳微。又因中阳虚而痰浊滋生，上犯胸间，阻遏阳气布达，血脉瘀阻，乃生胸痹心痛。心痛则脉不通，脉不通则心虚，心虚则胸阳微，胸阳微则胃阳衰，胃阳衰则中虚胃痛之症又可影响而反复发作。层层相因，互为因果，又互相依赖，由于心需胃供给营、卫、宗气，胃亦需心供给血液营养，故心胃关系密切，足以互相为病，即此理也。胃主受纳腐熟，脾主运化转输，故脾胃相互为表里也。中虚即脾胃虚弱，生化不足，五谷精微无以为肾所藏。以及年届衰迈，精神过劳，肾之精气惫矣。下滋无能，上承不足，又使肝肾阴虚，肝阳偏亢，乃使血压亢高，甚至烦劳则张，卒生厥变。更因心气心阳之不足，不能下交于肾，肾精肾气之衰弱，不得上承于心，心脉失养，气血不畅，而致血脉瘀滞而心病加重。总之胃（脾）为发病之源，心为本病之主，肝肾又为致病之根本，因肾为先天之本，脾（胃）为后天之源也。治法：滋养肝肾，敛阴潜降，活血化瘀，宣痹通阳，益气建中，和胃助运，用首乌汤、冠心二号方、黄芪建中汤、瓜蒌薤白半夏汤加减化裁。

①制首乌 300g，桑叶 90g，胡麻子 150g，女贞、旱莲各 150g，代赭石 300g，桑椹子 150g，枸杞子 120g，决明子 300g，甘菊 90g，生牡蛎 300g，牛膝 90g，桑寄生 150g，杜仲 120g，

豨莶草 300g，生、熟地各 150g，赤白芍各 150g，山萸肉 90g，丹参 300g，红花 90g，丁香 35g，川芎 90g，炙甘草 90g，桂枝 90g，干姜 35g，甘松 90g，生、炙黄芪各 150g，瓜蒌实 150g，薤白头 150g，制半夏 90g，枣肉 240g。

②红参末 60 克，参三七末 45 克，收膏前调入。

③阿胶 250 克，冰糖 360 克，饴糖 500 克，收膏入。

制法略。服法：每日 2 次，一次 1 匙。

四、胸痹、心痛
（冠心病、心绞痛、高血压病）

牛某，男，54 岁。患高血压多年，同时伴有左臂无脉症，1974 年诊断冠心病，1976 年 5 月起心绞痛频繁，诊断为心肌梗死前综合征。自此以后心绞痛在半夜（11～12 点）发作，每次痛时少则 10 余分钟，多则 1～2 个小时，含硝酸甘油片稍能减轻，每日少则 2～3 次，多则 7～8 次。痛甚时肢冷额汗，伴胸闷气憋，痛彻背部引及左侧肩臂发麻，每至傍晚（7～8 点）胸前区难受，气闷压迫感，轻微隐痛。白天时基本不发，稍有头晕目眩，精神食欲尚可，每至晚上即有恐惧紧张感。连续 10 个月中几无休止，于去年九月在上海住院治疗，亦未缓解。1977 年 3 月 14 日至 6 月 1 日，两个半月中连续来苏门诊共 7 次，心绞痛症状获得明显减轻，仅有小发、轻发，次数大大减少，其间缓解过 10 余天。初诊时面色淡黄、体格肥盛，舌胖边齿痕，质暗红，苔属白，舌下瘀筋粗绽，屈曲深紫，脉左细涩微弱，脉右弦而略劲，血压右 173/83 mmHg，左 105/83 mmHg。病机：体格肥盛，阳虚之体，又多湿痰，居住工作所在多寒冷气候，严寒时在零下 30℃~40℃，内外相合，阳微阴弦，寒凝不化。平时素喜膏粱厚味，脾胃损伤，易滋痰浊，上犯胸间，阻遏清旷之区，心脉瘀滞，瘀浊凝聚，阻滞气机，挛急血脉，卒发心痛。发时多在夜间更是阻寒凝滞之征，足使痰浊、血瘀、气滞阻隔不通，不通则痛矣。宜宗仲景法，辛温通阳、宣痹祛浊、破瘀通络为治，予乌头赤石脂丸、失笑散、枳实薤白桂枝汤加减。服药 4 剂，病情获减，夜间仅发 1~2 次。二诊时继守原治，连续服药 3 周，每夜虽发，硝酸甘油片可不用。曾有不发，稍感胸闷而已，亦只数分钟即自缓解。原方再服 1 周。四诊时认为连续大剂辛温通阳、化瘀通络，耗损元气，血脉受累，转以益气养血、温经通脉，并进用参附汤、当归四逆汤、失笑散主治，又服 4 周。六诊时其间心绞痛有 10 余天（4 月 28 日~5 月 9 日）不发，后因气候阴湿多雨，阳虚之体再加外受寒湿，因而又有小发，发时坐起后渐缓解。再以初诊方药嘱再服 7 剂，好转后仍以益气养血、温经通脉之法调治。7 月 31 日第七次复诊，自述于 5 月底时，心电图检查提示窦性心律不齐、心肌损害及胆固醇 5.49mmol/L，再度住院用丹参 201 针注射治疗两个疗程（每 15 天一疗程），于最近出院。住院期间，开始仍有间歇发作，以后明显减轻。现在又有半个月基本缓解，仅在感觉劳累（现时活动较多）以后，心前区有短时不适，少时即解。舌仍胖腻紫气，苔白，脉右弦左濡涩，BP 右 150/98 mmHg，左 128/68 mmHg，无脉症比前亦有好转。总为阳气衰弱，经治已有来复，加之气候现值炎夏，因而更有好转。病久涉深，阴寒凝聚，不易尽化，足使血脉循行受阻，气机因而不利。当前症情缓解，应予乘胜进击，以期巩固成效，治疗以丸药为主，适当与煎药结合，从三个方面进行。

1. 益气助阳、养血通脉法

予补阳还五汤合瓜蒌薤白半夏汤：生黄芪 30g，当归片 9g，桃仁 9g，红花 9g，赤芍 15g，川芎 9g，地龙 9g，桂枝 6g，瓜蒌 15g，薤白 15g，半夏 9g，郁金 9g。

上方在症状平稳或心绞痛小发时服，可间歇服，每服 3 ~ 5 剂，停药 1 周再服。

2. 温经散寒、理气祛瘀法

予乌头赤石脂丸、参蛭散加味：乌头 4.5g，附子 4.5g，蜀椒 4.5g，干姜 4.5g，赤石脂 15g，党参 15g，水蛭 9g，炙草 4.5g，丹参 30g，降香 4.5g，香附 12g，苏噜子 15g。

上方在心绞痛发作较重较频时，或虽然不发，而气候严寒时，亦可间歇服，每服 5 剂，隔 5 ~ 7 天再服。

3. 丸方

"胸痹"的病机为心阳衰弱，而致血脉不通。心阳的衰弱据于肾的元阳的衰微，乏于推动鼓舞心脏之阳。心气衰弱，气虚而不能帅血，血脉受病。另外，肾阳虚不能温煦脾土，以致脾阳不足，更由过去饮食厚味，脾胃损伤，均使脾失运化，不能化生精微，以致痰浊滋生，阻滞经脉，血瘀脉阻而不通则痛。现在病情缓解，应按"缓则治本"原则，并因"心本于肾"，治肾为本，故以温补命门、益肾助阳为主，结合养血益气、散瘀通络、健脾化痰。以右归丸、参附龙牡汤、当归四逆汤、补阳还五汤、涤痰汤等加减化裁。

①鹿茸 15g，台人参 90g，参三七 90g，灵芝 90g，制附子 90g，桂枝 90g，细辛 30g，干姜 45g，炙甘草 45g，生黄芪 240g，当归片 90g，川芎 90g，桃仁 90g，红花 90g，赤芍

246

150g，地龙90g，丹参240g，水蛭90g，瓜蒌90g，薤白150g，枸杞子90g，茯苓150g，白术90g，胆星60g，菖蒲60g，半夏90g，陈皮60g，枳壳90g，仙灵脾90g，补骨脂90g。

上方共研极细末，与②方药汁泛丸。

②大熟地360g，玉竹360g，山萸肉120g，菟丝子120g，生黄芪500g，山楂500g，麦芽500g，化龙骨500g，煅牡蛎500g，鳖甲500g。

上药先水浸一宿，浓煎数次，去渣，汁并和，再煎至滴水成珠，与药末①方拌匀，晒半干或烘半干，泛成小丸，贮瓶防潮，日服2次，每次6g。

五、胸痹、心痛
（冠心病、心绞痛、高脂血症）

戴某，男，50岁。1974年9月某夜起床时一时性晕厥，当时出冷汗，胸闷气憋，血压下降，胸骨下端左缘剧痛，经10分钟渐好转。1月后又有类似发作，以后又反复心前区痛，一天10次左右，含硝酸甘油片得缓解。先后经检查均诊断为冠心病、典型心绞痛、高脂血症。于1974年10月底至1975年4月期间，西药常服潘生丁等，注射复方丹参针，同时因心前区痛仍频繁发作，胸闷不适，以中药冠心二号方合失笑散主治，1周后减轻。继续冠心二号方、枳实薤白桂枝、栝姜薤白半夏汤之活血化瘀、宣痹祛痰。经治数月，中间小有反复外，心绞痛得以临床控制，在缓解期中常有头晕、升火、心悸等症，续予原治之中参合首乌汤加减法，以柔肝益肾降脂治疗数月。在发病后作各项检查，ECG提示：窦性心动过缓，冠状动脉供血不足。胸片：左心室肥大，主动脉弓稍突出。眼底检查：动静脉交叉压迹，明显老年环（角膜）。血脂：胆固醇4.79mmol/L，甘油三酯4.63mmol/L。脂蛋白电泳：β31%；α69%。肝功能正常。血压一直正常。1975年下半年患无黄疸型肝炎，PT经常升高，反复出现蛋白电泳，β波动在19～23之间，肝痛恶心，大便常溏。经过重点休息治疗半年多，症状消失，至今年二月，肝功能已正常。于1976年7月30日至9月20日止，来门诊服药约50剂，半年来心绞痛仅有小发，但经常胸前不适，气闷、气憋，平时多汗易汗，头晕，心动过缓。今年2月ECG提示：心率49～52次/分，从6月中旬起自己记录脉率42～50次/分。诊脉濡迟而涩，舌质暗红，苔薄白。有时多痰，拇指指甲略有紫绀，偶有心悸结代。当予益气助阳，活血通脉，宣痹祛痰。方剂以党参、附子、干姜、桂枝、细辛、当归、赤白芍、丹参、瓜蒌、薤白为主，再以二陈丸、越鞠丸、鸡血藤、川芎、首乌、枸杞子、茯苓、杏仁、炙甘草等随症加入。服药1周后心率稍增，以后每次来诊时脉搏57～61次/分（先后六次），早晨起身前及卧床休息时脉搏46～54次/分，胸痛症状消失，胸闷减轻，咯痰已少，仍有眩晕，易于疲乏。舌质红，有紫气，苔薄白，脉细濡涩，偶现结代。8月底血脂检查，胆固醇4.84mmol/L，甘油三酯1.46mmol/L，电泳正常图谱，ECG提示：心动过缓，房性早搏。

病机：良由体格肥盛，气虚不足，痰湿内蕴，素来操心烦冗，劳累紧张，长期努力，脏气受损，心失所养，心气不畅，以致痰浊气滞，而渐血瘀，络脉瘀阻、挛急而发心痛、胸闷、气憋。气虚痰盛而现阳虚内寒，脉道不充，气血鼓动无力，以致脉搏迟缓。心气不足，气血运行失常，偶现脉律结代。阳久虚可损阴，心久病可及肾，肾阳亏虚，精髓不足，足以眩晕而易疲乏，上盛而致下虚。因此本病发病过程中，心、肾是病之本，痰浊、气滞、血瘀是病之标。血脉与胸阳受痰、气、瘀之阻痹，从而发病矣。当前症状比较稳定，再以前法之益气温阳，活血通脉，宣痹祛痰，结合补肾滋阴，收敛浮阳，易汤药以丸剂，长期调治，巩固成效，渐达治愈目的。

丸方

①老红参60g，参三七60g，熟附子60g，淡干姜30g，枳壳、实各60g，川桂枝60g，薤白头150g，瓜蒌实150g，厚朴60g，制半夏90g，陈皮60g，茯苓150g，杏仁60g，炙甘草60g，丹参150g，川芎90g，赤白芍各90g，藏红花30g，降香30g，鸡血藤240g。

上药研成极细末，用②方熬汁拌匀泛丸。

②生、熟地各180g，制首乌240g，天、麦冬各90g，肥玉竹240g，枸杞子90g，决明子240g，山楂300g，麦芽300g，杭甘菊90g，生龟甲300g，生鳖甲30g，生牡蛎300g。后三味药杵成粗末。

上药共煎数次去渣，浓缩至滴水成珠，与药末拌匀，晒至半干，泛丸如梧桐子大，日服2次，每次6g。

六、胸痹、心痛
（冠心病、心绞痛、过敏性肠炎）

叶某，男，68岁。1971年时因急性胆绞痛而行胆道手术，1973年时感阵发气闷，登楼气短，心电图提示冠状动脉供血不足，诊断冠心病。1976 年 10 月底因遇事繁冗，精神高度紧张，夜间突然心绞痛。自此以后，频繁发作，常为间日一作，下午夜间发多，发时自汗，但无肢清。1977 年 10 月又发左侧肩背及臂内侧疼痛，并有阵发剧痛，历时将及半年而愈。1978 年 4 月始心绞痛又频繁，发病时间不规律，程度有轻有重，每次痛时较短。近两月来，疼痛次数大大减少或偶发。自 1960 年以来，大便每日四五次，临圊并无腹痛不适，有时溏泻，少有成形。面色一般，体格肥盛，舌体胖，质淡红，苔薄微黄，脉濡，两尺软弱少力。平时食欲、精神尚好。患者素来烦劳，用脑紧张，又加慢性脾泄，体质已经伤损于内。当时虽已明确诊断，由于体力尚好，并加强锻炼，所以感觉尚可。以后又因高度精神紧张，心肾受损，而复突然发病，迁延不已，已近两年。乃因心脾肾三脏受病。年老肾衰，温煦脾气不足，上承心气亦减，心脾失养，痰浊上犯胸阳，阳气失展，血脉瘀阻，心气郁结，挛急而发心痛，心气不匀，脉常结代。一年多来运用中西医结合，以中药为主治疗，冠心病、心绞痛已从频发而至偶发，程度亦是由重转轻，痛时短暂，不伴胸闷心悸。今夏曾患肺炎一次，治愈。迄今数月，心绞痛小发二三次，原来常有头胀脑轰，今已若失，大便仍然日有三四次，早晨则形成条，其余略溏，腹无所苦。近日略有胃脘发胀，食欲一般。精神亦好，每日慢步活动锻炼 1 小时多，无明显疲劳感觉。舌体胖嫩，苔薄白，泛紫气，舌下瘀筋粗紫，脉象濡弱。每日尚有短暂结代，但无惊悸之感。脉率较缓，活动稍增，休息后恢复。连续益气活血、养心复脉、健脾温肾等法治疗，心脉循环已有改善，而趋复常。心气亦获好转，瘀浊渐化，唯脾气久虚，年老肾衰，阳气亏损，难以速复。心脏温养不足，致使心气心脉运行失衡，故而心痛时有小发，现在缓解，趋于稳定阶段。治病求本，并按"心本于肾"之意，当以温补命门为主。以使阳气振奋，心气得温，脾气得暖，则心脏循环庶可运转如常。用右归丸、理中汤、补阳还五汤、生脉散等加减化裁。

1. 膏方

①熟地240g，当归90g，山萸肉90g，制附子30g，肉桂片30g，怀山药150g，茯苓90g，炙甘草90g，生、炙黄芪各90g，红花90g，川芎90g，炒赤芍90g，丹参240g，枸杞子90g，补骨脂90g，煨内蔻90g，五味子90g，党参240g，炮姜30g，炒白术90g，肥玉竹150g，天、麦冬各90g，制首乌150g，女贞150g，旱莲150g，扁豆衣150g，粉葛根90g，苡仁150g，南枣肉240g，莲心240g，龙眼肉240g，川银耳90g，冬虫夏草90g。

②陈阿胶240g，鹿角胶120g，龟板胶120g，三胶黄酒炖烊。冰糖750g。

③梅花鹿心粉1具，参三七末90g。

制法：先将①方水浸一宿，浓煎数次去渣，再煎至滴水成珠为度，调入③方药粉，再溶入②方胶糖，文火徐徐收膏贮罐，隔1周后取服，日服2次，每次1匙，开水冲服。

2. 老红参末，每日吞服2g，从11月起至明年2月止。

3. 如服膏滋药后，症情稳定，可再服一料。

4. 太子参30g，麦冬10g，五味子5g，丹参15g，川芎10g，红花5g，赤芍10g，降香5g，炙甘草5g，扁豆衣15g，补骨脂15g，煨肉蔻10g。上方可间歇服，先服10~20剂。

5. 首乌丸，按说明长期服用。

七、胸痹、心痛
（冠心病、心肌梗死）

鲁某，男，61 岁。病由操持烦劳，精神过用，于 1973 年 4 月猝发心痛，经治疗缓解。以后则常有胸闷、心悸、心前区隐痛等症经久不解。于 1973 年 8 月来院门诊中药治疗，同时在疗养院休养。症状有心前区刺痛，胸闷，气短，心悸，时现早搏，伴有轻度眩晕耳鸣、腰酸，睡眠不酣，血压偏低且不稳定。舌尖红，苔薄黄，脉濡左弦或见结代。体格较胖，发稀顶秃，精神常可。当属阴阳气血失衡，精神过劳，心肾暗伤，体胖又虚，气虚多痰，痰浊上犯心胸，阳气不布，心脉心气循行不畅，甚至瘀浊痹阻，牵急而猝发心痛。治法先从标为主，通阳开痹，活血化瘀，用瓜蒌薤白半夏汤、冠心二号方、失笑散加减为主。治疗 2 月余，心痛曾有明显好转，但仍小有反复，脉率较缓，频现结代，脉象形细。认为心营心气两亏，气来不匀，运行不畅，改以益气养阴、通脉化瘀、宣痹祛痰之法，用炙甘草汤、瓜蒌薤白半夏汤、冠心二号方加减，治疗 3 个月。心痛、气闷、心悸虽有好转，仍时起伏，改以丸药为主，汤药间歇服用。丸方用参蛭散、炙甘草汤、冠心二号方、冠心苏合丸、降脂方等化裁组成。在服丸药过程中，情况良好，闷痛之症偶有小发，血压稳定在正常范围，血脂仍是偏高，ECG 复查提示：心肌梗死波形未见改变。故再予原法加减，于 1974 年 5 月再配丸药一料，每料约服 4～5 个月。治疗经 16 个月，其中汤药 5 个月，以后改服丸药，在病情小有反复时，又配汤药同服。于 1975 年 1 月，再予拟方丸药，其时心脏症状比较稳定。以素体肾阳不足，阴虚则肝阳上亢，阳亢则又心火内盛，更耗伤肾阴，故仍时作眩晕，睡眠亦易失常。舌质红裂纹，口常干，苔薄黄腻，乃阳虚火旺所致。火旺则易灼津炼痰，痰浊形成，足使血脉运行失畅，心营心气受阻，瘀浊郁痹心脉，则致心区发痛。在稍感劳累后痛感明显，但无以往之剧烈，胸次觉闷，动则易短气，脉细缓间有结代，有时手臂发麻，近时减轻。仍属血瘀痰浊流注心脉经络之象，故治疗应予加重滋肾益阴。肾水充则肝阴柔，肝阳潜；阴精足则心营和，心火平。开痹祛浊以振心阳，再辅降脂稳压之药，从而达到临床控制之效，趋向更加稳定。

1. 丸方

以左归丸、首乌汤、参蛭散、冠心苏合丸、冠心二号方、宽胸丸、失笑散、降脂方等加减而成。

①红参 60g，水蛭 120g，丹参 240g，川芎 90g，藏红花 60g，荜茇 60g，青木香 60g，乳没各 60g，生蒲黄 90g，五灵脂 90g，白檀香 90g，三七 60g，冰片 30g，血珀 30g，朱砂 30g，人造麝香 15g。苏合香油 15g。上药除苏合香油外，研成极细末。

②生、熟地各 240g，枸杞子 120g，黄肉 90g，天麦冬各 90g，决明子 500g，牛膝 90g，杜仲 90g，玉竹 240g，制首乌 240g，生山楂 500g，女贞子 180g，桂花子 120g。

上药水浸一宿，浓煎数次，去渣，再煎极浓，溶入龟板胶 120g，鹿角胶 120g，如膏状，与药末及苏合香油掏拌均匀，晒干泛丸，如绿豆大，日服 2 次，每次 6g。

2. 煎药方

炙甘草 9g，太子参 15g，桂枝 9g，麦冬 12g，生地 15g，阿胶珠 9g，当归 12g，赤芍 12g，延胡 9g，徐长卿 12g，越鞠丸 30g。

上方在心悸结代频发时加服，每次 5～7 剂，好转即停服，可间歇服 30～40 剂。

八、胸痹、心痛（冠心病、房颤）

于某，男，58 岁。1973 年 10 月始，劳动后气短，伴胸闷隐痛。1974 年 1 月因症状加重，ECG 示：房颤。1975 年初再度复发后一直未纠正，于同年 12 月请上海董承琅教授会诊意见：①冠心病，②心肌供血不足，③房颤，有时伴Ⅱ度房室传导阻滞。自 1975 年 5 月至 1976 年 10 月前，除在今年夏季有两个月房颤未发外，均有频繁发作。自 1976 年 10 月 6 日至 12 月 25 日共 80 天中连续门诊治疗。频发嗳气，而后胸闷气憋、心悸早搏即发，心胸难受，心率缓慢，53～56 次/分，早搏 3～10 余次/分，时伴眩晕，夜间多尿，有 5～6 次，多时达 10 余次，苔薄黄腻，舌质淡红，脉濡涩结代，面淡黄发花白，体略肥胖。认为心肾阳衰，痰浊血瘀，心气不匀所致，予参附汤合当归四逆汤加减为主，加丹参、鸡血藤、龙牡、二陈，服药 1 周，已感显效。俟后略加出入，连续 2 周，嗳气少发，早搏小发，房颤若失，因舌质转红，脉细弦涩，脉搏 65～67 次/分，转用养血通脉、益气养阴之当归四逆汤合生脉散加味，服药 1 周，嗳气、早搏又多发，伴隐隐胸痛，即恢复原法合温肾固脬加缩泉丸、覆盆子、桑螵蛸、补骨脂、胡芦巴等药加减出入。总共服药 2 月，症状基本缓解，夜尿亦有减少。接着转用黄芪建中汤为主，扶益胃阳，促进生化，营卫宗气有源，从而心脏得养，结合补肾助阳、固摄下元，连续又服 20 天，症状稳定未反复。总结以上病情，因于噫气（即嗳气）频发，而后心胸躁动、心悸早搏、气闷、心憋诸证乃发，此心肾互见之病象也。按胃主纳，为阳中之阳，初步腐熟水谷。脾主运，为胃行其津液，二者相互配合，将水谷精气灌注人体各部。精气者，分营卫、宗气，而宗气积于胸中，而心合脉，以主动，其动见于脉息，一息四动，谓之无过。而又关乎肺之呼吸，《素问》载有："胃之大络，名曰虚里，贯膈络肺，出于左乳下，其动应衣，脉宗气也。"左乳下，心动处也。而曰胃之大络，又曰脉宗气，正是心胃之关系密切也。"心为噫"，噫者，包括嗳气，亦太息也，频发噫气，乃上焦阳虚，心阳衰弱，心气不足，血运失常，而致心胸躁动，心悸结代，胸闷气憋诸证显现。《素问》又曰："虚里大动，宗气泄矣。"大动正是躁动（房颤）结代（早搏）之象，由于胸中宗气大泄故也。是以宗气泄由于心阳虚，心阳虚由于血不运，血不运由于营虚，营虚又由于胃阳微，胃阳微则营、卫、宗气生化乏源，以致胸中躁动，宗气衰弱矣。故以心胃同治，先用扶阳抑阴、补气养血，结合活血通阳、化浊和中为法。方剂以参附汤、当归中逆汤为主，配合丹参、鸡血藤、远志、二陈、龙牡等随症加减。药后效果较著，后因舌质转红，认为过用辛热扶阳之药，而暂撤参附，改用生脉散益气养阴，病情又现反复。因此，仍复参附汤合当归四逆汤主治达两月之久，症情尚属稳定而渐缓解。接用补益中气、温运脾阳，促进后天生化之源，从而心脏得养，可获控制之效。然本病患者又有夜尿次多之症，少则四五次，多则十余次，此肾阳命火衰微之象，所以下元不固，不能约束水液而多尿也。肾阳之虚，由于形神过耗，年老肾衰，以及心胃精气营血亏虚，不能下交于肾，而肾虚也。肾之元阴元阳不足，则又乏于上承，乃使滋养灌溉鼓舞推动作用减退。因而心胃之病不得恢复治愈。前者治法是从标为主，使较重症状消除缓解。为今之治，从本为法，以温补肾阳、固涩下元为主。先天之本得复，后天生化有助，再加补益中气，使胃气振复更固，强心补血，化瘀祛浊，通补兼施，以补为主。以菟丝子丸、参附汤、当归四逆汤、黄芪建中汤、冠心二号方等加减化裁，合成膏滋，值此冬令蛰藏之候，更所宜也。

处方：①红参末90g，参三七末45g，鹿茸末9g，调入药汁内。

②熟地180g，黄精180g，菟丝子120g，苁蓉120g，五味子60g，桑螵蛸120g，益智仁120g，山药120g，乌药60g，附子60g，补骨脂120g，茯苓120g，白术120g，炙甘草90g，当归120g，桂枝90g，干姜60g，细辛30g，炙黄芪300g，白芍180g，丹参120g，川芎60g，红花60g，降香60g，鸡血藤300g，远志90g，陈皮60g，龙牡各300g，枣肉300g，玉竹180g，水浸一宿，浓煎。

③阿胶240g，饴糖1000g。

文火收膏，日服2次，每次1匙。

九、胸痹、心痛（冠心病、心肌病）

顾某，男，63岁。1964年检查血胆固醇偏高，1971年始血压有时增高，血压达150/113 mmHg，劳累后有胸闷、心前区刺痛，ECG运动试验多变（时阳性，时可疑阳性）。1977年后，ECG提示：冠状动脉供血不足。但自觉症状不明显。同年 7 月入院检查，超声心电图提示 IHSS，认为以冠心病为主，但合并 IHSS。于 9 月发现肝肋下 1cm，检查肝功能 PT 增高达 148 单位，1 月后复查 PT 42 单位，其余肝功能正常。出院诊断：冠心病，心肌病可能，急性轻型病毒性肝炎。近期症状：在天气变化或疲劳后有左侧胸痛，胸闷不明显，前几天公务忙，感觉疲乏，尤以腿足软弱为甚，用脑后面部血管充血，血压保持在 98～120/60～83 mmHg，活动登楼时稍感气短，舌质淡红，苔薄白，左脉细弦，右脉细濡，两尺均软，体型较胖，面色一般。

多项检查：血常规、血糖、血脂、肝功能等均正常；GI 示正常；胸片示：主动脉延曲，主动脉弓突出，提示主动脉瓣型心脏；ECG：T 波平坦，aVL，V4～V6 均呈倒置，提示心肌供血不足。综上病情，良由高度精神紧张，长期工作劳累，导致心肾阴虚，心火偏旺，心火盛则不能下交于肾，肾水亏则不得上承于心，乃滋养灌溉不足而使心肾亏损，心脉流行失畅，脉络失柔，脂混血中，清从浊化，可致血脂血压偏高。现在虽已转为正常范围，无如内损不复，心脉瘀滞，心肌失养，可因各种原因引发心痛胸闷；心脏缺血，可使心气亏损，故在活动登楼时有气短不够用之感。又因体格肥盛，属多湿多痰之质，痰浊混于血脉，亦使脉络失其柔和，痰阻心胸，使循环更受影响，而致冠脉病变，迁延不愈。更加年已花甲，渐及衰迈，脏器亏虚，尤以肾元之衰为显，为今之治，缓则从本，按"心本于肾"之意，以上病治下，滋苗灌根法则。过去连续三年冬令膏滋调补，冠心病症状稳定，唯多次 ECG 复查与前相比无明显改善，血压波动不大，常在正常范围，平时稍劳易感眩晕，程度尚轻，偶有腰脊背痛，腿足乏力。本月初因过度劳累以后突发胸闷，活动气短，休息数天后即复常。体形仍胖，面色红润，舌质红带紫气，苔薄，脉细弦，肝肾阴精不足，浮阳上亢，清空受扰，心营心气亦为亏损，久则瘀浊内聚，阻遏心脉，循环不利，因于操心烦劳触发，此病情尚未巩固。今冬再投膏滋，拟予滋肾柔肝、养心益气、通冠化瘀、祛痰宽中为法，以左归丸、首乌汤、补阳还五汤、桃红饮等方化裁。

处方：①生熟地各15g，怀山药20g，山萸肉10g，枸杞子15g，菟丝子15g，川杜仲15g，怀牛膝15g，制首乌30g，桑叶、枝各10g，胡麻子15g，桑椹子15g，女贞、旱莲各15g，豨莶草30g，炙甘草6g。

②生、炙黄芪各30g，全当归10g，单桃仁10g，原红花10g，赤、白芍各10g，小川芎10g，炙地龙15g，威灵仙15g，陈胆星10g，远志肉10g，薤白头30g，川郁金15g，苍龙齿30g，茯苓15g。

③红参须60g，梅花鹿心2具，麋鹿筋60g，白莲心300g，龙眼肉300g。

④陈阿胶300g，鹿角胶150g（黄酒炖烊），冰糖500g。

将②、②、③方药，水浸一宿，浓煎数次，去渣，药汁并和，再煎至滴水成珠，溶入④，文火收膏，贮罐，候退火气，1周后取服，早晚各1匙，开水冲烊服。

⑤皮尾参末90g，炙水蛭末60g，参三七末60g并和，日服2次，每次1.5g，与膏滋伺服。

十、胸痹、肝阳
（冠心病、高血压病）

陈某，男，62 岁。高血压病 22 年，血压经常在 158 ～
203/83 ～98 mmHg，最高时在 203/98 ～120 mmHg，起身活动
后稍有下降，平时头昏头痛不明显，最近有偏右隐隐头痛，时
作时愈，有时一时烘热耳鸣。冠心病 16 年，ECG 检查示冠状
动脉供血不足，心前区无胸闷、胸痛感，偶有轻度不适。肾盂
肾炎及肾动脉硬化 10 余年，于 1964 年开始治疗，1974 年 12
月复发，合并前列腺炎，基本治愈，但多年来尿蛋白均在微
量，最近尿常规，蛋白（＋＋＋），偶见颗粒管型及红、白细
胞，有时出现下肢轻度浮肿，夜间尿次稍为增多。慢性肝炎史
8 年，今年肝功能多次复查正常，亦无肝区痛及肝病症状。隐
性糖尿病 10 余年。血脂检查示血胆固醇一度偏高，1972 年至
1973 年均发生眼底出血，诊断为眼底动脉硬化及白内障。初
步分析，由于长期劳累过度，积损内虚，及精神过于紧张，使
身体阴阳消长失调，加之年龄增长，元气渐衰，脑之活动功能
紊乱，正常调节作用失常，促使血管长时间痉挛，其阻力持续
增高，因而血压持续不降，维持在高水平，更因持久和广泛小
动脉痉挛，可致脏器缺血。由于肾病精微蛋白不断流失，功能
减退，肾脏缺血加重，使增高之高血压更为恒定，肾脏动脉硬
化。按中医机制，当属肝肾阴阳失衡所致，因于肝肾阴虚，肝
阳上亢，形成下虚上盛之病理现象，故现时发偏右头痛隐隐，
烘热耳鸣，面色潮红，夜间尿次略多，虽不经常，亦足证明有
症可鉴矣。由于年老肾衰，阴精不足，则不足以滋养灌溉其他

内脏之阴，阴虚生内热，热灼津液为痰，痰热上犯于心，同时体格肥盛，气少多痰，痰浊阻遏，心阳心气亦为不足，而脉象迟缓，此亦阴阳并虚之证也，冠心病由是发矣。痰浊痹阻脉络，脂质潴留不化，形成脉壁内膜变性，而动脉粥样硬化形成矣。目前虽无血脉与痰浊阻痹突出症象，而心阳心气不足，血脉循行失畅，有脉缓及偶尔出现之心胸不快，症状虽轻，亦不应忽视也。综观患者形气、精神、眠食俱佳，何以致虚耶？其言虚者，言其病根；实者，言其病象，理本一贯也。有如巍峨大厦，而其基础渐松，一遇大风，顷然崩倒之虞，不可不防也。根据三次诊疗观察，提出如下防治方药。

1. 丸方

治以平肝息风，滋阴潜阳，降压降脂，达到控制血压，稳定动脉硬化，以防中风之虞；活血通络，振奋心阳，从而冠脉流畅，心脏得养，免致冠心病之反复。方药以天麻钩藤饮、羚羊角汤、冠心二号方、降脂方等化裁。

①明天麻90g，羚羊角15g，西血珀30g，朱茯神90g，怀牛膝90g，黄芩90g，丹皮90g，赤白芍各90g，杜仲150g，茯苓150g，桑寄生90g，川贝90g，天竺黄90g，丹参150g，藏红花30g，川芎90g，生葛根90g，远志90g，干菖蒲60g，全蝎60g，僵蚕60g，蝉衣60g，建泽泻90g，决明子150g。上方共研成极细末备用。

②制首乌300g，大生地300g，天麦冬各90g，萸肉90g，桑椹子150g，豨莶草300g，夏枯草300g，钩藤300g，益母草300g，黄精300g，龟板500g，生石决500g，牡蛎500g，代赭石500g（后四药杵细）。

上药先水浸一宿，浓煎数次，去渣再煎，至滴水成珠为度，将①方药末共研拌匀后，晒半干或烘半干，泛成小丸，日服2次，每次6g，在一般情况下单服丸药即可。

2. 煎药方

①如血压过高，出现头晕头痛、烘热面红等症时，可加服下面方药。

桑叶9g，甘菊9g，枸杞子12g，川芎6g，生葛根12g，钩藤30g，杜仲12g，黄芩9g，女贞、旱莲各15g，豨莶草30g，生石决30g，龙齿30g，羚羊角粉0.6g。

上方可以间歇服用，俟症状缓解，即停服，每次服7~14剂，或连续服一个短期。

②如出现冠心病症状时，见心前区不适，或心悸早搏等，可以加服以下方药。

紫丹参30g，鸡血藤30g，川芎6g，红花6g，赤芍15g，炙甘草6g，桂枝6g，苦参15g，玉竹15g，白人参末2.1g，参三七末2.1g，二末吞服。

上方在冠心病复发时可加服5~7剂，缓解即停服，再发可以再服。

十一、胸痹、肝阳
（冠心病、高血压病）

闻某，男，46岁。早年有胃病史，发时胃脘作痛，泛吐酸水。1969年有头昏，血压偏高，以后时有起伏，刻诊血压120/83 mmHg。1972年起发现心前区猝痛，如针锥之刺，瞬时即可缓解，伴胸闷心宕。曾经多次 ECG 检查，无冠状动脉供血不足，诊断可疑冠心病，血压偏高，俟后一年中有二三次发作。现症，稍有头晕，时伴心悸，甚则胸闷，心慌，偶发心前区痛，平时活动后有短气、气怯之状。自述发病前多由劳累过度，精神紧张，以致心肝阳旺，肝阳上亢则上扰清空而发昏晕，血压升高；心火盛则心神失养，而致心悸；甚则血循不畅，气阻胸阳，血脉痹阻而猝发心痛。原有胃病虽不经常发作，但每发常与心痛心悸相合，此由胃气通降失常，宗气不荣于心所致。根据以往诊查情况，结合症状，判断属于高血压、动脉硬化（轻度）、冠心病（可疑）之范畴。中医诊断：肝阳，胸痹，胃脘痛。综上所述，主要在于平素将息失宜，生活不节，以致气血营卫失调，造成阴阳偏胜之内在局面，偶受劳累紧张、饮酒饱食等诱因，常致发病，所以早年即患胃病。经治以后，不常发作，但在发生心悸心痛同时，常伴胃部不适，此由胃气不和，宗气不足，心失所养，血气循环不畅，阻遏心阳心脉，甚至挛急而痛；又因宗气积于胸中，气之不足，血流失常，因而肺气升降受阻，致以心率较缓，心悸、活动短气之症现矣；年逾四十阴气渐衰，加之操劳工作，每使阳亢于上，升越不潜，出现昏晕，血压升高，症属慢性，调治之法，当无近功可图。如今考虑拟定丸药方为主，作为长期防治措施。在药物治疗同时，更须食饮有节，起居有常，不妄作劳，避免刺激因素，保持精神愉悦，加强体力活动，并在身体许可条件下，逐步增强锻炼，从而取得相得益彰之效。

1. 丸药方

采用前意扩大，以心、胃、肝并治，着重防治冠心病、高血压、动脉硬化为主。故予降压、降脂、通冠、调胃为法，以冠心首乌丸、益心方、橘枳姜汤、茯苓杏仁甘草汤（金匮方）化裁。

制首乌120g，肥玉竹120g，黄精120g，白人参60g，参三七60g，川桂皮60g，川芎60g，丹参240g，鸡血藤240g，水蛭60g，生鳖甲120g，麦冬60g，五味子60g，山萸肉60g，枳实60g，橘皮60g，生姜30g，杏仁60g，茯苓120g，炙甘草60g。

上药共研成极细末，用南枣肉8两共捣烂如泥，拌匀（或加少量白蜜）泛成小丸，日服2～3次，每次6g。

2. 煎药方

制首乌15g，桑叶9g，甘菊9g，枸杞子12g，桑椹子12g，牡蛎30g，赤、白芍各12g，远志9g，柏子仁9g，降香6g，丹参15g。

以上在症状较明显时加服，俟好转即可停服，每次服7～14剂。

十二、胸痹、心悸
（冠心病、植物神经功能紊乱）

杨某，男，63岁。1962年发现高血压，1967年胸片示：主动脉弓突出呈球形，右肺有陈旧性结核灶。以后多次摄片诊断相同。1972年起血压出现波动，休息时升高，活动后降低，常有头昏、心区难受，休息后可缓解，当此阶段，升高时在158/98 mmHg左右，降低时一般在98/60mmHg。1975年12月起血压波动幅度增大，最高达210/120～128 mmHg 最低降至60/38 mmHg，近时血压卧位158/98 mmHg，坐位120/83 mmHg，活动稍快或向高处行动时血压可稍下降，并感头昏、气短。1966年出现胸闷感，ECG试验"阳性"，1972年底又提示房性早搏，1973年出现心率减慢，42～52次/分，1974年发生多次房颤。1976年2月心悸,查ECG提示:多源性室性早搏,由西药治疗缓解。从今年5月下旬至7月诊查,ECG运动试验又二次"阳性",血压波动,认为是高血压与体位性低血压,共为植物神经功能紊乱的结果。1949年曾咯血,发现肺结核,今年3月有痰中带血,不咳嗽,已经治愈。1962年大便次多,诊断为结肠过敏,以后大便经常不调。于1973年经中药为主治愈。去年上腹不适,曾有一段时间大便隐血阳性,GI检查正常,1976年4月胃镜检查提示:慢性胃炎(轻度萎缩型),胃及小弯近贲门处浅表溃疡。最近检查:ECG运动试验两次阳性。脑血流图未见异常。颈椎侧位摄片示:肥大性增生,$C_{5\sim7}$韧带有钙化。胸片:主动脉弓呈球形突出,右侧陈旧性肺结核。GI示:食道、胃及十二指肠及钡灌肠,均未见明显器质病变。前列腺按摩,诊断前列腺肥大。血胆固醇4.14mmol/L,甘油三酯1.64mmol/L,肝功能、血糖均正常。尿17-羟与17-酮均在正常范围,常规正常。诊断:①冠心病,②高血压,③体位性低血压,④植物神经功能紊乱,⑤前列腺肥大。近期症状与中医辨证:从病史分析,由于早年参加革命,奔波劳累,生活不调,及至中年更因过度用脑,过食厚味,将息失宜,气阴早衰于未病之先,以致气血亏损,营卫空疏,造成阴阳偏胜的内在局面。有如巍峨大厦,而基础不固,但因长期不得纠正,加之年龄的增长,故偶受外来因素影响,从而诱发诸症。若年逾花甲,精神过用,而肾气衰耗,肾精内亏,致不能生髓,脑海为之不足,于是上下俱虚。上虚则头晕、目眩,尤以上楼登高时更加明显。经常耳鸣,外貌则现发鬓银白,面色红润之中,布有少数血丝缕缕。下虚则夜尿次多,排尿形细,淋沥不爽,下肢有乏力之感等。肾虚不足,精乏上承,神失所养，心主受病，心脉循行失畅。同时，素嗜膏粱厚味，体格日渐肥盛，痰湿内壅，亦可上犯胸间，均使心阴心阳不振，气血周流失衡，心之脉络受阻，乃致胸闷、心悸、脉率迟缓、弦而带劲，有时出现早搏、房颤诸象。痰湿既阻，痰郁化热，痰热上乘于口舌，故常发口腔溃疡。痰湿生于脾胃，脾胃不足，健运失司，易致消化不良，大便不调。综合诸证，病位在于心脾肾三脏，而本质则在于肾。治宜滋肾益阴，填精补髓，在补阴之中，还需阳中求阴，则阴得阳助而泉源不竭，方以左归丸、首乌汤加减为主；再以益气扶阳，活血化瘀，使之心阳宣通，络脉流畅，方以人参汤、冠心二号为助；并合重镇心神，调理脾胃，相辅调之，总以上述方化裁，配成丸药，长期调治。

丸方

①熟地 300g，黄肉 120g，枸杞子 120g，菟丝子 120g，桑椹 120g，决明子 300g，杜仲 180g，制豨莶 300g，首乌 300g，女贞、旱莲各 120g，龙齿 300g，牡蛎 300g，山楂 300g，麦芽 300g，龟板胶 120g，鹿角胶 120g，酒烊。

上方除二胶外，水浸浓煎，去渣再煎至最浓度，溶入二胶与②方药末拌匀，晒或烘干，泛成小丸，日服 2 次，每次 3g，秋深后可增加 1 次。

②白人参 60g，参三七 60g，丹参 180g，藏红花 30g，川芎 90g，赤白芍各 90g，沉香 30g，生白术 90g，干姜 30g，炙甘草 60g，山药 150g，牛膝 90g，甘菊 60g，竺黄 60g，远志 90g，柏子仁 90g，半夏 60g，橘红 60g，黑栀 60g，黛蛤散 150g。

上方研细末，与①方拌匀泛丸。

备用药方：如果眩晕耳鸣、心悸胸闷明显时，或伴早搏、房颤发作时（包括血压波动过大），可短期服或断续服以下煎

265

药方剂。

1. 白参 1.5g，参三七 1.5g，羚羊角粉 0.3g。并合吞服。

2. 炙甘草 9g，玉竹 30g，首乌 15g，寄生 15g，丹参 15g，柏子仁 9g，枣仁 9g，磁石 30g，石决明 30g。上方每次连服 5~7 剂，可与丸药同服。

十三、胸痹、怔忡（房性早搏）

王某，男，57 岁。1971 年起发生早搏，中西药治疗，反复无常，1975 年 3 月份开始频繁发作，发病时 1 分钟早搏 5~6 次，尚无明显感觉，至 10 余次以上则感胸闷气憋，偶有心前区刺痛，平时较易发生感冒，或在饱食后，均易发作。多次 ECG 提示房性早搏，或伴差异传导阻滞，血脂偏高（胆固醇 6.99mmol/L）。1975 年 5 月曾患病毒性肝炎，经住院治疗，肝功能已正常，但 r-GT 数字常高，最近 112 单位。1976 年 9 月 6 日初诊，望诊体格魁梧而肥盛，面容形音均佳，舌苔薄腻，边有齿痕，舌质淡红。切诊脉象细濡带滑，时现结代。诊断怔忡。予炙甘草汤合瓜蒌薤白半夏汤加减以益气养阴，复脉宣痹。二诊时自述，服药一周效尚不显，当将甘草加量至 50g，继服 20 余剂，症状遂有改善，早搏减少约半。当时诊脉连续 2~3 分钟未现结代，亦少自觉症状。当于原法加入活血化瘀，收敛潜镇，先后服用 40 剂。三诊时据告，心悸结代逐有减少，一度若有所失，近月来多次轻度感冒，早搏又频，于 1977 年 1 月 17 日 ECG 示，窦性心律，房性早搏伴差异传导，自觉症状不显著。平时夜尿增加，每晚 2~3 次，再予复脉汤合补阳还五汤加减，嘱服 10~20 剂，同时拟一丸方，长期调治。

怔忡者，多由心血衰少、心气不足而致，气血瘀阻而成。然心营心气亏损，常因将息失宜，以及年老肾衰、精气衰弱使然。肾气亏、肾阴虚则不足以鼓舞推动心气心阳；肾精少，肾阳虚则不能滋养灌溉心营心阴。导致心虚不得下交于肾，肾虚不能上济于心，心肾失交，是以宗气上浮，虚里躁动，甚则气衰血涩，心络挛急。更见动悸结代之频发，胸闷气憋，或有心前区掣痛之感。更有体格肥盛，气虚多痰，痰饮乘心，亦使气血循行失常，而现结代之象。同时肾气不足，可使肺卫疏懈，易为外邪所客而引起感冒。又因下元之亏，而摄水乏权，夜间尿次增多，多见于衰老之年者。故心病为致病之标，实则肾为变病之本。因此治上者，议求于下。滋苗者，议灌其根也。过去治法，以改善心脏病象之治标之法。如今拟丸药长期调治，当责之补肾为主，益养心营心气，并以复脉祛浊为辅，以达心络通畅，则怔忡结代自安。以左归丸、炙甘草汤、天王补心丹、补阳还五汤数方加减化裁为丸。

1. 膏方

生、熟地各180g，天麦冬各90g，紫丹参300g，玄参90g，苦参300g，贯仲炭300g，肥玉竹300g，山萸肉90g，菟丝子90g，覆盆子90g，煨益智90g，炙龟板300g，炙甘草300g，生黄芪300g，陈阿胶120g，龙牡各300g。

上方除阿胶外，先水浸一宿，煎成极浓汁，再烊入阿胶如膏滋状备用。

2. 丸方

白人参90g，参三七60g，西血珀60g，血茸片9g，归身120g，山药120g，茯苓120g，泽泻120g，五味子60g，桂段60g，干姜30g，柏子仁90g，枣仁90g，远志90g，干菖蒲

60g，藏红花60g，赤芍90g，地龙60g，桔梗30g。

上药研极细末与甲方共泛丸，日服2次，每次6g，如心悸结代较多时，可加服1次，好转后仍恢复2次。在一般较稳定情况下，只需单服药丸。

3. 煎药方

太子参30g，玄参9g，丹参15g，苦参15g，贯仲炭30g，炙甘草9g，玉竹15g，鸡血藤30g，远志9g，柏子仁9g，五味子6g，朱茯神15g，磁石30g，龙骨30g。

在结代频发时加服煎药，一俟稍减即停服煎药。亦可间歇加服煎药，每次10剂，停药10～20天，再服10剂。二种煎药服法，可自己斟酌而定。

十四、胸痹、怔忡 （高脂血症、动脉硬化）

丁某，男，60岁。以往有胃病嘈杂病史，近年来少发。1975年时发现有高脂血症，以TG升高为主。1977年时诊为冠心病。近几年工作劳累，高度精神紧张，去年一年中频发心胸懊侬、气闷、悸忿，以歧骨陷处为主，每隔数天一发，发病连续10～15日而渐缓解，每发一日数次不定，常在午睡时最多。近二三月来胃脘常有不适，往往饮食后更甚，平时常以冠心苏合丸、潘生丁、硝酸甘油片等治疗。在二周前医院ECG提示大致正常。运动试验8分钟仍未恢复，诊为冠状动脉供血不足，比以前似有发展。舌体略胖，质淡红苔薄，脉象濡弱，面容一般，体格略胖。以往高脂血症，数年中多次复查血胆固醇略高，由于工作紧张，近年来睡眠不足，有时少寐。原有痔

268

疮，手术后大便时有不爽感。饮食一般，有时食后胃脘如痞如胀，甚则有时不知饥食。病由长期劳累、紧张，心脾（胃）两伤，原有胃病，气机不舒，宗气不行，胸阳痹阻，心气心脉郁滞，而致心脏血供不足，形成心胃同病，治以调中理气，宁心活血，用丁香烂饭丸合丹参饮加减化裁。

处方：①公丁香5g，制香附12g，丹参15g，三棱、莪术各12g，广木香5g，甘松12g，陈皮12g，砂仁3g，降香5g，苏噜子15g，郁金12g。

②老红参末2g，参三七末1g，吞服。

由于工作处地，诊疗煎药不便，拟配膏滋作较长期调治。时值冬令蛰藏之候，正其时也。为此，作进一步病机分析，便于全面照顾，重点突出。本病长期以来，精神高度紧张，工作持续劳累，足以损伤心脾，加之原有胃病，近时虽然少发，无如内伤存在，心神失窍，可使心气心脉流行不畅，劳倦伤脾，能致胃纳脾气运化失调，聚湿酿痰，清从浊化，血从脂化，所以反复血检，血脂升高，脂滞脉中，更使脉中之血循环不利，渐而动脉硬化。初时感觉不显，由于年龄渐及衰迈，又不能节劳倦、制思虑，心胃气机升降悖逆，胸阳斡旋无能，故而一年之中，频繁发病，心胸懊恼，气闷不舒，心悸怔忡。服冠心苏合丸能缓解者，足证胸痹郁滞而不得行也。气滞更致血瘀，瘀滞心脉痹阻，故闷而又痛矣。心病又及于肾，中焦纳运失常，清浊相混，气郁脘中，所以有时如痞如胀，有时不知饥食；大便时干不爽者，胃病及肠也。噫气而舒者，心气得展也。总之心胃同病，互为因果，胃病宗气不行，血脉凝而留者，是以心脏供血不足，当为是病之本。治之之法，以益气建中。气旺则血充，胃强则脾健，补心活血，心养而神宁，血行而气舒为

269

主，结合宣痹调气，祛痰降脂，标本而进，采方黄芪建中汤、生脉散、丹参饮、丁香烂饭丸、降脂方等化裁。

1. 膏滋方

①生、炙黄芪各 150g，赤、白芍各 150g，川桂枝 100g，干姜 50g，炙甘草 50g，麦冬 150g，五味子 100g，丹参 300g，砂仁 50g，降香 50g，熟地 150g，怀山药 150g，女贞、旱莲各 150g，玉竹 150g，黄精 150g，公丁香 150g，广木香 50g，制香附 150g，甘松 100g，三棱、莪术各 100g，陈皮 100g，茯苓 150g，瓜蒌实 150g，薤白头 150g，制半夏 100g，枳壳 150g，山楂、麦芽各 300g，鸡内金 150g，川芎 100g，大枣 250g。

②陈阿胶 240 克，参茸鹿胎胶 90 克（黄酒炖烊），饴糖 500 克。

先将①方药物，水浸一宿，浓煎数次，去渣，再煎至滴水成珠，溶入②方胶糖，文火收膏，早晚各取 1 匙，开水冲烊服。

2. 药粉方

①红参末 90g，参三七末 45g，并合日服 2 次，每次 1.5g，与膏滋同服。

②吉林人参末 90g，参三七末 45g，并和，接上方服法，量同。

十五、胸痹、惊悸
（隐性冠心病、植物神经功能紊乱）

欧阳某，男，59 岁。原来患有可疑冠心病，照常操烦用心，过度疲劳，并有神经衰弱综合征，以胃肠功能紊乱为突出表现。自1972年7月去西藏出现高山反应后，常感胸闷气紧，偶尔胸前区刺痛，有放射至左肩及背部，易出现疲劳及全身痿软无力等现象。从1975年1月开始，睡后做恶梦，经治疗效不著，5月份住院治疗。入院初，常有恶梦，胸闷，胸痛，怕烦，懒动，四肢无力等。治疗两个多月，病情有所好转。住院期间曾多次出现心前区痛、气憋、心慌，偶现早搏，自扪脉搏无力，内服长效硝酸甘油片后，均可缓解。ECG提示：多次间歇性出现右束支传导阻滞。一般情况尚可，因气候变化较大，自感不适。于11月2日起以中医治疗为主。症状中常有腹部胀气，大便溏结不调，有时隐隐腹痛，伴气闷，疲乏怯力，畏寒，下肢为甚，稍劳易感气怯，心悸，睡眠一般，寐多恶梦。一度发生口腔溃疡，面容青㿠少华，有虚浮之状。舌薄苔腻，舌中稍现剥纹，舌体略胖，脉象濡弱。先后以香砂六君丸、香砂枳术丸为主，调理脾胃，配以宣畅气机、活血化浊之药。调治一个半月以来，病情稳定，小有反复，当前大便已在正常范围，有时仍有腹部胀气、胸宇不畅、怯寒易倦等症。舌脉略和，恶梦之象未获解除，稍劳犹有气短心悸。

从病史病程看，良由劳倦过度、精神过用以及生活调摄失宜，则形神亏耗，损及脏腑，先伤脾土元阳，阳气不充，使脾之运化转输水谷精微及其升清降浊功能失调，以致脾气亏损，运化不健，阴寒偏胜，清阳不展，气机不和，故腹胀腹痛，大便不调，溏稀为多。进而中阳虚寒，不得运化精微以助长体力，故怯寒倦怠，并呈少气懒言，形神疲乏；脾阳亏虚可以及肾，肾阳不足，命门火衰，温煦乏权，蒸化失职，火不暖土，消化吸收转输更受影响。脾肾之虚，一方面化生精气匮乏，气血来源不足，以致面容青㿠而黄，虚浮而少华色；另方面阴寒

271

凝聚，聚湿酿痰，痰浊上犯胸间，乃致气机不畅，气滞而使血脉循环失常，瘀浊痹阻，胸阳不展，出现胸闷、心悸、偶或心前区痛。总为脾肾心三经受病，阳气衰弱所致，阳久虚可以损阴，神过劳亦能耗精，阴精不足，虚火上扰，灼伤脾胃之阴，而现口腔溃疡；营血失荣，心火易亢，促使水火失交，乃致寐多恶梦，证属阴阳并虚，偏阳虚为主。近阶段中药治疗，尚恰病机，继续原意调治，以下分三个药方。

第一药方：主症腹部胀气，或有隐痛，大便不调或溏薄，疲乏肢软，怯寒懒言，心悸气短间伴夜间恶梦等。

治法：健脾暖肾，辛通心阳。

方药：附子理中汤、香砂枳术丸、丹参饮化裁。

处方：制附子3g，泔浸松术（或白术）12g，炮姜3g，炙甘草4.5g，广木香4.5g，砂仁3g，枳壳9g，丹参15g，降香9g，山楂30g，麦芽30g，红参末1.5g吞服。

上方可以连续服用或间歇服用，以3个月为一期，对植物神经功能失调，防治冠心病、高脂血症、结肠过敏等较好。

第二药方：主症胸闷、心悸、心慌、气短、心前区痛或心律不齐，出现期外收缩等。

治法：辛温通阳，益气通脉，化瘀祛浊。

方药：枳实薤白桂枝汤、冠心二号方、补心汤加减化裁。

处方：①枳实9g，瓜蒌实15g，薤白头30g，川桂枝4.5g，丹参15g，川芎9g，藏红花2.1g，赤芍9g，远志9g，枣仁9g，红参末3g，参三七末1.5g（两末吞服）。

②冠心苏合丸每日2次，一次1粒。

上方可缓解冠心病、心绞痛症状，在开始发病时即服本方5~7剂，若得缓解，即停服，再发再服。

第三药方：主症发为口腔溃疡、大便干燥、夜寐恶梦，惊悸性躁等阴虚症状突出时。

治法：养阴和阳，清心镇神。

方药：枕中丹、温胆汤加减化裁。

处方：远志肉9g，干菖蒲4.5g，生龟板30g，龙骨30g，半夏9g，陈皮6g，竹茹12g，枳壳9g，茯苓12g，磁石30g，肥知母9g，血珀末1.2g吞服。

上方对植物神经功能失调、复发性口腔溃疡疗效较好，可继续服5~7剂，好转时即停服。

于1976年5月复诊。目前体征：精神一般，形气较差，面色仍属青㿠带黄，晦而无华并虚浮，舌淡红，舌体微胖，苔薄腻，脉虚大，关脉濡弱。病机：早年工作艰苦劳累，生活失衡，少时不觉，及至年事增长，精神过用，机体衰弱，日益显著，更加慢性腹泻，缠绵不愈，历20余年，以致形神亏损，先伤脾胃之气，化生精微不足，精神气血来源匮乏，内不足以调和五脏六腑，外不能以洒陈营卫经络，渐致表里俱虚，阴阳失调，故偶尔起居不慎易罹病邪内侵，复伤气血。如此反复，病渐日深，不但病体迁延难愈，更致反复无常。所以经常腹胀，大便有时不调，乃脾气亏损，脾阳不振，运化失健，气机不和所致。得矢气而和者，以其气稍通，则痛胀亦得减轻矣。突然倦怠痿弱，眩晕如坐舟车，以及肩背臂肘酸痛，面容乏华而虚浮等，均为营卫气血俱虚，经脉筋骨失养，清阳不升使然；脾病必及于肾，阳虚久则损阴；釜底无薪，命门之火，蒸化乏权，火不暖土，时常关门不固；温煦失职，又使怯寒足冷；精气不足以滋养于里，卫气不得以封固于外，易致外邪内侵而伤风感冒；脾胃二虚，水湿不运，化为瘀浊，上犯胸间时，诱发胸闷心痛；脾阴亏耗，虚火上走时易生口疳；心肾不交，坎离失济时，能致寤寐恶梦梦魇，症情虽然错杂，总不离乎脾肾心三经为病也。诊断：虚劳（植物神经功能失调，过敏性结肠炎、慢性气管炎、轻度肺气肿等）、胸痹（隐性冠心病）、口疳（复发性口腔溃疡）、惊悸（恶梦、梦魇）。治法：按"劳者温之"、"损者益之"原则，以补中暖肾、益气健运为主，改用散剂长期调理。

别直参 60g，三七 30g，于术 120g，山药 120g，茯苓 90g，扁豆 60g，桔梗 30g，肉桂 15g，枳壳 90g，砂仁 30g，陈皮 60g，鸡金 90g，焦楂 90g，腹皮 60g，香附 60g，研极细末，半匙至一匙，日服 3 次，食后服。一料约服二月多。可消除腹胀、疲劳，帮助运化，流畅气机，促进生化，增强营养。

十六、胸痹、痿躄
（冠心病、中风后遗症）

鲍某，男，65 岁。1961 年时患冠心病、心绞痛，1969 年起两下肢酸痛胀感，软弱乏力。1971 年后渐加重，至 1974 年 9 月突发昏睡，一周后好转。今年 6 月 19 日～7 月 29 日住院，经治较好。出院时诊断：①两下肢疼痛主要原因是两下肢动脉硬化所致；②冠心病、心绞痛；③高脂血症；④慢性支气管炎、肺气肿；⑤食道裂孔症；⑥隐性糖尿病及结肠过敏、颈椎综合征、缺血性中风后遗症等。9 月份在上海医院会诊：①全身动脉粥样硬化（股动脉与腹背动脉搏动微小）；②早期糖尿病；③肥大性脊柱炎、腰椎间盘退行性变。现症状：常有头晕胀痛、神疲、健忘，有时失语、舌语略謇，口角微有偏喎，舌质红、舌体略胖，苔薄黄、尖红刺，脉细弦带数，下肢从股起至腿足酸胀疼痛，坐时逸适，立则恍惚无主，软弱无力，行动迟缓，稍速则易引发胸闷、胸痛，痛时短暂休息即得缓解，近时期大便胶结，小便夜多。患者主要是全身性动脉硬化，尤以脑动脉及两下肢动脉硬化为最，曾测手臂血压在正常范围，左右下肢血压未测到，股动脉与足背动脉搏动微小，因而腰以下从股臀而至腿足酸胀疼痛，1969 年至今有所发展。在刚起床或坐后站立时疼痛加剧，行动后减轻，多走则痛又加甚，同时两足痿软乏力，脚恍似感不能自支之状，行动迁缓，形若龙钟之态。均属肝肾两虚、精亏血衰，不能濡养筋骨经脉所致。下虚则上盛，水不涵木，则肝阳升越而头脑晕胀，甚而肝风煽动，头痛发作，肾精不足以上通于心，故健忘；骨髓空不能上奉于脑而日疲；下元不固，膀气摄水乏权，故又夜间多尿。且体格肥丰，气虚多痰，风阳与痰浊阻于络道，乃有口角微喎、有时舌语不利之中风中络后遗症象。以上所观均为脑和两下肢动脉硬化突出之征。由于肾虚精气上承不足，加之痰浊内蕴，胸中阳气不展，心气心脉循行失畅，而使血脉瘀郁，胸痹证（冠心病）由斯作矣。下虚上盛，承制失衡，故活动稍快或过急，即易引发胸闷心痛，只需休息，少时自能缓解。总揆诸病，由于早年艰苦劳累，中年以后，精神过用，将息失宜而发病。至今花甲年外，本气肾衰，下元虚惫，以致病体纠缠而不得治愈，形成慢性长期疾患，为今之治堪虑，当从标本缓急分析。①以缓则治其本，全面设想，配合丸药作较长期调治，按肾肝为相生之体，肾心为相制之脏，故治上者必求于下，犹滋苗者必灌其根也，下虚者更须补肾以填精养血，筋骨经络得以濡润，痿躄应可得治。同时益心气、通血脉，平肝阳，祛痰

275

浊，以使心脉舒通，阳越得潜。②以急则治标，随症分治，投煎药作应急之需。其治标者有二，胸闷心痛甚者以宣痹辛通，活血化瘀；下肢痛者以养血舒筋，疏通经络。二方按证选用。

诊断：痿躄，中络，胸痹。

1. 丸药方

①以虎潜丸、补阳还五汤、首乌汤加减化裁。

大熟地 300g，制首乌 300g，肥玉竹 300g，女贞子 300g，天麦冬各 90g，鸡血藤 300g，制豨莶 300g，桑寄生 120g，杜仲 120g，白花蛇 120g，沉胫骨 300g，龟板胶 120g，阿胶 120g，山萸肉 120g。

上药除二胶外，诸药水浸一宿，浓煎 3 次，去渣并合，再煎浓缩至滴水沥珠，加入酒烊二胶如糊状，纳入②方药末拌匀，晒至半干（或烘半干）制成小丸如梧桐子大，装瓶密封防霉，每日 2 次，每服 2 钱，开水送下。

②别直参 60g，紫丹参 180g，生、炙黄芪各 90g，当归 60g，藏红花 30g，赤白芍各 60g，川芎 60g，桃仁 60g，川柏 60g，知母 60g，锁阳 60g，牛膝 60g，枸杞子 90g，地龙 60g，秦艽 90g，威灵仙 60g，制乳没 150g，陈胆星 30g。

上药共研成极细末，与甲方煎成膏汁拌匀泛丸。

煎药方主治胸闷心痛，以冠心二号方，瓜蒌薤白汤加味。

紫丹参 30g，川芎 9g，红花 6g，桃仁 9g，赤芍 15g，降香 6g，制半夏 9g，瓜蒌实 15g，薤白头 15g，川郁金 9g，鸡血藤 30g，苏噜子 15g。

上方在胸闷心痛发病时服 5~7 剂，缓解后即停服，再发再服，丸药照服。主治下肢痛甚，以独活寄生汤、桃仁饮加减。

独活 9g，桑寄生 15g，秦艽 9g，当归 9g，桃仁 6g，红花 6g，川芎 6g，威灵仙 9g，熟地 15g，杜仲 12g，党参 12g，牛膝 9g，木瓜 9g。

上药在下肢痛甚时加服 7～14 剂，减轻后停服，再发再服，丸药照服。

十七、胸痹、肝阳
（隐性冠心病、神经衰弱）

阳某，男，56 岁。早年工作劳累，眠食不常，连续数年之久，至 1942 年开始经常头痛失眠，常以安眠镇静药治疗，迄今卅余年。多次诊查诊断，属神经系统功能病变，近来伴有隐性冠心病，胃窦炎。近年来，头痛有所减轻，头晕常发作，睡眠比以前稍好，寐则多梦，工作紧张，反应较大，平时神思恍惚，视力、听力、记忆力均明显减退，时伴胸闷、胸前区隐痛，性情易于急躁、紧张，有时手麻发颤，惊惕肉瞤，舌质红，中裂纹，苔薄黄，脉象细弦，形体尚盛，气色一般。

劳累烦神过度，心火上炎，肾水下亏，肾精不足以上奉于心，心营不能下交于肾，交通失职，心失所养；神不入舍，精不养神，故而失眠多梦；心火旺则肝阳亢，阳亢上扰清空，足使阴虚不足，肝肾两亏，肝木更加上乘不潜，以致头目不清，耳闻不充，健忘恍惚，总为心肝阳旺，肾阴不足，精髓亏损，古有"髓海不足，则脑转耳鸣。"治拟滋肾益阴，交泰安神，柔肝潜镇。方选首乌汤、枕中丹、交泰丸加减化裁。

①制首乌 15g，桑叶 9g，远志 9g，女贞子 15g，枸杞子 9g，菖蒲 4.5g，桑椹子 15g，制豨莶 30g，生白芍 15g，生龟甲

30g 先煎，化龙骨 30g 先煎。

②黄连末 0.9g，肉桂末 0.6g（临睡前服）。

萦思在心，谋虑在肝，伎巧在肾，实皆脑之正常功能也。如果事过其度，则足以病矣。故萦思烦神不已则心伤，心伤则阴血暗耗，神不守舍，心神不安，而成不寐；谋虑操急太过则肝伤，肝伤则木失条达，郁而化火，上扰清空，而为头痛。由于一直重视不够，以致卅多年来常失眠头痛。虽然用药安眠镇静，亦只暂时缓解，早期病变在标，久病则必由标及本，由实转虚，故数年来，头痛有所减轻，而眩晕常作，睡眠比前好转，而寤寐多梦，常有日有所思，夜有所梦之感。每因工作劳累，精神过用，更觉突出。此由久病不复，而又五志过极，加之年龄增长，肾阴耗损，不能上承于心，水不济火，则心阳独亢；心火内炽，不能下交于肾，故肾阳虚则志伤，心火盛则神动，心肾失交而神志不宁，故失眠多梦，久扰不已；肾精亏虚，水不涵木，木少滋荣，肝体不足，肝用偏旺，风阳上扰，肝阳亢盛，肝阳渐虚，足使肾阴亦耗，下虚而上盛，上盛者虚阳亢也，虚阳亢者实亦不足也，均能互致头晕目眩、视力减退、听力不充。"精生气，气生神"，今精气内虚，则神思恍惚，记忆善忘；营虚不能濡养经脉，阴亏不能柔调心肝，故有手麻、发颤、惊惕肉瞤；舌质红中裂纹，脉细弦尺弱，皆阴精营血不足之象也。然肾为先天之本，藏精生髓，髓聚为脑，脑为髓之海，髓海不足，故精气不足。如《灵枢》云："上气不足，脑为之不满，耳为之苦鸣，头为之苦倾，目为之眩。"此则已概括脑之功能，病变明矣。脑之功能不足，由于肾虚，肾虚不能制肝承心，所以诸证烽起亦明矣。再则肾虚阴亏，而使木火皆旺，炽灼津液为痰，痰热上犯于心，心之血脉循行失畅，不能濡养脉络，因而出现胸闷，心区隐痛不时作矣。由于病渐入深，一时难以速解，故拟丸药徐图，在药物治疗同时，必须积精全神，注意劳逸结合，才能取得益彰之效。以左归丸、首乌汤补肾益阴，填精添髓为本，琥珀多寐丸、交泰丸、枕中丹清肝安神、交通心肾为辅；结合冠心二号方、温胆汤活血化瘀、祛痰清心等加减化裁。

丸方：

①白人参60g，灵芝60g，西血珀30g，羚羊角9g，劈辰砂30g，茯苓、神各90g，炙甘草60g，远志90g，九节菖蒲60g，山药120g，丹参120g，川芎60g，原红花60g，赤白芍各90g，川郁金60g，五味子60g，当归60g，上川连30g，绿水桂30g，枳壳60g，制半夏60g，新会皮60g，上药共研极细末。

②生熟地各150g，山萸肉90g，杞子90g，甘菊90g，制首乌300g，女贞子150g，桑椹子150g，杜仲90g，牛膝90g，磁石500g，化龙骨500g，生牡蛎500g，龟板胶180g，鹿角胶60g。

上药除二胶外，水浸一宿，浓煎数次，去渣，再煎至滴水成珠，溶入二胶（洒浸）与药末同掏拌和匀后，晒干或烘干泛成小丸，日服2次，每次6g。

十八、胸痹、肝阳（心肌病）

李某，女，51岁。胸闷气急，心前区痛反复发作，病史两年多。1979年6月胸闷气急加重，不得平卧，夜间尤甚，憋气出汗，咯痰白色泡沫，心悸心速。曾于7月中旬做ECG，提示：窦性心动过速，慢性冠状动脉供血不足，偶发室性早搏。胸透：肺门影模糊，两肺纹理增深。当时诊断：冠心病、心衰、支气管炎。8 月下旬住院，第一次胸片：心室扩大；第二次胸片：心影有所缩小。出院时诊为：心肌病、左心衰竭控制。最近 1 月多来门诊治疗，仍有胸闷隐痛、活动气短心悸、疲乏食少，经生脉散、人参胡桃汤、都气丸等方加减治疗，西药续配地高辛、潘生丁服用，以上症状有所好转。3 天前复查胸透，心影不增大；ECG：心肌劳损。近时症状除活动气短存在外，尚有头晕升火，怕热，气闷性躁，易于激动，食欲尚可，无咳痰，脉细弦数，面色晦滞而黄，体形矮胖。

心肾气阴两虚，心气虚则不能下交于肾，肾气虚则不能上承于心，心气衰弱，肺气不利，不能贯心脉而行呼吸，故气短胸闷，活动为甚；心肺气血循环失畅，瘀滞而发隐隐胸闷，上不安由乎下，心本于肾，肾气虚则渐损及阴，肾阴亦虚，水不涵木，肝阳偏亢，心火亦盛，故而头晕，升火，性躁，怕热。时值冬藏之令，议予长期调治，拟滋肾纳气为本，以滋润灌溉法。结合益气皱肺，活血养心，潜降柔肝，兼而治之。采用参蛤散、都气丸、生脉散、丹参饮等化裁。

1. 粉药方

生晒参末 60g，紫河车粉 60g，蛤蚧 2 对（去头足研粉）。三粉并和，早晚各服 1 次，每次 2g 与膏滋同服。

2. 膏滋方

①五味子 105g，生熟地各 210g，丹皮 105g，山萸肉 105g，怀山药 140g，茯苓 140g，太子参 210g，麦冬 140g，紫丹参 140g，紫沉香 70g，炙苏子 105g，炙紫菀 70g，紫石英 210g，砂仁 35g，陈皮 70g，炙甘草 70g，生白术 105g，川桂枝 70g，

龙骨 210g，牡蛎 210g，补骨脂 140g，胡芦巴 105g，肉豆蔻 105g，白芍 140g，银杏 70 粒，胡桃肉 280g。

②陈阿胶 240g，鹿角胶 90g，龟板胶 90g，三胶黄酒嫩烊，冰糖 500g。

先将①方药物水浸一宿，浓煎数次，去渣，再煎至滴水成珠，溶入②方胶糖，文火徐徐收膏，贮罐，早晚各取 1 匙，开水冲烊，与粉药同服。

十九、胸痹、泄泻 （心室室壁瘤、结肠功能紊乱）

岳某，男，61 岁。1973 年发现隐性冠心病。1974 年发生急性心肌梗死，抢救治疗缓解。1975 年 5 月 ECG 提示：陈旧性前下壁心肌梗死，前壁心室壁瘤。同年 6 月曾出现血压一度升高、早搏、头冒汗等，经治 1 周余缓解，过去虽有慢性胃窦炎、结肠憩室及慢性气管炎等，近来均无明显症状。结肠功能紊乱，久治不愈，自 1975 年 6 月起经我院内科诊疗。当时主症为：大便常年溏薄，日行数次不定，五更晨曦为多。便中无黏液，有时竟不能控制而自漏，临圊无腹痛，但觉冷感，伴有肠鸣，其余一般均在正常。察舌则舌体略胖，质暗红紫气，苔属白，诊脉则濡涩而形细。认为脾肾阳虚，心脉失养。予暖肾阳、益脾气、养心营、化瘀浊诸法加减治疗 3 月余，阳气渐有振复，大便基本成条，偶有溏便，腹痛喜暖，已无凉感，舌紫气消退，脉濡仍带涩。以后改服丸药调理，处方用右归丸、四神丸，温补肾阳；理中汤、六君子汤理中健运；补阳还五汤、丹参饮益气养心，活血化瘀。加减综合为丸，又治半年多，症状一直比较稳定。仅因气候变化,稍得劳累后,偶发胸闷气短、心悸等,平时仍以大便不调为主。今年复诊,诊断前壁室壁瘤有明显缩小,ECG 示陈旧性心肌梗死。血压、血脂、血糖等均在正常范围。故此再来复诊,先后六次续以温肾理中为法,病情无反复,为了进一步巩固和发展成效,以期达到治愈目的,仍以丸药继配膏滋治疗,长期徐图其功。本病之因,由于早年工作艰苦劳累,生活不调,少时无觉,及至中年以后,又加精神过用,将息失宜,气阴早衰于未病之先,致阴阳气血失衡之内在局面。更由长期慢性腹泻,久久不得治愈,脾肾之阳衰弱,偶尔再触外来因素,从而诱发冠心病、心肌梗死诸症。缘其病位,原于脾,根于肾,主于心,三经之病也。由脾胃气虚,进一步发展为气虚中寒、脾阳不振之象,阴寒偏胜,清阳不展,寒凝不化,气机失畅致大便久溏,肠鸣辘辘;久病及肾,命门火衰,乃致五更晨曦而泄;阳虚乏于温煦,故以腹凉喜暖,火不暖土,足使脾阳更衰,从而循环往复,迁延不愈。诸如皆受气于胸中,肾阳既虚,又乏于鼓舞心阳,胸阳不足,阴乘阳位,而气机窒痹,心脉瘀郁,猝然挛急而发心肌梗死。该病虽得缓解 2 年有余,表象已好,但在心电图提示:梗死及室壁瘤犹有存在,其根本未除,此更不容忽视者也。因而治心者,应为当今之主要。缓解时期,治脾肾者,即治其本也。尤以温补命门,更是本中之本,遂使土得火暖,脾阳振奋,心得肾交,血脉流畅,此标本兼顾,有望所主也。

1. 丸药方

以脾肾双补、温补命门为主,结合活血化瘀、益气助阳,用脾肾双补丸合补阳还五汤加减化裁。

老红参 90g,野于术 180g,麸枳壳 60g,茯苓 120g,芡实

150g，莲子肉 300g，破故纸 90g，煨肉果 90g，巴戟肉 90g，菟丝子 90g，五味子 90g，车前子 90g，陈皮 60g，砂仁 30g，丹参 120g，水蛭 60g，生黄芪 240g，当归 60g，藏红花 30g，赤芍 120g，川芎 60g，地龙 60g，参三七 60g。

上药研成极细末，用怀山药半斤煮糊为丸，如梧桐子大，日服 2 次，每次吞 6g。

2. **膏滋方**

治以温肾助阳，暖脾益气，活血化瘀，通利血脉，用右归丸、龟鹿二仙胶、参蛭散、补阳还五汤加减化裁。

大熟地 240g，山药 240g，萸肉 120g，杜仲 120g，杞子 120g，菟丝子 120g，黑附子 30g，肉桂片 30g，老红参末 90g，野于术 240g，枳壳 90g，炮姜 30g，炙甘草 30g，生黄芪 240g，红花 90g，川芎 90g，赤芍 120g，地龙 60g，丹参 180g，水蛭 60g，鸡血藤 240g，补骨脂 120g，仙灵脾 120g，白扁豆 240g，山楂肉 240g，鹿角胶 120g，龟板胶 120g，冰糖 500g。

上药除参末、二胶、冰糖外，水浸一宿，浓煎去渣，再煎浓后入参末，溶入二胶、冰糖，文火收膏，贮罐候冷，日服 2 次，每次 1 汤匙。

二十、咳喘、痰饮（老慢支、肺气肿）

李某，男，50 岁。慢性支气管炎合并肺气肿，已 20 余年；1954 年、1956 年 GI 诊断：胃溃疡及十二指肠球部溃疡，现无症状；高血压史 10 余年，近时收缩压在正常范围，舒张压有波动，稍偏高。眼底检查见动脉硬化，常有头晕和偏头痛。10 年前曾发生心绞痛，现在数月一发，每次发时甚短，约数秒钟即可缓解。ECG 运动试验，过去提示：可疑阳性，去年检查为阳性。诊断：冠心病。现症：常有咳喘，冬寒较甚，每晨咳痰白腻，较多，咳吐不爽，动则短气、胸闷，时伴心悸、头晕、偏头痛、恶心等症。舌质淡红，苔白薄腻，脉弦滑。

良由平素操烦劳心，加之多食厚味，嗜烟善饮，从而脏腑阴阳失衡，气血功能不调致病。按多食肥甘，足使脾胃受损，健运失司，以致水谷不化精微，聚湿生痰；多饮亦能伤中，可积水成饮，饮凝成痰，此生痰之源在脾也，而贮痰之器则在于肺。痰浊上壅渍肺，加之烟辛亦能泄肺，肺气不得宣肃，因而咳喘痰多；喘咳日久，必及于肾，肾为气之根，下元不固，则气不摄纳而呼多吸少，动则喘息更甚，气不相续之状。肾阳既虚衰于下，水饮又致上逆，干肺凌心，心阳不振，清旷之区被抑，气血循行不畅，则又胸闷心悸。总则心脉挛急，每可猝发胸痛。操劳烦心，既可伤神，神伤则心失所养，又使肝阴暗耗，阴虚生热，灼熬津液，煎炼为痰，痰热与风阳升动，上扰清空，因而发生眩晕或并头痛诸症。诊断：气喘（慢性支气管炎、肺气肿、肺心病？），胸痹（冠心病），肝阳（高血压、动脉硬化）。治以纳气归肾，镇摄肾气，敛肺化痰，养心潜纳。方选参蛤散、医门黑锡丹、敛肺汤、五紫汤、金水六君煎等加减化裁为丸。

①白人参 60g，蛤蚧 2 对、桂皮 60g，五味子 60g，炙紫菀 60g，款冬 90g，附子 30g，沉香 30g，破故纸 90g，肉蔻 90g，阳起石 90g，胡芦巴 90g，当归 90g，熟地 150g，丹参 90g，麦冬 90g，半夏 90g，橘红 60g，茯苓 90g，枸杞子 90g，白芍 90g，坎炁 15 条，银杏 50 粒、胡桃肉 150g，二味黑锡丹 150g。

上药研极细末用。

②紫白石英各300g，煅代赭300g，龙骨300g，牡蛎300g。

上药杵碎浓煎数次，收成极浓汁，与药末拌匀泛丸（或加少量白蜜）如绿豆大，日服2次，每次6g。

二十一、咳喘、痰饮
（老慢支、肺气肿）

何某，男，56岁。慢性支气管炎、肺气肿已多年，近年来发作较甚。1979年2月做肺功能测定，通气功能阻塞性减退，其中以中期及后期流速下降显著，提示小气道有阻塞性病变，属于肺气肿。今年X线胸片示：主动脉突出，左心略大。并有高脂血症，结合临床有可疑冠心病史，且患有两侧上颌窦炎。主症：气急胸闷，动则作喘，多语气怯，畏寒，尤以背寒如掌大，咳嗽咯痰不多，为清稀之痰，易于感冒，面色晦滞而黄，舌苔薄腻，舌体胖边齿痕，脉象弦滑。

肺合皮毛，司呼吸，与外界相通，易受六淫之邪侵袭，尤以风寒为最，反复邪侵，肺气宣发肃降失司，故易感冒咳痰。久咳则伤肺，肺气受损，于是清肃失职，肺气上逆，出现咳而作喘，影响脾之健运而伤脾。加之体格肥盛，多湿多痰，脾气受损，输化乏权，痰饮贮肺，咳喘多痰，饮邪阻遏阳气，卫阳被抑，故而畏寒背冷咳嗽。日久而伤肾，肾气不足，则气化功能减弱，因而肾不纳气，水泛为痰，肾虚纳气无权，肺气衰弱，故呼多吸少。虽在缓解之期，亦现活动喘气、呼吸少气之象。肺心同居上焦，肺贯心肺而行呼吸，肺主于气，心主血脉，肺气壅塞，可致心肺运行不畅，又因气为血帅，气虚则不足以运行血脉，此二者均可引起血脉瘀郁。其面不华，晦滞而黄，胸阳阻遏不展，胸闷气短，痰从浊化，脂混血中，亦使心脉循行不畅，而为高脂血症。综观本病，其初在肺，而后累及脾胃，渐渐影响于心，由于肺、脾、肾三脏虚损，于是水湿内生痰饮，贮留上逆，而为喘咳痰病。下焦卫气化生不足，卫外不固，外邪入侵，反复感冒，乃致加深加重喘证。所以病渐入深，缠绵不已。当今正入春暖时期，正需缓则治本，以杜气候变化及寒冷侵袭因素发病，是为未雨绸缪之策，以免临渴掘井之急。拟予丸药作较长期之防治，设想以补肾摄纳、敛肺平喘、健脾化痰、养心祛脂为法，采方用参蛤散、河车大造丸、敛肺丸、金水六君煎、苓桂术甘汤加减化裁。

丸方

皮尾参90g，蛤蚧3对，紫河车2具，党参90g，天麦冬各60g，当归90g，熟地180g，补骨脂120g，胡桃肉180g，桂枝90g，五味子90g，杏仁60g，炙紫菀60g，茯苓180g，白术120g，炙甘草60g，制半夏90g，桃仁60g，紫沉香60g，仙灵脾120g。

上药共研极细末，炼蜜为丸，如梧桐子大，日服3次，每次5g，开水送服。

二十二、肺胀、支饮
（老慢支、肺气肿）

高某，男，62岁。肺胀、支饮（慢支、肺气肿、慢性肺源性心脏病、心力衰竭Ⅲ～Ⅳ失代偿期）已久，近三年来咳、喘、痰加甚，活动喘甚，下肢凹陷性浮肿，常因气候或外感引发，反复住院，控制感染，症状改善出院。于 1993 年 5 月来诊，活动气喘，长则喘息不续之状，痰多或浓或白，苔滑厚腻，脉滑。经纳肾皱肺、祛痰化饮治疗 1 月，病情略有好转，颈脉轻度膨出，听诊心率较快，104 次/分，两肺干湿啰音，乃肺脾肾同病，心脏受累，久病肺伤，肺虚失肃，肾不纳气，气虚无权；脾虚生痰聚饮，饮阻清旷之区，肺心同病，致咳、痰、喘迁延不愈，长而支饮喘肿，肺虚肾亏，精气不固，卫外乏权，易为邪气侵袭，急性感染发病，尤以冬寒更易引发。为作"冬病夏治"之长期调治方法，拟予配成丸药徐图。法以纳肾皱肺、健脾益气，祛痰化饮，固护卫气，同时做好预防感染以及防寒保暖工作，共获相得益彰之效。

1. 丸方

①党参 100g，大蛤蚧 2 对，紫河车 100g，熟地 150g，天麦冬各 100g，杜仲 60g，牛膝 60g，当归 100g，桂枝 60g，五味子 60g，胡桃肉 150g，炙坎炁 6 条，制半夏 100g，橘红 60g，白茯苓 150g，干姜 60g，细辛 30g，厚朴 60g，炙甘草 60g，杏仁 60g。壹料。

②紫、白石英各 300g，佛耳草 200g，鱼腥草 200g，真蜂蜜 200ml（炼熟、泛丸）。

先将①方药物，拣去杂质，筛净，共研细末。将②方药物（除蜂蜜）加水浸渍没顶，浸数小时后，浓煎 2 次，去渣，药汁并和再煎至极浓，将①方药末调入，拌和均匀，炼蜜为丸，晒至干透，日服 2 次，早晚各取 6g，开水送服，壹料约服 4～5 个月。

11 月复诊，初时服煎药，继以配服丸药"冬病夏治"，半年来症情基本稳定，咳少，咯痰亦少，上感偶发。时过中秋，气候渐凉，喘息加长，口常作干，脉象虚滑。年老久病，肺肾呼吸功能乏权，痰饮瘀浊搏击阻肺，喘痰加甚，肺卫不固，最易为寒邪入侵，引发并加重气喘咳痰，甚至演变发热，或影响而形成心功能衰竭。现人初冬，接服膏滋，重点仍在纳肾皱肺、健脾强心，结合抗感染、祛痰化饮、消瘀利水为法。

2. 膏滋方

①紫丹参 150g，紫苏子 150g，炙紫菀 90g，紫衣胡桃肉 200g，紫、白石英各 180g，南、北沙参各 120g，红参条 90g，麦门冬 120g，五味子 90g，茯苓 180g，川桂枝 90g，生白术 120g，炙甘草 90g，大熟地 240g，山萸肉 120g，怀山药 240g，淡苁蓉 120g，巴戟肉 120g，阳起石 180g，仙灵脾 180g，胡芦巴 120g，炙坎炁 10 条，制半夏 120g，化橘红 90g，老生姜 60g。

②大蛤蚧 3 对（去头足）、活性人参 60g，紫河车 90g，紫沉香 40g（研末，收膏前调入）。

③陈阿胶 240g，鹿胎膏 120g，鹿角胶 120g，三胶酒烊，白纹冰 500g，真蜂蜜 250ml。

先将①方药物水浸一宿，浓煎数次，榨去渣滓，药汁并和再煎至滴水成珠，调入②方药末，和匀，溶入③方胶糖，文火收膏，贮罐，日服 2 次，早晚各取 1 汤匙，百沸水冲烊调服。

1994 年 4 月再诊。自感经治以来，先煎药、继丸药、冬膏滋，调治将近 1 年，症状有较大好转，感染减少，心功能稳定，喘、痰、咳三症，后而亦得稳定，活动喘息之状存在，尚有轻度足肿，嘱服左归丸、六君子丸各 3g，日 3 次，开水送服。2 月后继续配服丸药和冬进膏滋。初步要求，生活自理，带病延年。

按：本例肺胀、支饮，由年龄增长，反复感染，疾病逐渐加重，以致肺肾气虚，支饮内阻，久则瘀郁犯心，心功能衰竭，予纳肾皱肺、益脾强心为本，加强屏障作用，病情逐步趋向缓和。丸药以参蛤散、人参胡桃汤、生脉散、苓桂术甘汤、厚朴杏子汤加减。在取得初步效果后，接着加重冬补，以七紫汤、参蛤散、黑锡丹、右归饮、苓桂术甘汤、六君子汤，再加血肉有情之品，填补精血精气，症情转趋稳定。最防感染诱发，则易功亏一篑。

二十三、怔忡（心律不齐）

朱某，男，64岁。心悸怔忡，经治已经1年有余。其间丸药两料先后以益气通脉、养血祛瘀、理痹化痰、滋肾和阴诸法。方药曾用炙甘草汤、补心丹、归脾汤、黄芪建中汤、丹参饮、朱砂安神丸等加减化裁，证情比较稳定，早已恢复正常工作，而且繁忙紧张，均能支持。平时精神、体力、饮食、睡眠都在正常范围，显现健硕体态。但心脏期外收缩，每日仍有发作。原来发时心悸气闷，恐惧紧张等感觉若失，而且在发作时，尚能照常工作。发病时间有短有长，短则1~2分钟，长则延达1小时许。每分钟早搏数次至10余次不等。每与精神兴奋、气郁激怒、疲劳过度、用心烦神以及空腹与饱食、休息与睡眠等诱因有关。有时深呼吸或活动后，反能缓解，胸部胃脘有气闷之感，喜作按摩，渐能舒适，或引长叹息亦觉快慰。平时睡眠多梦，夜间尿次、量增多，劳累紧张之后，更有头晕眩花发作。舌质不如以前鲜红，而转淡红，中有细纹，舌苔薄而常黄，脉象细弦濡软，兼见结代较频。

由于烦劳过甚，精神过用，致五志郁火，上扰心神。火盛则为水衰，肾阴耗损，故水衰火旺，心胸躁动之症作矣；又因原有胃溃疡病，如今虽无疼痛发作，亦常喜暖喜按，甜食所喜是为中气虚损，脾胃内伤，滋生瘀浊，痰痹胸间，气机不抒，亦致内动而悸，胸闷太息；痰郁既可生热，阳虚久能损阴，以致心脾不足，肾精虚衰，故兼见睡眠多梦、眩晕健忘、夜间多尿等症。总为五志烦劳，将息失宜，所以肾精不足，阴血亏耗，不能上奉于心，心火内动，不能下交于肾所致。按火性炎上，木体润下，水能上升，火欲下降。水何以上升，火何以下降，水不溶火，心肾失交，是以宗气上浮，虚里跳动，久则气衰血涩，心络挛急，更见动悸结代而频发矣。此又心营心气虚损亏乏所致。古人谓："阳统乎阴，心本于肾。"过去心脾肾三经并治，本亦合理。然心脾仅为致病之标，实肾为受病之本，因此治上者，必求其下，滋苗者必灌其根，治当责之补肾为主，益养心脾、通脉祛浊为辅，以达心络通畅，怔忡结代自安。拟左归丸、交泰丸、炙甘草汤、补心丹化裁为丸，继续调治。

丸方

①西洋参60g，茯苓、神各120g，当归身120g，怀山药120g，山萸肉90g，枸杞子90g，五味子90g，煨益智90g，覆盆子90g，菟丝子90g，炙甘草240g，淡姜渣30g，上川连30g，上肉桂30g，远志90g，干菖蒲60g，枣仁90g，柏子仁90g，参三七60g，西血珀30g，郁金90g，玉桔梗60g。上药研极细末，与②方药汁及二胶为丸。

②大生地180g，熟地240g，天冬90g，麦冬90g，紫丹参120g，玄参120g，肥玉竹360g，怀牛膝90g，鹿角胶90g，龟甲胶90g。

上药除二胶，先浸一宿，浓煎去渣，再煎成滴水成珠，和入酒烊二胶拌均匀，泛丸如绿豆大小，日服 2 次，每次 6g。

另外，配劈辰砂 30g，每日睡前用松子仁 10 粒拌合吞服，连服 3 个月。

二十四、肝阳（高血压病）

许某，男，61 岁。高血压，近时期持续居高不降，常有失眠，头晕，升火，腿膝虚弱。舌薄，脉弦劲如牢，近一月多来以养液息风、育阴潜阳法，宗大定风珠加减为治。病由长期精神紧张过劳，加之年逾花甲，肾之精气亏损，阴精虚则不足以滋养灌溉其他诸脏之阴。阴之亏虚于下，心失所养则亢越于上，烦劳则张，阳亢而又致阴虚也。故肾阴耗伤，不能上承于心，水不济火，则心阳独亢。心火内盛而不得下交于肾，故肾阴虚则志伤，心火盛则神动，心肾失交而神志不宁，因而失眠，心烦。肝为风木之脏，体阴用阳，其性刚劲，主动主升，如谋虑太过，精神紧张，每使肝阴暗伤，肝阳偏亢，风阳升动，上扰清窍；如肾水不足，水不涵木，木少滋荣，肝体不足，肝用则亢，亦合肝阳上扰，发为眩晕、升火。下虚上盛则又腿膝乏力，血压亢高，所以血压升高而持久不易下降者，阳亢不潜也。心肝阳旺者，根于阴虚也；阴虚者，尤以肾阴虚为最也。是以心肝为本病之标，肾虚乃本病之本也，阴虚可以煎灼津液炼痰，体格较盛而又多湿痰；饮食厚味亦能生湿酿痰，蕴久化热，痰热瘀阻脉络，从而脂质潴留，发生动脉硬化病变。一月多来，以大定风珠加减为主，自觉症状已获好转，唯血压仍无下降，收缩压常在 200mmHg 以上，舒张压停留在

100mmHg 上下，长期小动脉痉挛，周围血管阻力增高。血压升高，久则必致心、肾、脑等器官病变进展，因此建议中西结合治疗，西药以降压、弛缓血管为主，维持和稳定血压在稍低范围；中药以壮水制火，滋阴清心，补养肝肾，息风潜降；兼以祛痰化浊，冀达稳压降脂之效。时值冬令，宜标本调补，并施以膏滋作长期调治，处方用大定风珠、黄连阿胶汤、温胆汤，以及经验方之降压降脂药物化裁组成。

生熟地各 150g，天、麦冬各 90g，五味子 60g，生白芍 180g，麻仁 90g，川连 30g，黄芩 60g，枣仁 120g，茯苓 120g，炙甘草 30g，山萸肉 90g，丹皮 90g，泽泻 150g，首乌 300g，枸杞子 120g，女贞、旱莲各 30g，寄生 120g，决明子 180g，半夏 90g，陈皮 90g，竹茹 120g，炙梧桐 300g，豨莶草 300g，杜仲 120g，沙苑子 90g，牡蛎 360g，石决明 360g，磁石 360g，血珀末 18g，羚角粉 9g，灵芝 60g，鸡子黄 5000g，鳖甲胶 120g，龟板胶 120g，阿胶 240g，冰糖 620g。

后四味收膏时用，上述其余先水浸一宿，浓煎数次去渣，再煎至极浓度，将羚角粉、血珀末调和匀，再溶入三胶、冰糖，文火徐徐收膏，日服 2 次，每次 1 匙。

二十五、肝阳、胃脘痛
（高血压病、胃炎）

余某，男，66 岁。高血压病 20 余年，动脉硬化、高脂血症，左足踝部痛风。眩晕反复发作，常在劳累后发病，同时血压升高，每隔 1～2 个月无定，每发 2～3 小时，有时连发数次，伴心烦恶心，曾有环唇眴动，现在已平。发病后少则 1

周，多则月余渐渐恢复。1976年时因前列腺肥大而手术，术后一般良好。原来失眠，近半年尚好，每晚约6~7小时睡眠，眠则多梦。以往还有胃肠功能紊乱，近日基本治愈。现值冬令，宜进膏滋。考虑患者有高血压、高脂血症、动脉硬化、浅表性胃炎、痛风等病史，现在血压不稳定，常因劳累及精神紧张波动更甚，气候转冷亦有影响。头晕目眩，耳鸣左甚，腿足恍惚，亦有突发昏晕欲仆，胃痛发时心下嘈杂，懊恢如痛，放射两胁，平时偶有泛酸嗳气。舌色淡红，口唇素来紫绀，脉象细弦略劲，膏滋前先以调摄。

制首乌15g，桑麻丸30g，桑椹子15g，怀牛膝10g，杜仲叶15g，豨莶草30g，枸杞子15g，杭菊花10g，决明子15g，山楂、麦芽各30g，生石决30g。

《内经》云："诸风掉眩，皆属于肝。"眩晕之症，虽多属诸于肝，常由平素萦思劳心，五志太过，故有"髓海不足"之象。肾为先天之本，精藏髓出，脑为髓之海，髓海之不足，每由肾精之先亏耗，肝肾同源，精血同本。眩晕耳鸣之症，血压随之升高，其诱发之因，多因劳累紧张，气候转复，影响发病，甚则有欲仆之势。上盛则下虚，又感腿足恍惚，步履不健之象，上盛又致血管挛缩，痰以浊化，血以脂化，脂混脉中，可致脉管失柔。用脑过度之人，更以脑髓血脉失养，失其柔和之体，发病症状就此突出矣。早年曾有胃病，现在虽不常发，有时亦有心下嘈杂、懊恢似痛、放射两胁、泛酸嗳气等肝肾不和之状。脾胃属后天之本，生化之源，中土失健，则可引发以上诸症，肝木又能乘侮敦阜，乃致木旺土虚，营卫气弱，出现怯寒怕冷。从体态神色观之，虽然年将古稀，尚属健旺之态，然积损内虚，应予早作防治，庶可延年益寿。冬令调补，正是其时，拟予滋肾填精、育阴潜阳、养营柔脉、和中平胃结合治之。方采左归丸、首乌延寿丹、六君子汤，孔圣枕中丹等方化裁。

膏方

①大熟地200g，怀山药150g，山萸肉100g，枸杞子150g，菟丝子150g，怀牛膝100g，鹿角霜100g，制首乌300g，冬桑叶100g，胡麻子150g，桑椹子150g，女贞、旱莲各150g，川杜仲150g，豨莶草300g，生龟甲300g，化龙骨300g，左牡蛎300g，远志100g，石菖蒲60g，灵磁石300g，真灵芝100g，钩藤150g，杭甘菊100g，生晒参60g，红参须60g，制半夏100g，化橘红100g，云茯苓150g，台白术100g，炙甘草60g。

②大海参250g（浸胖洗去肠垢），大淡菜250g，陈海蜇1000g，大荸荠1000g，净紫菜250g（另焐原汁）。

③陈阿胶300g，霞天胶100g，乳鹿膏100g（黄酒炖烊），文冰500g。

先将①方药物水浸一宿，浓煎数次，去渣，药汁并和，与②方原汁合并，再煎至滴水成珠，溶入③方胶糖，文火徐徐收膏，贮罐，候退火气，1周后取服，早晚各1匙，开水冲烊服。

二十六、消渴（糖尿病）

鞠某，男，64岁。患糖尿病20余年。长期胰岛素治疗，饮食稍控制。1973年与1976年两次轻度脑血栓形成，曾有嬉笑不能控制。现症：口渴不甚，略有嘈杂善饥，尿次一般，平时四肢肢端发麻，偶有头目眩晕，耳鸣，苔薄黄腻，质淡红带紫气，舌体胖，脉左弦右细，面色淡黄，似带虚浮，体格肥盛，精神睡眠一般。

久病不已，肺、脾、肾俱见虚损，以肾虚为主，精气营血并亏，营卫不和。体丰气虚，多湿多痰，痰浊蕴久化热，热灼更加耗阴，痰阻经络，营卫运行不利，心气亦为之衰弱，故肢麻多笑。治法滋养肾阴为本，养血养气，调和营卫，祛痰化浊，以六味地黄丸、二至丸、黄芪桂枝五物汤加减化裁。

处方：生、熟地各15g，茯苓15g，黄芪15g，大枣5枚，玉竹15g，粉丹皮10g，怀山药30g，桂枝5g，川贝10g，花粉15g，山萸肉10g，女贞子15g，旱莲草15g，生姜3片，胆星5g。

糖尿病属于消渴范围，而消渴者不尽属糖尿病也。从中医消渴而论，结合患者情况，再从文献探讨，作进一步分析。如《素问·奇病论》曰："此肥美之所发也，其人必数食甘美而多肥也。肥者令人内热，甘者令人中满，故其上溢转为消渴。"又《河间六书》说："消渴者……耗乱精神，过违其度之所成者。"这说明饮食不节，损伤脾胃，运化失职，酿成内热，蕴结化燥，消谷耗津；以及精神过用，五志郁火，消灼津液，以致阴虚阳亢，均可形成消渴之病。病经20年，久久不愈者，良由日常不能控制所致。故肺脾肾三脏之虚损，不得恢复也。其所虚者，当不越阴虚阳亢、津灼热淫而已，阴虚则营卫不利，常有肢端麻木；阳亢则浮越不潜，时而眩晕耳鸣；津灼热淫故口中作渴，嘈杂善饥，加之肥胖之人，多属气虚多痰，壮火可以食气，津液又能炼痰，所以又可互为因果，故气血亏虚，营卫不利，导致阴阳偏盛而病。今常有肢端发麻，不时眩晕，乃中风之兆。因数年中已发生两次脑血栓，由是吸取教训，须预防之。脑血栓者亦属中风之范畴也，然病之本在于消渴也。时属冬令蛰藏之候，正宜膏滋调补，作较长期观察，以期来春之后，糖尿病得以好转，胰岛素逐渐减量是所望矣。
《医学心悟》治三消大法云："治上消者，宜润其肺，兼清其胃，二冬汤主之；治中消者，宜清其胃，兼滋其肾，生地八物汤主之；治下消者，宜滋其肾，兼补其肺，地黄汤、生脉散并主之。"所以上消清肺者，使胃火不得伤肺；中消滋肾者，使相火不得攻胃；下消补肺者，滋上源以生水，总为滋其化源，则其病易痊矣。

膏方

①天麦冬各 120g，天花粉 240g，淡黄芩 90g，知母 120g，生熟地各 240g，丹皮 90g，山萸肉 120g，怀山药 240g，茯苓 120g，泽泻 90g，紫丹参 120g，五味子 120g，黄芪 120g，旱莲草 120g，桂枝 30g，白芍 120g，生姜 30g，黑枣肉 240g，川贝 90g，陈胆星 60g，橘红 90g，竹茹 120g，化龙骨 240g，牡蛎 240g，白术 120g，葛根 120g，藿香 90g，玄参 120g，虫草 90g，豨莶草 240g。

②吉林人参 90g，真枫斛 60g，另捣原汁去渣。

③陈阿胶 360g，龟板胶 180g（黄酒浸炖烊）。

先将①方药物水浸一宿，浓煎数次，去渣，与②方原汁并和，再煎至滴水成珠为度，溶入③方二胶，文火徐徐收膏，贮罐候退火气，早晚各服 1 匙，开水冲烊服。

二十七、消渴、痹证
（糖尿病、肩周炎）

张某，男，58 岁。从 1962 年起发现糖尿病，一直血糖较高，17 年来空腹血糖常在 11.1mmol/L，尿糖较少，1977 年时患十二指肠球部溃疡，症状不明显，去年12月感觉时常饥饿，自汗甚多，复验尿糖时达（＋＋＋），血糖14.43mmol/L，经住院治疗均已控制。最近复查空腹血糖，食后约0.56mmol/L血脂甘油三酯较高。形体一般，舌苔白薄略腻，舌体略胖，舌质淡红，脉象沉弦，重按更劲，久病脾肾两虚，肾虚为主，精气耗损，阴液消亡。病经18年，久久而不愈者，良由平时控制不当，尤以萦思烦劳，故致肺脾肾三脏之虚损不得恢复也，其所虚者，当不越阴虚内热，灼津耗液而已，去年以滋肾益阴、理脾生津、润肺益气为主，综合配成丸药，已服半年，空腹血糖已有下降，原来降糖西药仍然照常服用，准备在稳定之下，渐渐减量，以中药代之，而达巩固之效。近年来右肩疼痛加甚，尤于夜间为剧，当为营卫不和，经络隧道气血流行不畅，而有停滞瘀阻不通所致，治宜兼顾。今以六味地黄丸补肾为基础，结合二冬汤、钱氏白术散肺胃同治，再配桃仁饮活血通络为辅。

丸方

生、熟地各120g，丹皮90g，山萸黄120g，怀山药480g，茯苓120g，泽泻90g，天麦冬各90g，天花粉240g，知母90g，白人参120g，生白术120g，粉葛根240g，藿香90g，当归90g，桃仁90g，红花60g，川芎60g，威灵仙90g，黄芪240g，炙甘草30g，冬虫夏草60g，猪胰10条（烘干不焦）。

上药共研极细末，用蚕茧120g，煎浓汤水泛为丸，如梧桐子大，日服3次，每次6g，开水送服。

二十八、类中（中风后遗症）

朱某，男，65岁。中风后遗症，半身不遂，左足活动较上肢稍好，右手虽能勉强抬举，亦须费力较大，右拳仍不能握，舌强语謇，口水甚多，口角流涎。舌体胖大，苔黄滑腻，脉右弦，左细涩。体丰多湿多痰，气虚不足，血循不畅，以致瘀浊阻滞经络，隧道淤塞，乃致偏废不用，语言謇涩。治法继以补阳还五汤，益气助阳，并加强活血化瘀，疏利经络隧道，祛痰利窍，以助气血运，促使舌语恢复，牵正偏㖞。从1976年5月迄今，以中药为主治疗，症情稳定，精神、食欲、睡眠均属一般较好，血压常在143～158/83～98mmHg，血脂及酶谱在正常范围，正常心电图（复查约近1个月），面容淡黄泛红，体格肥盛如故，体重78.5kg，左上肢不用如废，左下肢不仁，能拄杖步履，跨步重着，移动迟缓，并有轻度足肿，小便较少，夜间有1～3次，尿量不多。舌苔淡黄中厚而腻，脉象弦劲，比前稍柔，60次/分左右，以往早搏较多，近一年来基本消失。

1. 煎药方

太子参15g，干菖蒲4.5g，陈胆星4.5g，制半夏9g，陈皮4.5g，竹茹12g，枳壳9g，远志9g，肥玉竹15g，茯苓15g，制豨莶30g，白金丸12g。

上方可间歇服，每5～7剂，停药1～2周，再服。

2. 丸方

台人参60g，参三七60g，珍珠30g，明天麻90g，半夏90g，生白术90g，橘红60g，制豨莶80g，制首乌180g，女贞、早莲各 90g，桑椹子 90g，金银花 90g，厚杜仲 90g，牛膝 90g，丹参 180g，玄参 90g，大生地 180g，芫蔚子 90g，泽兰、泻各 90g，茯苓 180g，全蝎 30g，僵蚕 90g，白附子 30g。

上药研细末，炼蜜为丸，如梧桐子大，日服 3 次，每次 6g，即日起配成丸药服。

3. 膏滋方

生熟地各 180g，山萸肉 120g，枫斛 60g，天、麦冬各 90g，五味子 60g，菖蒲 60g，远志 90g，苁蓉 120g，桂枝 60g，巴戟天 90g，黄芪 360g，当归 120g，桃仁 90g，红花 90g，赤芍 120g，川芎 90g，地龙 90g，鳖甲 360g，牡蛎 360g，龙骨 360g，白术 90g，茯苓 90g，炙甘草 30g，牛膝 90g，寄生 120g，杜仲 120g，补骨脂 120g，益母草 360g，另焐川银耳 120g，原汁滤去渣，调入白人参末 60g，珍珠粉 30g。

上药水浸一宿，浓煎数次，去渣再煎，如滴水成珠，加入银耳、人参、珍珠粉，再溶入龟板胶 120g，阿胶 240g，文冰 250g，文火收膏，贮罐，候退火气，每日早晚各服 1 匙，冲服。

二十九、类中、脉痹
（中风后遗症、动脉炎）

顾某，男，56 岁。高血压史及慢性结肠炎史 20 年。1975 年时突患中风，左侧肢体不仁，迄今 3 年尚未全复，感左肢乏力，左肢血压低下，劳累时舒张压难以测到，平时左臂血压 60 ~ 83/38 ~ 60 mmHg。听诊模糊不清，右臂 120 ~ 150/83 ~ 98 mmHg，时有头晕，登楼气短，脉率活动时增快，90 ~ 100 次/

分，休息时仅 50 次/分左右，下肢轻微浮肿，最近足胫酸痛，舌薄白，泛紫气，脉右弦左微，按之不得，体形较胖，面容淡黄，常年晨曦大便，连续 3~4 次，大多成条。近年坚持领导工作，但不能劳累，累则诸症加重。良由操劳烦神，脾肾两伤，脾虚气衰，运化失健，痰浊滋生，阻遏脉络，肾虚精伤，封藏不固，滋养鼓动，不能上奉，心气心脉循行不畅，肢体隧道阻塞不通，乃致脉痹，以气少血涩也。治以养心通脉，健脾益肾，结合搜风通络。

处方：太子参 15g，麦冬 10g，五味子 3g，黄精 15g，鸡血藤 30g，桑椹子 15g，女贞子 15g，破故纸 15g，肉蔻 10g，怀山药 30g，扁豆衣 30g，炙地龙 10g。5 剂。好转续服 5 剂。

复诊时测量血压听诊左低右响，脉象亦是左微细，扪之较前清晰。症情变化不大，加强益气通络，前方去黄精、桑椹，加生黄芪 30g，川桂枝 10g，赤芍 15g，紫丹参 15g。

查阅住院病案，原有高血压、动脉硬化、脑供血不足，已多次发作住院。当时症状有口角流涎，舌喝语謇、右肢运动相对欠利。诊断为缺血性中风后遗症，左锁骨下动脉栓塞综合征。两上肢收缩压右 143~150mmHg、左 60~83mmHg，血脂高值，脑血流图示有动脉粥样硬化。超声血流图示左上肢血流缓慢。心、肺、肝、骨等检查未见异常。结肠炎存在，两侧肾动脉轻度受损。结合症情，主要是气衰血涩，瘀阻经络，隧道不通所致。总之，病主于脾，始之于脾，本之于肾，时值冬令，正宜膏滋调补，予补肾益气，养心健脾，化脂抗凝，祛瘀通络。取右归丸、补阳还五汤、脾肾双补丸、参蛭散加减化裁。

膏滋方

①大熟地 180g，山药 180g，枸杞子 120g，山萸肉 120g，

杜仲 120g, 当归 120g, 炙鳖甲 240g, 生、炙黄芪 240g, 桃仁 90g, 红花 90g, 赤白芍各 120g, 川芎 90g, 白术 120g, 茯苓 120g, 白扁豆 120g, 黄精 180g, 破故纸 120g, 煨肉蔻 120g, 制首乌 240g, 天麦冬 90g, 五味子 90g, 山楂、麦芽各 240g, 紫丹参 180g, 川桂枝 60g, 炙甘草 60g。

②红参末 60g, 水蛭 60g, 白花蛇 3 条, 地龙 10 条, 蜈蚣 3 条, 参三七 60g, 共研细末, 收膏前调入。

③陈阿胶 240g, 鹿角胶 120g, 龟板胶 120g (上三味酒烊), 冰糖 750g。

制法: 先将①方药物加水浸渍一宿, 浓煎数次, 去渣, 药汁并和, 煎至滴水成珠, 调入②方药末, 和匀, 溶入③方, 文火收膏, 日服 2 次, 早晚各取 1 匙, 开水冲烊调服。

三十、痹证（系统性红斑狼疮）

毛某, 女, 26 岁。14 岁时患猩红热, 16 岁患关节痛, 18 岁阑尾手术并发腹膜炎, 22 岁时又发关节痛, 拟诊胶原性疾病, 1977 年 9 月（26 岁）晕倒后入院, 以后曾发关节酸痛红肿, 皮肤感染, 气急咳嗽, 反复发热等。自述 ECG 提示有心肌损害, 胸片示间质性肺炎, 血、肝、肾功能均差, 白、球蛋白倒置, 尿蛋白经常（＋＋＋）。现在以地塞米松、雷公藤、克霉唑等药治疗。参阅医院病史及病程记录, 出院诊断: SLE, 狼疮性肾炎（肾病型）, 狼疮性心肌病。从 1977 年 9 月 28 日至 1978 年 7 月 9 日住院九个半月, 现在仍用地塞米松 10 片/日。中药为主治疗 3 个月, 近期疗效良好, 连续予益气养阴、健脾清肺、祛暑解热等法。至 8 月初高烧数天, 口腔溃疡，霉菌感染存在，仍有咳嗽、气急、咯痰、食少、疲乏腰酸等，经大蒜注射液为主治疗得以缓解，后以脾肾双补、益气固卫、养肺和阴、清营通络等法又治疗 1 月，症情稳定好转，各项检测，除尿蛋白（＋）以外，其余均转正常，地塞米松由 10 片/日减量至 5 片/日。迄今 50 多天来，无感冒发烧，食欲健旺，精神愉快，信心倍强，舌苔化薄，质淡红，脉弦细。面形仍如满月，两颧绯红，总由阴阳并调，气血双补，着重先天后天之治，得以提高机体免疫功能，增强抗病能力。时将入冬，拟用膏滋调外。当以左归丸益肾滋阴，河车大造丸填精养血，参苓白术丸益气健脾为主，再配补肺柔肝、祛风通络、清营解毒诸法加减，以冀进一并稳定巩固。

①生、熟地各 200g，山萸肉 90g，山药 120g，枸杞子 120g，菟丝子 120g，牛膝 120g，天麦冬各 120g，杜仲 90g，茯苓 120g，炙鳖甲 240g，鹿角片 120g，川柏 60g，黄精 240g，玉竹 240g，苡仁 240g，砂仁 60g，桔梗 60g，白术 120g，当归 120g，生、炙黄芪各 120g，秦艽 120g，鸡血藤 240g，赤、白芍各 120g，丹皮 120g，女贞、旱莲各 240g，冬虫夏草 60g，蜜枣肉 240g，桂元肉 240g，芡实 240g，银耳 90g。

上药先水浸一宿，浓煎数次去渣，并和再煎至滴水成珠。

②生晒参 120g，紫河车 60g，参三七 60g。上药研细末，与浓药汁拌和调匀。

③陈阿胶 240g，线鱼胶 500g（黄酒炖烊），冰糖 1000g。

文火徐徐收膏，贮罐 1 周后服用，日服 3 次，每次 1 匙，开水冲烊调服。

302

三十一、虚劳水肿（肾病综合征）

案一

胡某，男，25 岁。肾病综合征 1 年，初起脸面下肢浮肿，以蛋白尿为主，经月治疗无效入院。尿蛋白（＋＋＋＋），小便泡沫密集不散，连续用抗生素、强的松、消炎痛等治疗，住院 5 个月出院，蛋白尿控制，仍服强的松、消炎痛各 3 片/日，柯吉氏征（＋），从去年 11 月下旬门诊始，症状尚平，小便泡沫尚多，以益固卫气之玉屏风散，补肾固精之左归丸化裁。服药 1 月，开始西药逐步减量，并合清湿制浊的草薢分清丸，抗敏防感的藿胆丸加减又治 3 月，至此西药全停。每周又服冬虫夏草煨老鸭，一周 1 次，结合食疗提高免疫功能。迄今又 2 月余，单用中药调治以上方加减，一切恢复正常，尿蛋白、肾功能转阴，小便偶有泡沫，舌质偏红，苔薄，脉细弱。本病初起外感所犯，风水相激，溢于肌肤为浮肿，精微下流，肾气亏损，故先以益气固卫，补肾摄精，并配分清别浊、抗敏防感连治半年余，西药激素撤去 2 月余，一切如常，病情虽已控制，脾肾亏虚未复，免疫机能尚低，故以丸药长服，以图至功。

丸方

西洋参 60g，北沙参 120g，生、熟地各 240g，萸肉 120g，菟丝子 120g，沙苑子 120g，枸杞 120g，车前子 120g，金樱子 120g，生、炙黄芪各 300g，白术 120g，防风 60g，山药 120g，茯苓 90g，炙甘草 30g，石菖蒲 30g，草薢 90g，益智仁 120g，山楂 240g，虫草 30g，地龙 60g。

上药研末，用黑大豆 500g，石韦、土茯苓各 300g，煎浓汁泛丸，一次 5g，一日 3 次。

案二

徐某，男，50 岁。于 1975 年 4 月开始尿频尿急，尿检白细胞（＋＋＋），初时诊为前列腺炎。至 1976 年 8 月尿血，又诊为右肾结核，施行右肾手术切除，术后连续抗结核治疗达 1 年 1 个月，肝脏严重损害。于 1978 年 4 月肝肾综合征出现，并患尿毒症、腹水，入院中西医结合治疗好转。住院期间曾一度大量呕血 1600ml，腹水腹围达 94cm，肝肾功能均差，白、球蛋白长期倒置迄今，尿常规以蛋白管型多数（＋＋）~（＋），治疗至症状基本消退出院。仍易感冒，血压偏高不稳定。近期症状：眼眶和下肢常有轻度浮肿，畏寒，疲乏，大便日行 2~3 次，有时腹胀，面色晦滞，舌体略胖，中苔白腻滑润，脉细濡右弦。中医辨证：久病脾肾两虚，阳气衰弱，阳不化气，气不化水，水气泛溢而为浮肿；阳虚水衰，火不暖土，脾阳更虚，大便常溏，有时腹胀，畏寒疲乏；脾肾久虚，卫气不足，卫外不固，外邪易凑，所以常易感冒。阳既虚，气亦衰，血易瘀滞，不华于面，面容晦滞且黯，肌肤不泽，血压更有偏高，目前尚无阳亢之证，但阳虚日久，必致损阴，龙雷不得潜藏，浮越升腾，亦可出现阳亢之象，应预防也。据此症情，已经四旬中药治疗，以温补肾阳、健脾理中为治，右归丸合理中汤加减，症情平稳。肝功能复查蛋白倒置有所好转，蛋白电泳亦有改善，其他肝、肾功能略差，尿蛋白如故，今议作较长期调治，以膏滋为宜。续以温补脾肾为主，补阳顾阴兼以保肝，采方右归丸、四神丸、参苓白术丸，补肝汤等化裁。

1. 膏滋方

①制附子 100g，肉桂片 100g，熟地 300g，山萸肉 120g，

山药 300g，杜仲 150g，当归 120g，枸杞子 150g，菟丝子 150g，破故纸 150g，煨肉果 120g，五味子 100g，淡吴萸 50g，芍药 120g，川芎 50g，宣木瓜 50g，猪、茯苓各 300g，白扁豆 300g，苡仁 300g，砂仁 50g，桔梗 50g，仙茅 150g，仙灵脾 150g，赤、白芍各 300g，苍、白术各 150g，黄精 300g，党参 150g，玉米须 500g，赤小豆 500g，黑枣肉 300g。

②鹿角胶 240g，陈阿胶 240g（黄酒炖烊），冰糖 500g。

先将①方药物水浸一宿，浓煎数次去渣，再煎至滴水成珠，溶入②方胶糖，文火收膏，贮罐，早晚各 1 次，开水冲烊服。

2. 粉药方

红参末 60g，海马粉 60g，并和日服 2 次，每次 2g，与膏滋药同服（注：可与黄芪粉、胎盘粉同时服）。

三十二、虚损黑疸（阿狄森病）

周某，男，25 岁。1978 年 7 月急性感染性休克，住院治愈，原来皮肤色黄而滞，嗣后逐步转为黝黑，面色更加深褐，口唇黏膜齿龈等处均呈紫绀瘀斑。时常突然发热，每隔1~2 个月不定，曾经内分泌科检查，拟诊肾上腺皮质功能不全。至 1979 年 4 月急性发热，入院诊断阿狄森病。平时除皮肤色素沉着外，症状不著，但精神易乏，小便清利，稍有怯寒，舌体胖，舌质淡红苔薄，脉细弱而带涩，形体消瘦，饮食一般，现在恢复工作。究其病源，虽然原有肤色晦黄，因于急病后，脾肾损伤而渐致黧黑。脾主运化，输布水谷精微，升清降浊，为生化之源，五脏六腑、四肢百骸皆赖以滋养。肾为先天之本，藏真阴而寓元阳，为水火之脏，主藏精，为生殖发育之源，故只宜固藏，不宜泄露。脾肾二者又相依为命，肾得后天之充养，脾须肾元之助力，今二脏损亏，尤以阳气为最。从易乏、怯寒、溲清、舌体诸象，即足证阳气衰弱，则阴寒内盛，营卫之气失常，营不能循行脉中，为虚寒所凝聚，泛于肌肤而呈晦暗，面色黧黑乏华，卫不足以保卫体表，外邪易侵从而不时引起发热。病久涉深，故迁延不愈。阳虚阴盛，寒凝血瘀，更使口腔唇舌生紫瘀斑，而逐渐加深矣。慢性疾病，王道无近功，只宜缓缓图之。当此冬令，宜用膏滋培补脾肾之阳，参照景岳之说"善补阳者，必于阴中求阳，则阳得阴助而生化无穷。"采用右归丸、补中益气汤为主，配合大黄䗪虫丸缓中补虚之法并进。

膏滋方

①熟地 280g，怀山药 140g，山萸肉 105g，杜仲 105g，当归 105g，枸杞子 140g，菟丝子 140g，制附子 70g，肉桂片 70g，党参 140g，白术 140g，黄芪 140g，陈皮 70g，炙甘草 280g，炙升麻 70g，柴胡 70g，仙茅 140g，仙灵脾 140g，苡仁 210g，猪苓 210g，黄精 210g，干姜 70g，家韭子 70g，蛇床子 105g，黑枣肉 240g，胡桃肉 240g。

②鹿角胶 120g，霞天胶 120g，陈阿胶 120g（黄酒炖烊），冰糖 500g。

先将①方药物水浸一宿，浓煎数次，去渣再煎至滴水成珠，溶入②方胶糖，文火收膏贮罐，早晚各取 1 匙，开水冲服。

③大黄䗪虫丸 360g，早晚各服 1.5g 与膏滋药同服。

跋

医海茫茫，病种万千，洎汉而降，医学流派缤彩纷呈。代有贤哲，并多阐述，发煌古义，融会新知，故存留典籍洋洋大观，为济世活人而指点迷津，得能华夏民族繁衍生息。

吴中名医，济济一堂，近现代当推奚老凤霖夫子。奚老学有渊源，精研脉理，游刃于心肾疾病，沉耽于三张（张仲景、张景岳、张锡纯）之间。承先启后，乃一代良医者也。及至晚年温故知新，衷中参西，时发感慨，多有体验，论医也，观点明晰，辨证也，理法悉备。纵观奚老丰富的临床论述练达，脉案多彩，足资后学效仿学习及研究。20 世纪 70 年代初，余侍诊案头，为奚老完备的理法方药所折服，曾多次谈及未能付梓。今春，医院在筹划院内庆贺老中医八十寿诞活动之际，拟作为一项内容安排，得到苏州市卫生局支持，医院组织着手整理编撰。其间，奚老体弱抱病仍身体力行，检阅旧笥，提笔撰述，厚积薄发，便有医论集一册。

是集分为上、下、附篇。上篇系心病发挥，理辨详悉，一览无余。数十年来奚老在治疗心血管疾病的临床体会中，结合现代病理特点，分类阐述，以中医理法与西医机理两相对照，融会贯通，深入浅出。自订验方在临床运用屡治不爽，学子用之，亦多桴鼓。

人之所病病疾多，而医之所病病道少。医者治病疗疾，每多意料之外，然在顽症痼疾中见功夫。"博涉知病，多诊识脉，屡用达药。"药能中病，还在辨脉识病中。中篇为临床精

307

华，部列疑难病症，虽挂一漏万，犹足研读，从学者当有启悟，且能触类旁通，诚作者之本意也。

人体病理的偏颇，不以人的意志为转移，疾病的发生、衰老的终局，亦在生理与病理过程的综合结果中。然而人们可以摄生养性，既维护生理的平衡，又可以调适却疾，以求阴平阳秘，是为精神乃治。故时下广为接受的膏滋调理不失为良策。然就病而言，丸、散、膏剂缓图治效，非唯疗疾，更有王道延生之功也。故下篇所载或膏、或散、或丸，组方说理透彻，用药讲究，不失为楷本之作。

在本书的编撰、印行、出版过程中，得到市卫生局和市中医学会领导的重视和关心。并蒙市委杨晓堂书记、市政府章新胜市长、市政协夏宗保副主席、市卫生局汪雪麟局长作序题词，市中医院任光荣院长撰成传略，都为本书增添光彩。市中医基金会拨款资助以使出版顺利进行。并得到陆鼎一老师、徐若溪、郭卫华、解海宁、虞云娜等同志的帮助，都应一并感谢。

整理者　华润龄
1995 年 10 月